Monographien aus dem
Gesamtgebiete der Psychiatrie

Springer
Berlin
Heidelberg
New York
Barcelona
Budapest
Hongkong
London
Mailand
Paris
Santa Clara
Singapur
Tokio

Priv. Doz. Dr. med. Jörg Frommer
Klinisches Institut und Klinik für Psychosomatische Medizin
und Psychotherapie der Heinrich-Heine-Universität
Rheinische Landes- und Hochschulklinik
Bergische Landstraße 2
40605 Düsseldorf

Die Deutsche Bibliothek - CIP-Einheitsaufnahme
Frommer, Jörg:
Qualitative Diagnostikforschung: inhaltsanalytische Untersuchungen zum psychotherapeutischen Erstge-
spräch/Jörg Frommer. - Berlin; Heidelberg; New York; Barcelona; Budapest; Hongkong; London; Mailand;
Paris; Santa Clara; Singapur; Tokio: Springer, 1996
   (Monographien aus dem Gesamtgebiete der Psychiatrie; 82)
   ISBN-13: 978-3-642-64717-8   e-ISBN-13: 978-3-642-61149-0
   DOI: 10.1007/978-3-642-61149-0

NE: GT

Herstellung: Renate Münzenmayer
Satz: Reproduktionsfertige Vorlage vom Autor

SAP 10515675   25/3134-5 4 3 2 1 0 - Gedruckt auf säurefreiem Papier

Vorwort

Mit dem Aufschwung der operationalen Diagnostik entstand im vergangenen Jahrzehnt ein auf statistische Vergleichsuntersuchungen aufbauender Typus von Diagnostikforschung, der ältere, stärker an der Psychopathologie und Psychodynamik des Einzelfalles orientierte ideographische und daraus abgeleitete typologische Ansätze ablöste. Während es zuvor gegolten hatte, möglichst subtil und differenziert die beobachteten Phänomene zu beschreiben und so dem Verstehen zugänglich zu machen, stehen nun Reliabilitätsgesichtspunkte im Vordergrund mit dem Ziel der Schaffung international verbindlicher einheitlicher nosologischer Sprachregelungen. Wenn bei der erstgenannten Herangehensweise idiosynkratische Verzerrungen und uneinheitliche Bezeichnungen zu Recht kritisiert wurden, besteht bei den auf die Prüfung von Reliabilitätskoeffizienten eingeschränkten Forschungsansätzen die Gefahr der Vernachlässigung der inneren Sinnzusammenhänge in der Erlebniswelt des Patienten. Eine übergreifende Methodologie der Diagnostikforschung, die die verschiedenen Vorgehensweisen vereinigt und so einseitigen Fehlentwicklungen vorbeugt, fehlt bisher weitgehend. Die vorliegende Schrift versucht, einen Beitrag zur Schließung dieser Lücke zu leisten, indem sie die theoretisch-konzeptuelle, empirische und ideographisch-hermeneutische Dimension zum Konzept einer *qualitativen Diagnostikforschung* verbindet und diesen Ansatz exemplarisch am Beispiel der Neurosen und Persönlichkeitsstörungen vorführt.

Die Arbeit an den hier vorgestellten Untersuchungen begann mit dem Jahr 1991. Nach vorheriger gemeinsamer Forschung über Störungen von Sprache und Kommunikation auf psychiatrischem Gebiet (Tress et al. 1984; Frommer u. Tress 1989; Frommer 1991; 1992; Frommer u. Tress 1992; Frommer 1993a) ermöglichte mir Professor Dr. Dr. Wolfgang Tress nach seiner Düsseldorfer Berufung den Aufbau einer Anfang 1991 etablierten *Forschungsstelle für qualitative Methoden in der Psychotherapeutischen Medizin* am Klinischen Institut und der Klinik für Psychosomatische Medizin und Psychotherapie der Heinrich-Heine-Universität Düsseldorf. An dieser Stelle ist ihm hierfür herzlich zu danken.

Die Erstinterviews wurden von Frau Priv.-Doz. Dr. med. B. Baginski, Frau Dr. med. A. Esch, Frau E. Hucks-Gil Lopez, Ärztin, Frau Dipl.-Psych. Dr. med. B. Junkert-Tress, Frau Diplom-Musiktherapeutin Dr. phil. M. Langenberg, Herrn Dipl.-Psych. J. Pfäfflin, Herrn Dipl.-Psych. Dipl.-Phys. A. Stratkötter und mir selbst geführt. Den Interviewern danke ich für ihre Kooperationsbereitschaft und ihr Vertrauen. Bei der Konzeptualisierung des Studiendesigns fand ich Unterstützung bei Herrn Dipl.-Psych. Dr. med. F. Hempfling und Frau Dipl.-Psych. cand. med. A. Jüttemann-Lembke, die ebenso wie Frau cand. med. A. Möllering, Herr cand. med. V. Reißner und Frau E. Hucks-Gil Lopez, Ärztin, maßgeblich an der von einer Einzelperson nicht zu bewältigenden Transkription und Auswertung des über 700 engzeilig beschriebene Seiten umfassenden Textkorpus beteiligt waren. Hier half auch Herr Dipl.-Psych. Dipl.-Phys. A. Stratkötter als Mitarbeiter der von mir geleiteten Forschungsstelle. Neben weiteren Mitgliedern unserer Arbeitsgruppe waren die zuletzt genannten Personen auch an den Gruppendiskussionen der Auswertungsergebnisse beteiligt. Ohne die lebendige und inspirierende produktive Arbeitsatmosphäre in dieser Gruppe, deren Mitgliedern ich ebenfalls danke, hätte die vorliegende Arbeit nicht entstehen können. Dank aussprechen möchte ich auch Herrn Dipl.-Stat. N. Schmitz für Beratung in statistischen Fragen und Unterstützung bei der Auswertung der quantitativen Daten. Frau Ilse Radtke ist zu danken für die Übernahme des größten Teils der Schreibarbeiten.

Sabine Frommer schließlich unterstützte mich nicht nur durch persönlichen und familiären Rückhalt während des gesamten Forschungsprozesses. Sie sah auch das Manuskript durch. Der Diskussion mit ihr ist darüber hinaus die Entwicklung des auf das Idealtypenkonzept Max Webers gestützten Programms einer *qualitativen Diagnostikforschung* in der Psychotherapeutischen Medizin zu verdanken.

Düsseldorf, im August 1995   Jörg Frommer

Inhaltsverzeichnis

1 Einleitung

Die vorliegende Untersuchung geht von der Annahme aus, daß sich eine verläßliche Indikationsstellung und Prognostik in der Psychotherapie auf klinisch-diagnostische Urteile stützt, die in essentieller Weise nicht nur in den Symptomschilderungen, sondern ebensosehr in den Charakterisierungen der eigenen Persönlichkeit und Biographie durch die Patienten fundiert sind. Die Frage nach Struktur und Beschaffenheit dieser subjektiven Vorstellungen über die eigene Erkrankung, Biographie und Persönlichkeit in ihrer syndromspezifischen Gestalt ist allerdings für das Feld der Neurosen und Persönlichkeitsstörungen bisher nicht systematisch empirisch erforscht worden. Eher intuitiv scheint sich der erfahrene Kliniker der Sprache des Patienten als Schlüssel zum Verstehen der Zusammenhänge zwischen Symptom, Lebensgeschichte und Persönlichkeit zu bedienen. Dabei interessieren nicht nur die bewußten Theorien des Patienten, sondern mehr noch beiläufige Bemerkungen, Auffassungen und Äußerungen zu Themen, die scheinbar weitab liegen. Mosaiksteinartig werden dem Kliniker so wertvolle Informationen geliefert, die er mit seinen durch Erfahrung gewachsenen idealtypischen Modellvorstellungen über die betreffende Erkrankung abgleicht, um so nach und nach eine sichere Diagnose zu gewinnen. Die im Mittelpunkt der vorliegenden Arbeit stehenden sprachinhaltsanalytischen Untersuchungen an 47 der Alltagsroutine einer psychotherapeutischen Poliklinik entstammenden Erstgesprächen ist Problemen und Fragen gewidmet, die sich aus dem Prozeß der klinischen Diagnostik ergeben. Ziel unserer Untersuchung ist die empirisch gestützte Herausarbeitung und Differenzierung klinisch relevanter syndromaler Typologien.

Die nachfolgend dargestellten Studien beschäftigen sich mit einem bisher wenig bearbeiteten Gegenstand im Schnittpunkt verschiedener Forschungstraditionen. Methodisch kommen Ansätze aus dem Bereich der *Qualitativen Sozialforschung* (Flick et al. 1991) zur Anwendung, die erst in den letzten Jahren entwickelt wurden und in der deutschsprachigen medizinischen Forschung bisher noch wenig Anwendung fanden. Diese Sachlage geleitet, im einleitenden *theoretischen Kapitel* die Berechtigung der Fragestellung und die Auswahl des methodologischen Zugriffs ausführlich zu begründen. Kapitel 2 hat dementsprechend die Tradition der Erstinterviewforschung in Psychoanalyse, Psychosomatik und Psychotherapie zum Gegenstand. Zunächst werden einige Grundprobleme des ärztlichen Gesprächs aus der Sicht der sogenannten *Visitenforschung* beleuchtet. Anschließend wird die Entwicklung von Konzepten zum Erstgespräch nachgezeichnet. Sodann wird auf empirische Ergebnisse der *Erstinterviewforschung* eingegangen, die die Interaktion zwischen Arzt und Patient und die subjektiven Krankheitsvorstellungen der Patienten in den letzten Jahren in den Vordergrund gerückt hat. Dabei taucht das Problem auf, daß der *Persönlichkeitsdimension* einerseits ein zentraler Stellenwert eingeräumt wird, andererseits aber die vorliegenden Konzeptualisierungen sehr heterogen sind. In einem Exkurs wird daher auf die Schwierigkeiten eingegangen, die mit den vorliegenden begrifflichen und empirisch-operationalen Konzeptualisierungen von Persönlichkeit und Persönlichkeitsstörung verbunden sind. Im zweiten Teil des Kapitels rückt sodann die *Diagnostikforschung* in Psychiatrie und Psychotherapie in den Mittelpunkt. Nach allgemeinen Überlegungen zur medizinischen Diagnostik folgt ein problemgeschichtlicher Aufriß, der die Entwicklung der psychiatrischen Diagnostik im Spannungsfeld von logisch-operationalen und typologischen Einteilungen nachzeichnet. Aus Lücken im aktuellen Forschungsstand resultiert die Forderung nach einer *qualitativen Diagnostikforschung*, die empirische, problemgeschichtliche und subjekttheoretische Aspekte der klinisch-diagnostischen Beurteilung vereint.

Die Darstellung *eigener Untersuchungen* folgt in Kapitel 3 und 4. Zunächst werden die zur Anwendung kommenden Methoden erläutert. Es folgt die Entwicklung der Fragestellung sowie die Darstellung von *Material und Methode*. Das Gesamtsample gliedert sich in 11 neurotisch-depressive, 12 phobisch-angstneurotische, 12 schwer persönlichkeitsgestörte und 12 bulimische Patienten bzw. Patientinnen. Die Ergebnisdarstellung weicht von der üblichen Ergebnispräsentation quantitativer Studien insofern ab, als nicht in Zahlen gefaßte Endresultate zu präsentieren sind, die getestete Hypothesen falsifizieren oder bestätigen. Vielmehr erfordern die angewandten qualitativen Methoden ein schrittweise verdichtendes und abstrahierendes Herausarbeiten zentraler Aussagen, wobei interpretative Schritte nicht nur bei der abschließenden Beurteilung vorgenommen werden, sondern bereits im Prozeß der Datenauswertung auftauchen. Auf die Präsentation der 47 durchgeführten *Einzelfallauswertungen* muß - abgesehen von einem exemplarischen Ausschnitt - aus Raumgründen verzichtet werden. Eingehend werden hingegen die *Fallvergleiche* innerhalb der vier Teilgruppen unseres Samples dargestellt. Der Präsentation der ergänzend erhobenen quantitativen Daten folgt der *Gruppenvergleich*. Die gefundenen Ergebnisse werden schließlich einer *Diskussion* unterzogen. Dabei wird die Beziehung hergestellt zu Problemen und kontroversen Sichtweisen innerhalb des gegenwärtigen Diskurses über die betreffenden Krankheitsbilder. Sodann werden sie unter *identitäts- und subjekttheoretischen Gesichtspunkten* zueinander in Beziehung gesetzt, wobei sich Vorüberlegungen zu einer allgemeinen Theorie von Neurosen und Persönlichkeitsstörungen abzeichnen. Abschließend wird der methodologische Stellenwert und die Verallgemeinerbarkeit der Ergebnisse bestimmt. Diese Überlegungen sollen verdeutlichen, daß die vorliegende Arbeit nicht nur klinisch orientierte inhaltliche Erträge in Bezug auf die vier untersuchten Krankheitsbilder zusammenfaßt, sondern darüber hinaus ein methodisches Modell zur Verfügunug stellt, das in der Lage ist, zur Präzisierung und klareren Fassung von Krankheitskonzepten beizutragen.

2 Das Erstgespräch als Instrument psychotherapeutischer Diagnostik: Stand der Forschung, theoretische Vorüberlegungen und Entwicklung der Fragestellung

2.1 Das Erstinterview in Psychoanalyse, Psychosomatik und dynamischer Psychotherapie

2.1.1 Grundprobleme des ärztlichen Gesprächs

Wer mit seinen Beschwerden erstmalig den Arzt aufsucht, erwartet immer auch ein Gespräch. In den meisten Fällen liegt eine Phase ganz privater Beschäftigung und Auseinandersetzung mit den Krankheitssymptomen hinter dem Patienten. Oft werden anfängliche Verleugnungsversuche erst allmählich abgelöst von der immer gewisser werdenden Erkenntnis, daß etwas an Körper und Seele „nicht stimmt". Mehr oder weniger erfolgreich werden Selbstbehandlungsversuche eingeleitet, noch ehe die engste Umgebung eingeweiht ist. Das Reden über die Beschwerden bedeutet Eingeständnis von Schwäche, ist begleitet von Scham und Angst. Gleichzeitig sind in den Arzt hohe Erwartungen gesetzt. Seine Maßnahmen sollen möglichst wenig eingreifend sein, sollen schnell und effektiv den ursprünglichen Zustand wiederherstellen. Vor allem aber soll der Arzt die eigenen Überlegungen zur Entstehung und Behandlung ernst nehmen und in seine Vorschläge mit einbeziehen.

Obwohl seit den 60er Jahren durch medizinsoziologische Untersuchungen bekannt ist, daß die *Laienätiologie* das Krankheitsverhalten des Patienten entscheidend mitbestimmt (Pflanz 1962), gilt Viktor von Weizsäckers Bemerkung heute mehr denn je: „Im Krankensaal der Klinik gibt es... kein ordentliches Gespräch mit dem Kranken; die Kurve regiert die Stunde" (v. Weizsäcker 1941, S. 6). Empirische Untersuchungen zur Asymmetrie der Kommunikation bei klinischen Visiten (Siegrist 1976) konnten in den 70er Jahren nachweisen, daß eine Visite üblicherweise 2,5 Min. pro Patient dauert, wobei der Arzt einen Gesprächsanteil von 60% hat, während auf den Patienten nur 30% entfallen und zudem 80% der Patientenäußerungen Antworten auf Arztfragen sind (Fehlenberg et al. 1990). Die mikrostrukturellen qualitativen Kommunikationsanalysen von Nothdurft (1982) und

anderen machten den fast vollständigen Ausschluß des Patienten aus dem Visiten-
gespräch deutlich. Nicht nur seine Erzählungen, sondern auch seine krankheits-
und behandlungsbezogenen Fragen werden allzu oft als Störung des medizinischen
Arbeitsablaufs empfunden und folglich abgewiesen und entwertet. Komplikationen und Konflikte entstehen, wenn der Patient nun seinerseits reaktiv Strategien
wie bespielsweise „ausufernde Selbstdarstellung" oder „forciertes Rechthaben-Wol-
len" entwickelt, um seine abgewiesenen Initiativen nachträglich durchzusetzen
(Bliesener u. Siegrist 1981).

Der allgemeine kulturelle Hintergrund der hier zum Vorschein kommenden
Sprachlosigkeit zwischen Arzt und Patient liegt, folgt man dem Philosophen Hans-
Georg Gadamer, darin, „daß die Sprache als eine gemeinsame zwischen den Menschen mehr und mehr zerfällt, je mehr wir uns in die Monologsituation der wissenschaftlichen Zivilisation unserer Tage eingewöhnt haben und an die Informations-
technik anonymer Art" (Gadamer 1977, S. 116). Für die Medizin bedeutet dies ein
Übergewicht der Gewinnung *objektiver Information* gegenüber anderen Aspekten
der Kommunikation. Die Anamnese wird zur Datensammlung; Symptome, Voruntersuchungen und Vorbehandlungen sind detailliert zu erfassen, Fakten zum objektiven Bedingungsgefüge der Erkrankung sind möglichst lückenlos zu erheben. Der
körperliche Befund wird ergänzt durch die Exploration der Psyche. Der Patient
wird zum Gegenstand naturwissenschaftlicher Betrachtung. Dieses Vorgehen ist
unverzichtbar dort, wo es um die Abklärung organischer Ursachen körperlicher
Erkrankungen und um objektive soziale Bedingungen des Krankseins geht. Wo
aber - wie dies bereits beim ubiquitären Phänomen des Schmerzes der Fall ist -
subjektive Bedeutungsverleihung, psychische Ursachen und Krankheitsbewältigung
relevant werden, ist eine Ergänzung erforderlich. So heißt es auch an der zitierten
Stelle bei von Weizsäcker weiter: „Im Gespräch steckt aber das Subjekt, die Seele
der Sache" (v. Weizsäcker 1941, S. 6). Auf diese Einsicht gehen zahlreiche Versuche einer stärkeren Integration der Person des Patienten in die Kommunikation am
Krankenbett zurück. Die in diesem Zusammenhang entstandenen Vorschläge bezüglich des ärztlichen Gespräches im allgemeinen (Meerwein 1986) bzw. der Anamnese (Adler u. Hemmeler 1992) und Visitensituation (Hahn et al. 1975; Bliesener
u. Köhle 1986) sind maßgeblich beeinflußt durch Erfahrungen und Konzeptionen
des psychoanalytisch-psychotherapeutischen und psychosomatischen Erstinterviews
in seiner nun fast hundertjährigen Geschichte.

2.1.2 Konzepte des Erstgesprächs: ein historischer Abriß

In den vergangenen Jahren sind zahlreiche umfassende Überblicksdarstellungen
zur Geschichte des Erstgesprächs in analytischer Psychotherapie und Psychosomatik erschienen (z.B. Thomä und Kächele 1985; Mertens 1990; Wilke 1992; Janssen
u. Schneider 1994). Vor diesem Hintergrund kann sich unser kurzer Überblick nur
an ausgewählten Gesichtspunkten orientieren.

Argelander hat in mehreren Arbeiten darauf hingewiesen, daß Freud bereits in
seinen 1895 gemeinsam mit J. Breuer veröffentlichten *Studien über Hysterie* das
erste Sprechstundeninterview veröffentlichte. Sein außerhalb der Praxis - während

eines Ausflugs in die Hohen Tauern am Rande einer Wanderung - mit der Wirts-
tochter Katharina geführtes kurzes Gespräch zeigte nämlich bereits ein wesentliches Element psychoanalytischer Gespräche, nämlich die „Bearbeitung des unbewußten Angebots, das der Patient durch ein auffälliges Moment der Situation mar-
kiert" (Argelander 1976, S. 665). Hierzu erwies es sich als erforderlich, nicht nur
der *objektiven* Information, die der Patient übermittelt, Beachtung zu schenken,
sondern auch den *subjektiven* Bedeutungen, die der Patient bestimmten Tatsachen
verleiht sowie den *szenischen* Momenten, durch die unbewußte Motive sich im
Hier und Jetzt der Arzt-Patient-Interaktion manifestieren (Argelander 1970; 1978).
Ein unbewußter Widerstand, so hatte Freud bereits erkannt, verhindert, daß sich
die verdrängten Ursachen der Symptomatik im direkten Zugriff erfassen lassen: Es
bleibt nichts übrig, als sich zunächst „an die Peripherie des pathogenen psychischen Gebildes zu halten" (Freud 1895a, S. 296). An Freuds Fallbericht macht
Argelander einen Grundzug der psychoanalytischen Erkenntnis des Unbewußten
deutlich: Die verborgenen Motive, das Unbewußte des Patienten, erfaßt der Analy-
tiker nicht in erster Linie durch metapsychologisch-spekulatives Extrapolieren,
sondern durch genaues *Zuhören*: „Man könnte überspitzt formuliert den Standpunkt vertreten, die Psychoanalyse habe keine andere Aufgabe und keinen anderen
Sinn, als in einem langen und mühsamen Prozeß dem Bewußtsein zugänglich zu
machen, was wir an menschlichen Mitteilungen überhören" (Argelander 1976,
S. 677). „Der Reichtum des Materials" (ebd., S. 685) - aus der Perspektive der
modernen Psychotherapieforschung die tonband- oder videoaufgezeichnete Stunde
- erlaubt mehr als *eine* Interpretation. Im Gespräch äußert der Patient mehr, als in
seinen bewußten Konzepten über sich und die Welt Berücksichtigung und Reprä-
sentation findet. Diesen Informationsüberschuß im Sinne diagnostischer und
differentialdiagnostischer Gesichtspunkte auszuwerten, lag allerdings weniger in
Freuds Absicht: Die Kontinuität zwischen Neurose und Normalität und der fluktu-
ierende Übergang von einer Neurosenform in die andere brachten ihn zu der Über-
legung, daß die Psychoanalyse hinsichtlich diagnostischer Einschätzungen doch
mehr oder weniger „die Katze im Sack" (Freud 1933, S. 167) kaufe. Erst eine
Probeanalyse (Freud 1913, S. 455) von einigen Wochen kläre in vielen Fällen die
diagnostische Frage. Gleichwohl empfahl Freud, die Behandlung mit der Aufforderung zu beginnen, „die ganze Lebens- und Krankengeschichte zu erzählen" (Freud
1905) und sein Augenmerk dabei besonders auf die regelmäßig auftretenden „Lük-
ken" und „Rätsel" in der Darstellung zu richten.
   Detaillierte Konzepte einer als *Erstinterview* von der eigentlichen Behandlung
abgetrennten diagnostischen Phase entwickelten sich später mit dem Entstehen
psychoanalytischer Polikliniken (Thomä u. Kächele 1985). Dabei nahm im deutschsprachigen Raum die neopsychoanalytische Schule Harald Schultz-Henckes die
Position eines weitgehend strukturierten und auf objektive Datenerhebung zielenden Vorgehens ein. Als innerer Leitfaden der *gezielten* oder *systematischen* Anamnese sollten dabei vier Fragen dienen:

1. Grund des Kommens, Symptomatik, Beginn der wesentlichen Verschlechterung
   der Symptomatik;

2. auslösende Schicksalssituation;
3. prämorbide Persönlichkeit;
4. Genese (Schultz-Hencke 1951).

In der Nachfolge entwickelte Annemarie Dührssen ihr Konzept der *biographischen Anamnese unter tiefenpsychologischem Aspekt*, welches davon ausgeht, daß sich die neurotische Charakterbildung nicht nur als Trieb-Abwehr-Konstellation äußert. Vielmehr lasse sie sich phänomenologisch und psychodynamisch in *primäre Schädigungen* z.B. in Form einer intentionalen Hemmung, *sekundäre Folgen* der primären Schäden (z.B. Schwierigkeiten, fremde Reaktionsweisen einzuschätzen), *kompensatorische Hilfsmittel* (z.B. der Neurose angepaßte Berufsumstände) und *innere Formeln* (z.B. „ich bin ein verkanntes Genie") differenzieren (Dührssen 1990). Rudolf, der neben dem situativ-formalen und dem inhaltlichen Aspekt des diagnostischen Prozesses auch den kommunikativen Aspekt als wesentliches Charakteristikum betrachtet, entwickelte die systematische Anamnese Schultz-Henckes zu einem 14 Gesichtspunkte umfassenden *psychischen und sozialkommunikativen Befund (PSKB)*, der folgende Bereiche umfaßt: *Symptome; Ich-Erleben; Selbstverständnis; soziale Lebensbewältigung; Kommunikationsstil; Gefühle; Kontaktaufnahme; Partnerbindung; familiäre Bindung; Reaktion auf Scheitern von Partnerbeziehungen; sexuelle Beziehungen; Beurteilung durch den Untersucher; Intelligenz; Psychosen und organische Störungen.* Dieses Befundsystem wird als standardisierte Checkliste vom Therapeuten nach dem Gespräch ausgefüllt (Rudolf 1981).

Auch im angelsächsischen Sprachraum sind seit Ende der 30er Jahre zahlreiche Bemühungen um die Entwicklung diagnostischer Leitfäden für das psychotherapeutische Erstgespräch zu verzeichnen. Von großem Einfluß war hierbei die *dynamische Psychiatrie* Harry Stack Sullivans. Sie beschreibt im Anschluß an den die intersubjektive Beziehung in den Mittelpunkt rückenden *sozialbehavioristischen Pragmatismus* der *Chikagoer Schule* (Mead 1934; Frommer u. Frommer 1988) den Psychiater als *teilnehmenden Beobachter* (Sullivan 1954). Arbeiten von Whitehorn (1941), Powdermaker (1948) und Fromm-Reichmann (1950) folgend unterscheiden Gill, Newman und Redlich (1954) in dieser Tradition drei Hauptkomponenten des *dynamischen Interviews:*

1. Herstellung einer zwischenmenschlichen Beziehung (rapport);
2. Einschätzung der psychosozialen Situation des Patienten (appraisal);
3. Motivierung des Patienten zur Behandlung (motivation).

Als erster unter den amerikanischen Autoren entwickelte Saul (1957) einen detaillierten Interview-Leitfaden, der drei Hauptkategorien enthält:

1. Anamnestische Daten (bezüglich Symptomatik und Biographie);
2. bewußte Haltungen (z.B. Einstellungen zu anderen);
3. unbewußtes assoziatives Material (z.B. früheste Erinnerung).

Eine weitere Tradition nimmt ihren Ausgang vom Erstgespräch in der Psychosomatischen Medizin. Victor von Weizsäckers *biographischer Methode* zufolge besteht der Fortschritt der Psychoanalyse vor allem darin, daß nicht nur die Folgen
der Verdrängung, sondern auch die Biographie Beachtung finden: „Weil das Wesen der Krankheit ein biographisches ist, darum kann auch die Erkenntnis der
Krankheit immer nur eine biographische sein" (v. Weizsäcker 1956, S. 259). Kritisch wendet sich allerdings Felix Deutsch (1939) gegen eine bloße Parallelisie-
rung von Lebensgeschichte und Krankheitsgeschichte im Sinne der sog. *double
track*-Methode, da Parallelen allein noch keine Kausalbeziehung begründeten. In
seinem Konzept der *assoziativen Anamnese* versucht er, dem Unbewußten des Patienten über dessen Einfälle zu wiederholt vom Interviewer ins Gespräch einge-
brachten *Schlüsselwörtern* näher zu kommen. Durch die Arbeiten von Cobb (1944),
Dunbar (1947, 1976) und Franz Alexander wurde später die *double track*-Methode
zum Konzept einer systematischen *Psychoanamnesentechnik* (Alexander 1977)
ausgearbeitet.

Heute wird der 9 Punkte umfassende Anamnesenleitfaden von Morgan und Engel (1977) von vielen Psychosomatikern als verbindlich angesehen: Nach *Begrü-
ßung* (1) und Erkundigung nach dem *situativen Befinden* (2) wird der Patient aufgefordert, seine *Beschwerden* zu beschreiben (3). Den einzelnen Symptomen wird
dann hinsichtlich ihrer *Geschichte und Verflechtung mit psychosozialen Ereignissen in der Biographie* des Kranken nachgegangen (4). Die Beschäftigung mit *früheren Erkrankungen* (5) schließt sich an, sodann stehen *Familie* (6) und *Lebens-
umstände* (7) im Mittelpunkt. Schließlich werden die einzelnen *Körperregionen*
bezüglich Beschwerden durchgegangen (8), bevor das Gespräch mit der Erkundigung nach weiteren *Fragen des Patienten* und Informationen über das *weitere Vorgehen* (9) abgeschlossen wird. Zusammengefaßt sehen Walter Bräutigam und Paul
Christian (1981) die psychosomatische Anamnese als Zusammenhang zwischen
Symptom, Situation, Lebensgeschichte und Persönlichkeit. Der diese Anamnese
erhebende Arzt muß Adler (1990; Adler u. Hemmeler 1992) zufolge nicht nur über
medizinisch-psychologisches Wissen und ärztliche Erfahrung verfügen, sondern
muß auch geübt sein in dieser auf psychische und soziale Daten zentrierten Technik der Anamneseerhebung, und er muß schließlich in der Lage sein, dem Patienten ein vertrauensvolles Arbeitsbündnis anzubieten.

Die innerpsychoanalytische Diskussion wird seit den 60er Jahren vor allem durch
die Arbeiten von Michael Balint, Enid Balint, David H. Malan u.a. an der Londo-
ner *Tavistock-Clinic* geprägt. Balints von der *psychoanalytischen Objektbeziehungstheorie* (Frommer u. Tress 1993) geprägtes Grundanliegen einer Integration psychoanalytischer Techniken in die Allgemeinmedizin bediente sich zum einen der
flash-Technik, dem spontanen sekundenschnellen Erfassen und Thematisieren der
Kernproblematik des Patienten, zum anderen führte er systematisch den Gedanken
einer durch unbewußte Übertragungs- und Gegenübertragungsprozesse gesteuer-
ten Arzt-Patient-Beziehung ein (Balint u. Balint 1962; Balint u. Norell 1975). Für
die Anamnesedokumentation entwickelte Balint das sogenannte *Tavistock-Sche-
ma*, das die Grundlage der von Mitscherlich entwickelten *systematischen Krankengeschichte* darstellt. Dieses Schema enthält in der - hier gekürzt zitierten - Wieder-

gabe von Thomä und Kächele (1985) folgende Punkte:
Wie entwickelt sich die Arzt-Patient-Beziehung?
1. Wie behandelt der Patient den Arzt?
2. Wie behandelt der Arzt den Patienten?
   a) War der Arzt an den Problemen des Patienten interessiert?
   b) Hat er das Gefühl, etwas für ihn tun zu können?
   c) Spürte er am Patienten Qualitäten, die er schätzte?
Wichtige Augenblicke im Interview
1. Überraschende Mitteilungen des Patienten, Gefühlsäußerungen, Fehlleistungen, Aussparungen in der Lebensgeschichte.
2. Welche Deutungen wurden gegeben, welche Reaktionen kamen von seiten des Patienten?
Ergebnisse und Beurteilung
1. Wie äußert sich die Störung im Leben des Patienten?
2. Psychodynamische Bedeutung der Störung.
3. Therapiewahl.
4. Nächste Ziele.

Der hier ganz im Vordergrund stehende zwischenmenschliche Beziehungsaspekt beeinflußte auch die Arbeiten der Gruppe um Hermann Argelander am Frankfurter *Sigmund-Freud-Institut.* An der Ambulanzabteilung dieses Institutes wurden - wie heute vielerorts - nicht nur nach vorheriger Terminvergabe längere *Erstinterviews* mit den Patienten geführt, sondern auch kurze *Sprechstundeninterviews,* die dem spontanen Wunsch des Patienten nach einem psychotherapeutischen Gespräch entsprechend ohne Voranmeldung möglich sind. Dabei konzentriert sich die analytische Wahrnehmung auf das *unbewußte Angebot* des Patienten, seine szenisch-situative Aussage, die zum Zentrum psychotherapeutischer Arbeit wird, während biographische Aspekte zunächst im Hintergrund bleiben (Argelander 1970; Eckstaedt 1992).

Neuere Entwicklungen psychotherapeutischer Interviewkonzepte zeigen, daß neben den hier im Mittelpunkt stehenden Aspekten der initialen Beziehungsaufnahme und -gestaltung auch Fragen der Persönlichkeitsstruktur Relevanz besitzen, wenn man das Ziel der Diagnostik im Hinblick auf die Indikationsstellung (Tress u. Frommer 1995) für eine bestimmte Form psychotherapeutischer Intervention verfolgt. Die Indikationsstellung hat sich nämlich in den vergangenen Jahrzehnten zunehmend zu einer *differentiellen Indikationsstellung* hinsichtlich verschiedener Vorgehensweisen (z.B. klassische Analyse, tiefenpsychologisch fundierte Psychotherapie, interaktionelle Psychotherapie, jeweils einzeln oder in Gruppen, stationär oder ambulant) entwickelt. Während im klassischen Setting bei Überwiegen einer Konfliktpathologie Deutungen mit dem Ziel der Rekonstruktion innerseelischer Zusammenhänge zur Anwendung kommen, stehen in der Arbeit mit präödipal gestörten Patienten mit Ich-Defiziten interaktionell-dialogische Zusammenhänge im Mittelpunkt. Statt *Deutungen* eines an der Metapher des Spiegels orientierten abstinenten Analytikers sind *Antworten* eines real präsenten Gegenübers notwendig. Der Therapeut bietet im letzteren Fall Hilfs-Ich-Funktionen an, assistiert dem Patienten bei der Bewältigung der in der konkreten Interaktion zum Vorschein kommenden Defizite bezüglich Affektdifferenzierung, Realitätsprüfung, Anspruchshaltungen usw. (Heigl 1987; Heigl-Evers et al. 1987; 1993).

Aus diesen Überlegungen zur differentiellen Indikation erhellt die Bedeutung einer adäquaten Einschätzung des Ich-Funktionsniveaus (Blanck u. Blanck 1978; 1980) im Erstgespräch. Bellak und Mitarbeiter entwickelten vor diesem Hintergrund ein *strukturelles klinisches Interview* sowie Ratingskalen zur differenzierten Einschätzung folgender Ich-Funktionen: *Realitätsprüfung* (Unterscheidung zwischen inneren und äußeren Stimuli); *Urteilen*; *Realitätssinn* (Wirklichkeitserleben, Selbstkohärenz und -konstanz, Trennung von Selbst- und Objektrepräsentanzen); *Regulation von Trieb und Affekt, Objektbeziehungen* (Grad des Bezogenseins auf andere, Objektkonstanz); *Denken*; *adaptive Regression im Dienste des Ich* (Fähigkeit zur kontrollierten Aufmerksamkeitsverschiebung, zum Tagträumen); *Abwehr* (Fähigkeit zur erfolgreichen Abwehr von dysphorischen Affekten und traumatisierenden Vorstellungen); *Stimulusschranke*; *Autonomie*; *synthetische Funktionen*; *Bewältigungskompetenzen* (Bellak u. Meyers 1975). Ausgehend von den bereits erläuterten Konzepten der interpersonellen Psychiatrie Sullivans (1954) und Überlegungen aus der psychoanalytischen Objektbeziehungstheorie greifen Kernberg (1981) und Mitarbeiter Anfang der 70er Jahre Bellaks Ansatz auf. Kernbergs *strukturelles Interview* beginnt mit der Exploration der Symptome und wendet sich dann vor allem den Schwierigkeiten des Patienten in seinen zwischenmenschlichen Beziehungen und seinen intrapsychischen Bedürfnissen zu. In einem kreisförmigen Gesprächsstil, in dem der zyklischen Anwendung von Klarifikation und Konfrontation mit Unstimmigkeiten und Diskrepanzen zentrale Bedeutung zukommt, wird das strukturelle Funktionsniveau hinsichtlich folgender Charakteristika eruiert: *Identitätsintegration* versus *Identitätsdiffusion* (1), *reife* (Reaktionsbildung, Isolierung, Ungeschehenmachen, Rationalisierung, Intellektualisierung) versus *unreife* (primitive Idealisierung, projektive Identifizierung, Leugnung, Omnipotenz, Entwertung) *Abwehrmechanismen* (2) und Ausmaß der *Realitätsprüfung* (3). Entsprechend dem Funktionsniveau in diesen drei Bereichen werden *neurotische, Borderline- und psychotische Persönlichkeitsorganisation* unterschieden.

Zusammengefaßt zeigt unser kursorischer historischer Überblick eine Vielzahl von Konzepten zum psychoanalytischen, psychiatrisch-psychotherapeutischen und psychosomatischen Erstinterview bzw. Anamnesegespräch (Tabelle 1), die allesamt drei Hauptziele verfolgen: Die Ermöglichung einer *diagnostischen Beurteilung* (1), die möglichst differentielle *psychotherapeutische Indikationsstellung* (2) und den *Aufbau einer vertrauensvollen Arzt-Patient-Beziehung* (3) (Wilke 1992, S. 38). Für die Erreichung dieser Ziele ist es erforderlich, die Symptomatik in ihrem *subjektiven Bedeutungsgehalt* für den Patienten zu erfassen (1), sie in den *biographischen und soziokulturellen* (2) sowie *persönlichkeitsstrukturellen* (3) *Kontext* des Kranken einzuordnen, unter Berücksichtigung der *Individualität* des Patienten (4) (Bräutigam 1985).

Tabelle 1. Konzepte des psychotherapeutischen Erstinterviews (nach Wilke 1992)

---

preliminary interview (Stekel 1938; Cantor 1965)
associative anamnesis (Deutsch 1939)
initial interview (Whitehorn 1941; Gill et al. 1954)
intake interview (Coleman 1948)
gezielte, systematische Anamnese (Schultz-Hencke 1951)
free association interview (Knight 1953, zit n. Wilke 1992))
clinical interview (Deutsch u. Murphy 1955)
depth interview (Gordon 1956)
psychoanalytic diagnostic interview (Saul 1957)
biographische Analyse (Clauser 1963)
diagnostic interview (Balint u. Balint 1962)
Aufnahmegespräch, Erstkonsultation (Redlich u. Freedman 1970)
Erstinterview (Argelander 1970)
Sprechstundeninterview (Argelander 1973)
mental health interview (Pope 1979)
structural interview (Kernberg 1981)
biographische Anamnese unter tiefenpsychologischem Aspekt (Dührssen 1990)

2.1.3 Erstinterviewforschung: zur Erfassung von Interaktion und subjektiven Krankheitstheorien

Empirische Forschung an psychotherapeutischen Erstgesprächen ist in den vergangenen Jahren erst allmählich in Gang gekommen, obwohl sich das Erstinterview als dicht mit Informationen beladene in sich geschlossene überschaubare Einheit hierfür geradezu anbietet.

Der sprachformale Interaktionsprozeß sowie der Anteil von Exploration und Interpretation im Erstinterview wurde von Kitzmann et al. (1974a, 1974b) quantitativ untersucht. Erfahrene Erstinterviewer, so die Ergebnisse, weisen insgesamt eine geringere Interventionshäufigkeit auf als Anfänger, ihre Gesprächsbeiträge sind weniger auf Informationsgewinnung ausgerichtet, versuchen vielmehr stärker, mit Hilfe von Interpretationen dem Patienten ein Verständnis seiner Konfliktsituation zu vermitteln. Später untersuchten Kächele und Schumacher (1986) am Erstinterview-Korpus der Ulmer Textbank 34 Erstinterviews eines psychoanalytisch orientierten Psychotherapeuten aus den Jahren 1971 bis 1979 mittels des modifizierten Strupp-Systems zur Klassifikation der Interviewer-Interventionen, mittels der Bestimmung der Redeaktivität von Patient und Interviewer sowie mittels des Gießener Beschwerdebogens. Bei dieser Untersuchung wurde allerdings im Zeitverlauf eine Änderung des Interaktionsstiles hin zu einer aktiveren Haltung des Interviewers im Sinne von mehr und längeren Redebeiträgen festgestellt.

Andere Untersuchungen verglichen psychiatrische und psychotherapeutische Gesprächsführung miteinander. Rosin et al. (1984) konnten z.B. zeigen, daß die Beziehungspersonen der Patienten in den psychotherapeutischen Krankengeschichten signifikant häufiger erwähnt wurden als in den Aufzeichnungen der Psychiater.

Außerdem bezogen die psychotherapeutischen Referenten auch in stärkerem Maß die eigene Person in den Interviewbericht mit ein. Über Studien an psychiatrischen Untersuchungs- und Behandlungsgesprächen berichten Buchheim et al. (1988).

Bereits die klassische mikrolinguistische Untersuchung von Pittenger, Hockett und Danehy (1960) hatte speziell die Eröffnungsphase des Interviews zum Gegenstand. Die Autoren kommen zu dem Schluß: „ What is perhaps startling, and worthy of special emphasis, is the rapidity with which this process begins in our target interview and the almost uninterrupted way in which it is carried on. An enormous amount of skillful personal adjustment has already taken place at the end of five minutes" (1960, S. 231).

Mit der markanten Anfangsszene beschäftigen sich später auch Künzler und Zimmermann (1965) in einer Untersuchung an 80 Interviews, wobei in den meisten Fällen die Eröffnung des Gesprächs vom Arzt ausging und die erste Patientenäußerung (in ca. 60 %) der Symptomatik galt. Ausgehend von systematischen Auswertungen von Interviews am Amsterdamer Psychoanalytischen Institut betont Bastiaans (1981) die diagnostische Validität dieser Gespräche. Die Arbeiten von Friedrich (1984), der den Interaktionsaspekt betont und Hartmann (1978), der 6 verschiedene Formen sprachlichen Zeichenaustauschs (Gespräch, Dialog, Diskurs, Debatte, Disput, Monolog) unterscheidet, stützen ihre Überlegungen zum Gesprächsbeginn hingegen nicht auf empirische Daten. Im Rahmen einer kürzlich publizierten Studie legten Wegner und Henseler (1991) die Anfangsszenen von 24 Erstinterviews einer nach dem Balint-Gruppen-Modell arbeitenden Psychoanalytiker-Gruppe vor, die über das diagnostische Urteil des Interviewers nicht unterrichtet war. 24 auswärtige Psychoanalytiker erhielten sodann die Aufgabe, die Ähnlichkeit der *Hypothesen des Interviewers* mit den *Hypothesen der Gruppe* einzuschätzen. Es zeigte sich, daß die begutachtenden Psychoanalytiker überzufällig häufig richtige Hypothesenpaare von willkürlich zusammengewürfelten falschen Paaren unterscheiden konnten.

Die umfangreichste Untersuchung psychoanalytischer Erstinterviews in der jüngeren Vergangenheit wurde am Rande der *Berliner Psychotherapiestudie* durchgeführt und stammt von Stefanie Wilke. In der *Rudolf*-Studie wurde die initiale therapeutische Arbeitsbeziehung mittels eines eigens hierfür entwickelten Fragebogeninstruments (TAB) beurteilt mit dem Ziel, Prädiktoren eines späteren Therapieerfolges zu identifizieren. Dabei stellten sich die folgenden Persönlichkeitsmerkmale als positive Prädiktoren eines Therapieerfolgs heraus: *wenig emotionale Distanz und wenig narzißtische Züge, wenig Enttäuschungsprotest und wenig soziale Desintegration, gute Motivation und Umstellungsfähigkeit, geringe Ausprägungen hinsichtlich regressiver und kompensatorischer Abwehr.* Auch eine *initial positive Gegenübertragung* begünstigte den Therapieprozeß (Rudolf 1991). Während die Berliner Psychotherapie-Studie diese und andere Determinanten des therapeutischen Prozesses nun in einem *follow up*-Design mittels quantitativ-clusteranalytischen Auswertungsmethoden weiterverfolgte, stützt sich Wilke auf Methoden der qualitativen Sozialforschung. Untersucht werden vor allem die ersten drei Redebeiträge von 32 Erstinterviews, die mit neurotischen und psychosomatischen Patienten geführt wurden. Ein Teil der Gespräche stammt aus der Ulmer Textbank.

Methodologisch geleitet durch den Ansatz der *grounded theory* (Strauss 1991) kommen zum einen *qualitativ-inhaltsanalytische Verfahren* zur Anwendung, andererseits Verfahren der *ethnomethodologischen Konversationsanalyse*. Erstinterviews entsprechen Wilke zufolge einer Normalformerwartung, die die fünf Elemente *Etikett* (Symptomschilderung), *Krisensignal* (Hilfsappell), *Steigerung* (Verschlimmerung der Symptomatik), *problembezogene Selbstdarstellung* (Vorstellungen über Entstehung und Verlauf der Beschwerden, Selbsttypisierung) und *Kommentar* enthält. Diese Elemente treten in der genannten Reihenfolge überwiegend in Interviews mit neurotisch Kranken auf, wobei es diesen Patienten auch leichter gelingt, initial angebotene Themenmuster zu erweitern und über mögliche psychische Ursachen und Konflikte im Zusammenhang mit den Beschwerden zu sprechen. Die Interaktion mit psychosomatisch Kranken gestaltet sich hingegen schwieriger, hier stoßen von den Therapeuten in Gang gesetzte Aushandlungsprozesse um psychologische Krisensignale, psychologische Kommentare und problembezogene Selbstdarstellungen meist auf Widerstand und Unverständnis (Wilke u. Grande 1991; Wilke 1992; 1994; Frommer 1993b).

Faßt man den aktuellen Stand der empirischen Erstinterviewforschung zusammen, stehen eindeutig Aspekte der zwischenmenschlichen Beziehungsaufnahme und Beziehungsgestaltung im Vordergrund. Dies ist verständlich vor dem Hintergrund eines zunehmenden Einflusses sowohl der interpersonellen Psychiatrie als auch der psychoanalytischen Objektbeziehungstheorie, der die Erstinterviewforschung über die Arbeiten von Balint und Balint (1962), Malan (1972) und Argelander (1970; 1976; 1978) erreichte. Der ebenfalls zentrale diagnostische Gesichtspunkt geriet dabei allerdings weitgehend aus dem Blickfeld. Hoffnungsvolle Ansätze der Beschreibung und Klassifizierung syndromtypischer Narrative (Mac Kinnon u. Michels 1971) blieben in den Anfängen stecken. Es scheint, als hätten die Forscher den (eher individuumszentrierten) diagnostischen Aspekt und den interpersonellen Aspekt als sich ausschließende Alternativ-Fragestellungen gesehen und dem letzteren höhere Bedeutung beigemessen. Zu irrelevant und unsicher erschienen aus der Perspektive einer rein objektbeziehungstheoretisch orientierten Psychoanalyse Fragen der Diagnose und Differentialdiagnose hinsichtlich ihres Prädiktionswertes für Indikation, Verlauf und Ausgang analytischer Psychotherapien (Tress u. Frommer 1995).

Dieser noch anhaltende Trend wurde erst in den 80er Jahren durch zwei Forschungsstränge relativiert, die wieder stärker die Person des Patienten in den Mittelpunkt rücken: So wird der Blick zum einen gerichtet auf die Persönlichkeitsstruktur des Patienten, insbesondere auf das erreichte Niveau seiner *Ich-Funktionen,* andererseits ist zunehmendes Interesse an den *subjektiven Krankheitstheorien* der Patienten zu verzeichnen. Beide Themenkomplexe finden im Erstinterview reichhaltig Ausdruck. Wie besonders die Arbeiten zur Persönlichkeitsstruktur von Borderline-Störungen zeigen, geht es dabei aber nicht um Eigenschaften isolierter Individuen, sondern um eng mit dem Interaktionsaspekt verknüpfte Bereiche.

Die systematische Berücksichtigung der subjektiven Interpretationen des Patienten in bezug auf seine Symptomatik wurde bereits von Menninger (1968) gefordert. Die Relevanz subjektiver Interpretationen ergibt sich aus dem Wesen der Annahme psychischer, d.h. von subjektiver Bedeutungsverleihung abhängiger Ursachen bzw. Mitursachen der Erkrankung, die den Patienten zum Arzt führt. Subjektive Krankheitstheorien wurden bisher überwiegend bei körperlich und psychosomatisch Kranken erforscht (Verres 1986; Faller 1990; Alberti et al. 1991). Die methodischen Wurzeln stammen aus den Arbeiten über Laienätiologien im Rahmen medizinsoziologischer Complianceforschung (Pflanz 1962), aus ethnomedizinischen und volkskundlichen Traditionen (Dornheim 1983; Faller 1983) sowie aus der medizinischen Psychologie.

Innerhalb des letztgenannten Kontextes geht eine quantitative, auf Fragebogendaten gestützte Forschungstradition auf Plaum (1968) zurück, der 30 Patienten einer psychosomatischen Ambulanz 31 mögliche Krankheitsursachen und 18 Behandlungserwartungen vorlegte, die jeweils fünfstufig eingeschätzt wurden. Faktorenanalytisch gelang es, eine *psychologische* (Typ 1), eine *organische* (Typ 2) und keine konsistente (Typ 3) Krankheitstheorie zu unterscheiden. Scheer und Moeller (1976) fanden auf die gleiche Weise jeweils drei bipolare Typen. Ahrens und Elsner (1981, Ahrens 1981) schließlich kamen in ihrem Vergleich von Ulcus-Patienten, Neurotikern und somatisch Kranken zu einem eindimensionalen Modell mit einem bipolaren Faktor *außenbezogenes streßorientiertes* versus *innenbezogenes persönlichkeitsorientiertes Krankheitsmodell*. Während die neurotischen Patienten eher ein innenbezogenes Verständnis ihrer Erkrankung zeigten, waren somatisch und psychosomatisch Kranke eher auf ein außenbezogenes Konzept fixiert.

Zepf und Weidenhammer kritisieren die Methodik der referierten Studien mit dem Argument, wesentliche Aspekte des Untersuchungsgegenstandes würden durch die Vorgabe von abstrakten Fragebogen-Ratings skotomisiert, das subjektive Bedingungsgefüge des jeweiligen Erklärungsmusters des Patienten in bezug auf seine Ursachen- und Behandlungsvorstellungen werde auf diese Weise nivelliert. Stattdessen schlagen diese Autoren qualitative Analyseschritte vor, allerdings ohne detaillierte Auswertungsstrategien anzugeben. In ihrer Untersuchung an transkribierten Tonbandprotokollen psychoanalytischer Erstinterviews mit 16 psychoneurotisch und 28 psychosomatisch strukturierten Patienten kommen sie ungeachtet ihrer methodologischen Differenzen zu Ergebnissen, die die Resultate der Fragebogenstudien stützen: Bei den Äußerungen der psychoneurotischen Patienten fiel fast durchgängig auf, „daß sie in ihren ätiologischen Vorstellungen Subjekte erwähnen" (Zepf u. Weidenhammer 1988, S. 47). Schädliche und schuldhafte Intentionen werden von dieser Gruppe entweder anderen oder der eigenen Person zugeschrieben, ein konflikthafter Widerstreit aggressiver und libidinöser Bestrebungen einerseits sowie kontrollierender, steuernder und (selbst-)bestrafender Impulse andererseits wird deutlich. Anders sehen die Vorstellungen der psychosomatisch Kranken aus: Aus ihren Schilderungen gewinnt man eher den „Eindruck eines Überlebenskampfes angesichts einer unberechenbaren Natur" (ebd. 1988, S. 48). Die Kranken schildern sich als apersonale Objekte, auf die schicksalhaft Ereignisse hereinbrechen. Diese starre Haltung ändert sich im psychotherapeutischen Prozeß erst allmählich (Rechenberger 1980).

Die hier zitierten Arbeiten über die subjektiven Krankheitstheorien psychosomatisch Kranker stehen unter dem Einfluß von Konzepten zur Persönlichkeitsstruktur psychosomatisch Kranker, die unter den Begriffen *Alexithymie* und *pensée operatoire* (v. Rad u. Zepf 1990) bekannt geworden sind. Sie gehen davon aus, daß psychosomatisch Kranke im Gegensatz zu Neurotikern an einer basalen Unfähigkeit bezüglich des Zugangs zur eigenen inneren Gefühlswelt leiden. Diese mangelnde Symbolisierungsfähigkeit schlägt sich auch in organisch-naturalistischen Krankheitsvorstellungen nieder. Neurotiker dienten in diesen Untersuchungen ohne weitere Subdifferenzierungen als Vergleichsgruppe, wobei, wie in zahlreichen Psychotherapiestudien der 70er und frühen 80er Jahre, ein sehr weiter Neurosebegriff zur Anwendung kam, der unterschiedlichen ich-strukturellen Anpassungsniveaus in dieser Gruppe nur unzureichend Rechnung trug (Tress u. Frommer 1995).

Methodisch orientierten sich die Untersuchungen über subjektive Krankheitstheorien zunächst an kognitivistischen Modellen wie beispielsweise dem Forschungsprogramm *subjektive Theorien* von Groeben und Scheele, das von folgenden Prämissen ausgeht: „Diese Merkmale der kognitiven Reflexivität, Konstruktivität und Autonomie des menschlichen Subjekts sind durch zumindest angestrebte Rationalität gekennzeichnet (d.h. daß man das Wissen des Handelnden gegebenenfalls analog zu wissenschaftlichen Theorien als sog. 'subjektive Theorien' auffassen und rekonstruieren kann)" (Groeben 1986, S. 62). Anfang der 80er Jahre begannen dann verschiedene Autoren, persönliche, irrationale, magische und unbewußte Aspekte subjektiver Krankheitsvorstellungen in den Vordergrund zu rücken (Becker 1984). Ihre Argumentation konnte sich dabei nicht nur auf psychoanalytische Überlegungen stützen, sondern auch auf Annahmen der soziologischen Theorie des *Symbolischen Interaktionismus*, die bestreiten, daß Menschen in der Lage sind, rückblickend zutreffend über die Gründe ihres Handelns immer unmittelbar verfügen zu können (Nisbett u. Wilson 1977). In diesem Zusammenhang wies vor allem Hermann Faller darauf hin, daß subjektive Krankheitstheorien nicht nur die Funktion der rationalen Handlungssteuerung erfüllen, sondern auch die der rationalisierenden Abwehr (Faller 1989). Dem entspricht, daß subjektive Krankheitstheorien kein stabiles Konstrukt darstellen, sondern ausgeprägte Kontext- und Prozeßhaftigkeit aufweisen (Verres 1989). Dies dokumentiert sich beispielsweise darin, daß Bronchialkarzinom-Patienten dazu tendieren, Rauchen zwar allgemein im Fragebogen als mögliche Ursache von Lungenkrebs zu bejahen, einen solchen Zusammenhang dann im Interview bezogen auf die eigene Person aber abzulehnen (Faller et al. 1991).

Zusammengefaßt spricht Joachim Küchenhoff (Küchenhoff u. Mathes 1994) von der *medialen Funktion subjektiver Krankheitstheorien,* die darin besteht, „daß sie zwischen biographischen Prägungen, Persönlichkeitsfaktoren, somatischen Krankheitseinflüssen und den Formen der Krankheitsverarbeitung gleichsam vermitteln" (ebd., S. 178). Insgesamt zeigt sich somit in der Diskussion um die subjektiven Krankheitstheorien eine Entwicklung, die den Bedürfnissen der Erstinterviewforschung bei Persönlichkeitsstörungen und Neurosen entgegenkommt. Hier, bei rein oder überwiegend psychischem Beschwerdebild, stellt nämlich die Symptomatik keinen vom Subjekt Patient stets klar abgrenzbaren Sachverhalt dar, über dessen Entstehung, Verlauf und Beeinflussungsmöglichkeit er distanzierend wie ein Wissenschaftler reflektiert. Symptomatik und Persönlichkeit sind vielmehr unauflösbar verwoben, wie beispielsweise an der depressiven Überordentlichkeit und Gewissenhaftigkeit, die nur eine Kehrseite des Gefühls des Erliegens unter übermächtig erlebten Pflichten und Aufgaben darstellt, deutlich wird. Im Sinne der aufgezeigten Entwicklung sind subjektive Krankheitstheorien also nicht als rein argumentative Theorien über die Entstehung der eigenen Erkrankung zu verstehen, sondern als syndromspezifische Narrative, die über die Vorstellungen zur Pathogenese des Beschwerdebildes hinaus auch Spezifika der subjektiven Biographie sowie des Selbst- und Welterlebens umfassen. Themenbereiche und Erzählstrukturen, in denen diese Theorien zum Vorschein kommen, gilt es im Forschungsprozeß freizulegen, um so das individuelle Erleben des Patienten in seiner (syndrom)-typischen Gestalt zu erfassen.

2.1.4 Die Berücksichtigung der Persönlichkeitsdimension als Desiderat: konzeptuelle und forschungslogische Probleme

Damit ist die enge Beziehung der Erstinterviewforschung zu Aspekten der bereits im Zusammenhang mit der Beurteilung des ich-strukturellen Anpassungsniveaus im Erstinterview diskutierten *Persönlichkeitsdimension* angesprochen. Als Kernproblem erweist sich hier die Frage, welches diesbezügliche theoretische Modell empirischen Untersuchungen bei Persönlichkeitsstörungen und Neurosen zugrunde gelegt werden soll.

Aus *psychiatrischer* Sicht wird „unter der Persönlichkeit eines Menschen das Ganze seines Fühlens und Wertens, Strebens und Wollens" (K. Schneider 1942, S. 1) verstanden, bzw. die Summe aller psychischen Eigenschaften und Verhaltensbereitschaften, die dem Einzelnen seine eigentümliche, unverwechselbare Individualität verleihen (Peters 1984).

Entsprechend dieser Akzentuierung der Individualität der Person betont bereits Karl Jaspers die Bedeutung des Typusbegriffs: „Es ist unerläßlich und klärend, den Unterschied von Gattung und Typus festzuhalten. Zu einer Gattung (z.B. Paralyse) gehört ein Fall oder er gehört nicht. Einem Typus (z.B. hysterischer Charakter) entspricht ein Fall mehr oder weniger. Gattung ist der Begriff einer wirklich vorhandenen abgrenzbaren Art. Typus ist ein fiktives Gebilde, dem eine Wirklichkeit mit fließenden Grenzen entspricht, an dem ein Einzelfall gemessen, dem er aber nicht eingeordnet wird" (1913/1973, S. 469). Innerhalb des damit vorgegebenen methodologischen Rahmens entstanden eine Reihe *systematischer und unsystematischer Typologien*, unter denen die Psychopathielehre Kurt Schneiders mit ihrer Unterscheidung *hyperthymischer, depressiver, selbstunsicherer, fanatischer, geltungsbedürftiger, stimmungslabiler, explosibler, gemütloser, willenloser und asthenischer Psychopathen* am meisten Verbreitung fand (K. Schneider 1942).

Während Schneider seine später von Petrilowitsch (1960) vertiefte Typologie bewußt unsystematisch hielt, handelt es sich beim konstitutionstypologischen Entwurf Ernst Kretschmers um eine systematische Typenlehre. Ähnlich versuchten andere Autoren, beispielsweise ausgehend von der Annahme bestimmter seelischer Grundeigenschaften (Gruhle 1956), die Arten pathologischer charakterlicher Abweichungen systematisch zu erfassen. Als Grundlage systematischer Typologien sind auch die bis zu Platos Unterscheidung von *Trieb-*, *Thymos-* und *geistiger Ebene* zurückverfolgbaren *Schichtentheorien* (Lersch 1962; Rothacker 1969) der Persönlichkeit zu erwähnen.

Neben kategorialen und typologischen Konzeptionen erwiesen sich *dimensionale Ansätze* als fruchtbar. Kretschmer (1940) etwa ging von den Dimensionen *Schizothymie* und *Zyklothymie* aus, von denen sich nach seiner Auffassung in einer Art Verdünnungsreihe sowohl normalpsychologische Phänomene als auch schwere Pathologien ableiten lassen. C. G. Jung (1921) beschrieb *Extraversion* und *Introversion* als Grunddimensionen der Persönlichkeit. Das heute einflußreichste dimensionale Persönlichkeitsmodell geht auf Eysenck zurück. Es reduziert die Vielfalt möglicher Persönlichkeitseigenschaften faktorenanalytisch auf die Dimensionen *Extraversion, Neurotizismus und Psychotizismus* (Eysenck u. Eysenck 1985). Eine entsprechende Dreiteilung in einen *emotionalen*, einen *interpersonellen* und einen *kognitiven* Aspekt der Persönlichkeit findet sich in zahlreichen aktuellen Ansätzen, die Saß (1988) zusammenfassend referiert.

Methodisch wurden in diesem Zusammenhang eine Vielzahl faktorenanalytischer Ansätze entwickelt mit dem Ziel, möglichst wenige robuste Faktoren zu identifizieren. Gegenwärtig richten sich viele Hoffnungen auf die sogenannten *Fünf-Faktoren-Modelle der Persönlichkeit ("big five")*, deren Tradition sich bis in die 30er Jahre zurückverfolgen läßt (Digman 1993). Dabei werden folgende Dimensionen unterschieden: *Extraversion (1), Verträglichkeit (2), Gewissenhaftigkeit (3), Neurotizismus (4) und Offenheit für Erfahrung (5)* (Fiedler 1994, S. 117). Inzwischen liegen auch erste Untersuchungen vor, in denen versucht wurde, entsprechend dem DSM III definierte Persönlichkeitsstörungen auf ihre Faktorenstruktur hin mit diesem Modell zu untersuchen (Costa u. Widiger 1993)

Kontrovers diskutiert wird aber nicht nur die Frage einer eher typologisch-kategorialen versus einer eher dimensionalen Betrachtungsweise, sondern auch das Problem, inwiefern menschliches Verhalten überhaupt durch zeitüberdauernde Persönlichkeitseigenschaften bestimmt wird, wie dies die klassischen Persönlichkeitspsychologien seit W. Stern (1935) annehmen, oder ob nicht Situationen und psychosozialen Einflüssen eine wichtigere Bedeutung zukommt. Insgesamt ist bei der Erforschung zeitüberdauernder *traits* in den letzten Jahren eine Integration *lerntheoretischer und biologischer Konzepte*, beispielsweise in der *allgemeinen biosozialen Theorie* von Cloninger (1987) zu verzeichnen. Dieser Ansatz postuliert drei grundlegende Persönlichkeitsbereiche - *novelty seeking, harm avoidance und reward dependence* -, die bestimmten Hirnarealen zugeordnet werden. Saß (1988) kritisiert, daß in diesen Persönlichkeitsmodellen eine auch Lebensentwicklung und Psychobiographik einbeziehende ganzheitliche und gestaltorientierte Menschenbetrachtung zu kurz kommt. In Anlehnung an *strukturpsychologische und strukturdynamische Ansätze* (Janzarik 1987) schlägt er vor, drei Grundbereiche der Persönlichkeit zu unterscheiden, die im Zusammenhang mit Einflüssen aus Biographie und bestimmten Situationen die Ausformung des Persönlichkeitsgefüges, Befindlichkeit, Erleben und Verhalten entscheidend bestimmen:

1. Die konstitutionelle Temperamentsausstattung mit Emotionalität, Antrieb und Wille als dynamischen Persönlichkeitseigenschaften;
2. das im Charakter verankerte Wertgefüge mit Vorstellungen, Intentionen, Haltungen und Einstellungen zu Normen als struktureller Persönlichkeitsbereich;
3. Vermögen zur Empathie, Bindung und Beziehung als komplexe, spezifisch menschliche Fähigkeit, die gleichermaßen aus strukturellen wie aus dynamischen Elementen bestimmt wird (Saß 1986; 1988).

Subjektive und lebensgeschichtliche Aspekte stehen auch im Zentrum *psychoanalytischer Persönlichkeitstheorien*. In der Anfangsphase der Psychoanalyse stehen dabei triebpsychologische Aspekte im Vordergrund, entsprechend den psychosexuellen Reifungsstufen (oral, anal, ödipal) wurden Triebfixierungen vor allem von Abraham und Reich nicht nur für bestimmte Symptomneurosen, sondern auch für entsprechende Charakterstrukturen postuliert, und ihre pathologischen Abwandlungen als *Charakterneurosen* bezeichnet (Reich 1971). Besonderes Interesse bis hinein in die sozialpsychologischen Studien von Adorno und Mitarbeitern (Adorno 1973) über die autoritäre Persönlichkeit fand dabei der anale Charakter. Mit Freuds psychischem Strukturmodell (Es, Ich, Über-Ich) (Freud 1923), bei dem es sich um eine Schichtentheorie der Persönlichkeit handelt, traten später dann die Ich-Funktionen in den Mittelpunkt. Hier bestand u.a. das Interesse, *neurosentypische Abwehrformationen*, beispielsweise Rationalisierung, Intellektualisierung usw. bei Zwangsstrukturen, zu identifizieren, bis hinein in zeitgenössische Bemühungen, operationale Erhebungsinstrumente zur Klassifizierung von Abwehrmechanismen zu entwickeln (Hentschel et al. 1993). Ichpsychologisch beeinflußt sind auch die heute noch bedeutenden *neopsychoanalytischen Persönlichkeitstypologien*. Sie ersetzen den Freudschen Triebdualismus durch die Annahme einer Mehrzahl von *Antrieben,* aus deren jeweiliger Hemmung spezifische Neurosenstrukturen und Persönlichkeitstypen abzuleiten sind. Schultz-Hencke zufolge beruht demnach die durch Unfähigkeit zu authentischen Objektbeziehungen gekennzeichnete *schizoide* Struktur auf der intentionalen Gehemmtheit; die u.a. durch Gefügigkeit, Nachgiebigkeit, Opfer- und Verzichtbereitschaft charakterisierte *depressive* Struktur entsteht durch die Hemmung oral-aggressiver Antriebe; der *zwangsneurotischen* Struktur liegen Hemmungen von motorisch-aggressiven Antrieben zugrunde, während die Hemmungen bei der *hysterischen* Struktur das Geltungsstreben betreffen (Schultz-Hencke 1951). Dieselbe Einteilung vertritt auch Riemann (1961) in seiner an den Grundformen des Angsterlebens orientierten Studie.

Eine tiefgreifende Wende erfuhr der psychoanalytische Diskurs durch die Entwicklung der *Objektbeziehungspsychologie*, die nicht nur der bisherigen Sicht neue Inhalte hinzufügte, sondern letztlich eine konträre erkenntnistheoretische Position vertritt: Während triebpsychologische, ichpsychologische und anthropologisch beeinflusste neoanalytische Auffassungen noch weitgehend davon ausgingen, daß ihr eigentlicher Gegenstand die Einzelpsyche einschließlich ihrer biologischen Determinanten bzw. das Einzelindividuum ist, rückte nun immer stärker der interpersonelle Prozeß in den Vordergrund: Psychische Vorgänge wurden nun als *innere Objekte* d.h. als Abkömmlinge zwischenmenschlicher Beziehungserfahrung begriffen (Klein 1985; Ogden 1986). Michael Balint (1960) ging später explizit von einer präexistierenden Urmatrix aus, woraus sich Objekt und Subjekt im Sinne voneinander abgegrenzter Einheiten erst entwickeln. Als pathologische Fehlentwicklungen dieses Individuationsprozesses können seiner Auffassung zufolge zwei konträre Persönlichkeitstypen entstehen, die einseitig entweder objektsuchendes (*oknophiles*) oder objektmeidendes (*philobatisches*) Verhalten bevorzugen. Winnicott (1969) geht noch einen Schritt weiter. Er versteht den paradoxen Wechsel von aktiv-aggressiver Objektgenerierung und Objektmanipulation einerseits und Anerkennen der Unabhängigkeit des Objektes andererseits als Entwicklungsprozeß, in welchem sich ein selbstbewußtes Subjekt entfaltet und zwar gleichzeitig mit interpersonell validierten Objektvorstellungen (Frommer u. Tress 1993).

Karl Königs kürzlich erschienener Versuch einer psychoanalytischen Charakterkunde bezieht die Erkenntnisse dieser neueren objektbeziehungspsychologischen Ansätze insofern mit ein, als außer den klassischen 4 Strukturen - schizoid, depressiv, zwanghaft, hysterisch - auch *narzißtische und Borderline-Struktur* Berücksichtigung finden. Narzißtische, schizoide und Borderline-Struktur werden dabei insofern zusammengefaßt, als in allen drei Fällen das *Selbst*, der Kernbereich der Persönlichkeit, in frühen Stadien seiner Entwicklung gestört erscheint. Während die narzißtische Struktur durch eine an Omnipotenzphantasien gekoppelte Überbewertung des Selbst bei gleichzeitiger Unterbewertung der Objekte charakterisiert ist, steht der schizoide Mensch im Widerstreit von Sehnsucht nach verschmelzender Harmonie einerseits und Angst, von einem anderen okkupiert zu werden, andererseits. Als Borderline-Struktur klassifizierte Störungsbilder zeichnen sich schließlich dadurch aus, daß es aufgrund mangelhafter Fähigkeit zur Differenzierung von Selbst- und Objektrepräsentanzen dem Betreffenden nicht gelingt, wesentliche Aspekte der diachronen Identität der Persönlichkeit durchgängig aufrechtzuerhalten. Spaltungsvorgänge führen zu voneinander getrennten Ich-Zuständen, komplementär hierzu können andere Personen nur als jeweils gute *oder* böse Teilobjekte wahrgenommen werden (König 1992; Kernberg 1983; 1991; Rohde-Dachser 1983).

Parallelen ergeben sich hier zur noch fundamentaler gestörten Persönlichkeitsstruktur Schizophrener. Bei diesen Kranken imponiert eine in früheren Arbeiten als *Grundverhältnisstörung* (Frommer 1992; 1993a) bezeichnete basale Unfähigkeit, die eigene Person entsprechend ihrer *exzentrischen Position* (Plessner 1975) zugleich als Person, d.h. als raumzeitliches Wesen wie alle anderen, und als Subjekt, d.h. als exklusives und an eine bestimmte Perspektive gebundenes Zentrum eigenen Erlebens und Handelns, zu begreifen. Diese Patienten können unter Affektdruck die beim Gesunden ständig erfolgende Synthese von Tendenzen, die im allozentrischen Selbstverständnis als Person wurzeln und solchen, die im egozentrischen Subjektsein ihren Ursprung haben, in fundamentaler Weise nicht mehr leisten. Mit dem Verlust einer konsistenten Selbstdeutung schwindet dann auch die Fähigkeit, die Perspektive des sozialen anderen einzunehmen. Ferner resultieren typische Sprachalterationen sowie andere, als Störungen der subjektiven Identität zu verstehende schizophrene Kernsymptome.

Unsere Ausführungen machen deutlich, daß es weder in der Psychopathologie noch im psychoanalytischen Diskurs derzeit *ein* allgemein anerkanntes oder gülti-

ges Modell von Persönlichkeit bzw. Persönlichkeitsstörung und Neurose gibt. Stattdessen stoßen wir auf eine Vielzahl konkurrierender Auffassungen und Aspekte.
Eine ähnliche Situation findet sich in den Nachbarfächern Differentielle und Klinische Psychologie. Auch hier sind unter der Dominanz behavioristischer Modelle
und Forschungsansätze eine Vielzahl von Persönlichkeitsmodellen entstanden (Herrmann 1984), die überwiegend auf der Vorannahme basieren, „der Mensch sei entweder vollständig naturgesetzlich gesteuert oder aber sein Verhalten könne ausschließlich naturgesetzlich erklärt werden" (Jüttemann 1991, S. 344). Im Rahmen
der Differentiellen Psychologie anzusiedelnde Theorien über die „gesunde" Persönlichkeit und der Klinischen Psychologie zugeordnete Störungsmodelle sind bis
heute nicht ausreichend im Sinne einer *differentiellen Störungstheorie* (Bastine
1981) miteinander verzahnt. In diesem Kontext wird in jüngster Zeit ebenfalls die
in Psychopathologie und Psychoanalyse traditionellerweise erhobene Forderung immer lauter, die Gegenstandsbestimmung nicht einzuschränken auf Aspekte naturgesetzlich erklärbaren Verhaltens, sondern vielmehr menschliches *Handeln* (Graumann 1980) in den Mittelpunkt zu stellen und damit die Untersuchung des Zentralbereiches menschlicher Steuerung zu ermöglichen, „die Analyse jener individuellen Rationalität (oder Irrationalität)..., die den Sinnzusammenhang stiftet" (Jüttemann 1985, S. 55; Frommer 1994).
   Damit ist aber die Methodenfrage gestellt. Bereits kurz nach der Jahrhundertwende stellte Georg Simmel in seiner Schrift *Über das Wesen der Sozialpsychologie* (1908) fest, daß zu mathematischen Durchschnittstypen führende statistische
Untersuchungen von menschlichen Handlungen - wie sie in der modernen Forschung beispielsweise in Fragebogenratings zur Anwendung kommen - zwar objektiv geistige Inhalte zu erfassen in der Lage sind, daß der Schluß auf einheitliche
psychische Ursachen dieser Inhalte jedoch stets trügerisch bleibt. Moderne Ansätze
innerhalb der Psychotherapieforschung wenden sich daher weniger vorselektiertem
naturalistischem Material zu, beispielsweise den Video- oder Tonbandtranskripten
einzelner Sitzungen. Derartiges Material kann jedoch, sofern es um kommunikativ
vermittelte Sinnzusammenhänge geht, nicht oder zumindest nicht direkt einer quantitativen Auswertung zugeführt werden. Vielmehr sind zunächst interpretative und
kontextualisierende Schritte notwendig, da Sprache niemals völlig einsinnig in ihrer Bedeutung festgelegt ist. Erst nach der Überwindung dieses subjektive Faktoren
auf seiten des Forschers irreduzibel mitbeinhaltenden *hermeneutischen Nadelöhrs*
(Frommer u. Faller 1994) können auch quantifizierende Vorgehensweisen zur Anwendung kommen.
   Innerhalb der neueren Sozialpsychologie und Psychotherapieforschung sind zu
diesem Zweck eine Reihe theoretischer Modelle entwickelt worden, die im Kontext
der Frage nach Kernbeständen der Persönlichkeit von Bedeutung sind: Die be-
kanntesten unter diesen semiqualitativen Verfahren sind die *Konfigurationsanalyse*
(Horowitz 1979; Fischer 1989), *das Plan-Diagnose-Verfahren* (Weiss u. Sampson
1986), *das Frames-Modell* (Bucci 1988), das Modell zur Erfassung der *Erfahrungen des Patienten mit seinem Therapeuten* von Hoffman und Gill (1988), das Modell des *zentralen Themas des Beziehungskonfliktes* (Luborsky 1984; Dahlbender
u. Kächele 1994) sowie das *Modell der Strukturalen Analyse Sozialen Verhaltens*.

Stellvertretend soll uns nur dieser letztgenannte Ansatz näher beschäftigen: Er steht in der Tradition der bereits erwähnten interpersonellen Theorie von H.S. Sullivan (1983) und ging meßtheoretisch aus den zirkumplexen Modellen interpersonellen Verhaltens hervor, in denen zwischenmenschliches Verhalten auf einem Kreismodell verortet wird. Diesem Kreis unterliegen zwei zueinander rechtwinklig stehende Grunddimensionen (Abszisse und Ordinate eines Achsenkreuzes), wobei die querverlaufende *affiliative* Achse eine Differenzierung auf dem Kontinuum zwischen liebevoller Freundlichkeit und Feindseligkeit erlaubt, während die senkrechte Achse die Beurteilung der *Interdependenz* auf einem Kontinuum zwischen Dominanz bzw. Unterwerfung auf der einen Seite und Unabhängigkeit auf der anderen Seite vorsieht. Das beobachtete sprachliche und nicht-sprachliche Handeln wird nun Clustern zugeordnet, die entweder einen Pol auf einer der beiden Achsen besetzen oder aber definierten Mischungsverhältnissen von Affiliation und Interdependenz entsprechen (z. B. für den transitiven Focus: 1.1 vergessen; 1.2. verstehen, bestätigen; 1.3. sich liebevoll annähern; 1.4. unterstützen, anleiten; 1.5. kontrollieren; 1.6. herabsetzen, kritisieren; 1.7. angreifen; 1.8 übersehen) (Tress 1993). Eine Annäherung an die von Sullivan im Anschluß an G.H. Mead (1934) beschriebene komplexe Verschränkung von sozialem Handeln und Persönlichkeitsstruktur versuchte Benjamin (1974) dadurch zu erreichen, daß sie die Beurteilung von Affiliation und Interdependenz jeweils differenzierte, wobei nicht nur ein *transitiver* (der Beurteilte als Handelnder) von einem *intransitiven* (der Beurteilte als Objekt der Handlungen anderer) Fokus unterschieden wird, sondern als dritter Fokus das *Introjekt* (Der Beurteilte bezüglich seiner Handlungen sich selbst gegenüber) eingeführt wird. Gleichwohl erscheint die Subjektivität, der Kernbereich der Persönlichkeit, in diesem elaborierten halbqualitativen Verfahren lediglich unter dem Blickwinkel der beiden theoretisch vorgegebenen Grunddimensionen.

Anders ist dies bei rein oder überwiegend induktiven qualitativen Verfahren. Hier findet die Gewinnung der Kategorien, nach denen das Material ausgewertet wird, in einem diskursiv-dialogischen Forschungsprozeß am Material selbst statt. Diese Methoden stellen eine Ergänzung quantitativer und halbqualitativer Verfahren nicht nur in den Fällen dar, in denen das Forschungsfeld noch weitgehend unbearbeitet ist und deshalb keine theoretischen Modelle vorliegen, sondern auch in den Fällen, in denen die Theoriediskussion eine Vielzahl konkurrierender Modelle hervorgebracht hat, zugleich aber Belege zur Beurteilung der Validität der einzelnen Modelle nur unzureichend vorliegen. Hier kann in einem induktiv vorgehenden und schrittweise abstrahierenden Forschungsprozeß das Feld weitgehend unabhängig von vorliegenden Persönlichkeitsmodellen zur Sprache kommen. Von einem dritten Standpunkt aus können so Erkenntnisse zur Beurteilung sowohl des empirischen Feldes als auch der vorliegenden Modelle erarbeitet werden.

Zusammengefaßt kann gesagt werden, daß das psychoanalytische, psychosomatische und psychotherapeutische Erstinterview paradigmatisch ein Grundanliegen des ärztlichen Gespräches fokussiert: Neben dem in der zeitgenössischen Arzt-Patient-Beziehung oft fast ausschließlich im Mittelpunkt stehenden Aspekt der objektiven Information geht es hier um die subjektive Sichtweise des Patienten einschließlich ihrer unbewußten Anteile, die sich in assoziativen Verknüpfungen,

Fehlleistungen, szenischen Darbietungen und „Lücken" im Bericht manifestieren. Es geht um die persönliche Lebensgeschichte des Patienten, seine *Erlebnisgeschichte* (Clauser 1963). Die Verknüpfung von Symptomatik und Biographie muß klären, „wie weit Subjektivität in einem *Krankengeschehen* nicht erleidend, sondern gestaltend beteiligt ist" (Ruffler 1957, S. 457). Der Überblick über die bisherigen Forschungsbemühungen ergibt zwei Schwerpunkte: Erstens wurden im Anschluß an objektbeziehungspsychologische Ansätze vor allem Aspekte der initialen Arzt-Patient-Interaktion untersucht; zweitens richteten sich neuere Forschungsansätze auf die im Gespräch zum Vorschein kommenden subjektiven Krankheitstheorien. Während der erstgenannte Aspekt die Aufnahme einer therapeutischen Beziehung als Aufgabe des Erstgespräches thematisiert, geht es beim eng mit Charakteristika der Interaktion verknüpften zweiten Aspekt um die Frage der diagnostischen Einschätzung als Voraussetzung der Indikationsstellung. Hier scheinen erste Forschungsergebnisse für psychosomatisch Kranke eindrucksvoll den Zusammenhang einer bestimmten Art subjektiver Krankheitsvorstellungen (externale, nicht psychologische Krankheitstheorien) mit einem durch das Alexithymiekonzept charakterisierten Persönlichkeitstypus zu bestätigen. Subjektive Krankheitsvorstellungen in ihrer medialen Funktion zwischen subjektiv erlebter Biographie, Persönlichkeit und Krankheitserleben sind in bezug auf Persönlichkeitsstörungen und Neurosen bisher nicht systematisch und differenzierend untersucht. Die Forderung nach diagnostischen Anhaltspunkten jenseits der durch ubiquitäre Symptome wie beispielsweise Angst und Depression gekennzeichneten Symptomatik ist empirisch uneingelöst. Gleichwohl erscheinen solche Anhaltspunkte unverzichtbar für die Gewinnung indikations- und prädiktionsrelevanter Kriterien.

2.2   Diagnostik bei Neurosen und Persönlichkeitsstörungen

2.2.1   Grundprobleme medizinischer Diagnostik

Die Medizin ist überwiegend eine praktische Disziplin. Ihre Gültigkeit und Bedeutung bezieht sie nur mittelbar aus dem Wahrheitsanspruch der sie leitenden naturwissenschaftlichen Erklärungsansätze, unmittelbar zählt der Erfolg oder Mißerfolg bei der Krankenbehandlung. Dies hat weitreichende Konsequenzen auch für den Diagnosebegriff. Diagnosen dienen nämlich nicht nur der Vorbereitung von Handlungen im Sinne ärztlicher Eingriffe, wie es die alte Klinikerweisheit, vor die Therapie hätten die Götter den Schweiß der Diagnose gesetzt, feststellt; Diagnosen sind vielmehr auch selbst Handlungen. Beide Aspekte bedeuten, daß eine Grundlagentheorie medizinischer Diagnostik nicht nur *wissenschaftstheoretischer* sondern ebenso sehr *handlungstheoretischer* Überlegungen bedarf.

In ihrer Vorbereitungsfunktion steht die Diagnostik dabei von Hause aus auch nicht in einem absoluten Passungsverhältnis zur Therapeutik. Die Einführung neuer diagnostischer Differenzierungen ist von ganz anderen Kontexten, z.B. der Entwicklung neuer bildgebender Verfahren wie der Kernspintomographie abhängig, als die Weiterentwicklung therapeutischer Möglichkeiten, die im Zeitalter der technisch-naturwissenschaftlichen Revolution stets nachhinkt. Dies hat zur Folge, „daß wir beim therapeutischen Handeln eine Fülle von Informationen berücksichtigen können und daher müssen, die wir nicht der auf ein bestimmtes Krankheitsbild zielenden Diagnose entnehmen können, daß andererseits aber ein großer Teil der in Form einer Diagnose vorliegenden Information für das ärztliche Handeln gar nicht virulent wird" (Wieland 1975, S. 34). Um das Verhältnis von Diagnostik und Therapeutik nicht auseinanderklaffen zu lassen, darf sich medizinische Erkenntnis nicht einseitig am Vorbild des naturwissenschaftlichen Experiments orientieren. Denn dessen oberstes Ziel ist allein die Erkenntnis neuer Gesetze oder zumindest statistischer Regelhaftigkeiten. Das Objekt, an dem das Experiment durchgeführt wird, ist hingegen von untergeordnetem Interesse. Anders im Fall medizinischer Diagnostik: Hier wird das Interesse an wahrer Erkenntnis relativiert durch das Interesse, konkreten Patienten bei der Überwindung ihrer Krankheit zu helfen. So ist die Forderung Richard Siebecks zu verstehen „die *'Krankheitsdiagnose'* muß zu einer *'individuellen Diagnose'*, zur umfassenden *'Krankenbeurteilung'* ausgebaut werden" (1949, S.484). Ihrem logischen Status nach ist die Diagnose demnach selbst kein Begriff, sondern eine „positive Singuläraussage, ... für die als Prädikat nur ein Element ... aus der Klasse der Krankheitsbegriffe zugelassen ist" (Wieland 1975, S. 56). Anders als bei den stets zeitlosen allgemeinen Begriffen handelt es sich bei der Diagnose um eine Beurteilung, d.h. um ein reales, zeitliches Ereignis, was nicht zuletzt an den Konsequenzen einer Fehldiagnose oder einer zu spät gestellten Diagnose deutlich wird.

Welche Konsequenzen ergeben sich aus diesen im Anschluß an Wieland formulierten Überlegungen für Nosologie und Systematik? Die klassische auf Sydenham (1846) zurückgehende Lehre von den substantiellen, im Idealfall ätiologisch defi-

nierten Krankheitseinheiten, verstanden als naturwissenschaftliche Gattungsbegriffe, wird relativiert zugunsten einer typologischen Sichtweise im Sinne eines umfassenden Beurteilungssystems, das sowohl Erkenntnisaspekte als auch Handlungsaspekte systematisch berücksichtigt.

2.2.2 Die Entwicklung diagnostischer Kategorien in Psychiatrie und Psychotherapie: problemgeschichtliche Aspekte einer Kontroverse

Die Diagnostik von Neurosen und Persönlichkeitsstörungen hat in den vergangenen zwei Jahrzehnten einen tiefgreifenden Wandel erfahren: Im Zuge der Einführung der operationalen Diagnostik kam es einerseits zu einer aus berufenem Munde dramatisch als *Zerfall der Nosologie der Neurosen* (Hoffmann 1986a) bezeichneten Entwicklung, andererseits hat die Ablösung der traditionellen psychiatrischen Psychopathielehre durch moderne Persönlichkeitsstörungs-Konzepte bisher kein einheitliches und abschließendes Bild ergeben.

Ausgangspunkt dieser Entwicklung war ein traditionell geringes Interesse der die Neurosenbehandlung dominierenden psychoanalytischen Richtung an diagnostischen und klassifikatorischen Fragen. Freuds skeptische Bemerkungen, die die Diagnostik nicht nur mit dem Kauf der Katze im Sack, sondern auch mit der Hexenprobe des Schottenkönigs bei Victor Hugo[1] verglichen, machen deutlich, daß er den Wert diagnostischer Bemühungen im Hinblick auf die Beurteilung der Eignung zur psychoanalytischen Behandlung als nicht besonders hoch veranschlagte. Auch später (Menninger 1968, Rangell 1965, Schuster 1985) ist immer wieder betont worden, nosologische Einteilungen würden dem eigentlichen Gegenstand psychoanalytischer Behandlung nicht gerecht. Hauptargument war dabei Freuds Annahme eines Kontinuums zwischen neurotischer Störung und Normalität, wodurch eine scharfe Grenzziehung unmöglich sei. Bei aller sonstigen Differenz treffen sich psychoanalytische Autoren hier mit dem Diktum Kurt Schneiders, daß es sich bei Neurosen und Persönlichkeitsstörungen nicht um eigentliche Krankheiten, sondern lediglich um abnorme Persönlichkeitsvarianten handele (Schneider 1942). Andere Argumente sind die besondere Bedeutung des individuellen Lebensschicksals für die dynamisch-genetische Betrachtungsweise, die Übergänge zwischen den einzelnen Neuroseformen sowie die Bedeutung der Gegenübertragung und d.h. der Person des Analytikers für die Beurteilung (Reimer u. Burzig 1978).

Trotz dieser Einwände wurden eine Reihe psychoanalytischer Neurosenkonzepte entwickelt, unter denen der Einteilung von Fenichel (1945) traditionell die größte Bedeutung zukommt: Von den durch Reizüberflutung entstandenen *traumatischen Neurosen* trennt er die aus einem Trieb-Abwehr-Konflikt hervorgegangenen *Psychoneurosen* im engeren Sinne. Sie umfassen:

1. Angst (Angsthysterie und phobische Symptomentwicklung)
2. Konversion
3. Organneurosen (heute als psychosomatische Erkrankungen bezeichnet)

---

[1] „Dieser König behauptete, im Besitz einer unfehlbaren Methode zu sein, um eine Hexe zu erkennen. Er ließ sie in einem Kessel kochenden Wassers abbrühen und kostete dann die Suppe. Danach konnte er sagen: das war eine Hexe, oder: nein, das war keine" (Freud 1933, S. 167).

4. Zwangsneurosen
5. Prägenitale Konversionsneurosen (Stottern, Tick, Asthma bronchiale)
6. Perversion und Impulsneurosen
7. Depression und Manie (wobei bei der Depression von einem Kontinuum von leichten und schweren Formen ausgegangen wird)
8. Schizophrenie

Als sekundäre Bearbeitungsformen erscheinen bei Fenichel *Symptomverleugnung, sekundärer Krankheitsgewinn* und *Charakterstörungen.* Eine spätere Einteilung stammt von J. H. Schultz, der die psychogenen Schichtneurosen von den charakterogenen Kernneurosen unterscheidet und sechs Formen neurotischen Gehabes unterscheidet: *hysterisches, anankastisches, depressives, schizoides, angstneurotisches und paranoides „Gehabe"* (Schultz 1955). Später setzt sich unter dem Einfluß von Schwidder (1972), Bräutigam (1985), Langen (1969) und Strotzka (1973) eine Dreiteilung nichtpsychotischer psychogener Erkrankungen durch, die sich trotz der unterschiedlichen Terminologie der Autoren weitgehend deckt:

1. Konfliktreaktionen, abnorme seelische Reaktionen, psychogene Reaktionen;
2. neurotische Entwicklungen, abnorme seelische Entwicklungen, Psychoneurosen;
3. Psychopathische Entwicklungen, abnorme Persönlichkeiten, Psychopathien, Charakterstörungen.

Diese Einteilungsversuche dokumentieren wie auch entsprechende Äußerungen namhafter Psychoanalytiker (z.B. Kuiper 1968), daß unter dem Einfluß der Neopsychoanalyse im deutschsprachigen Raum bereits vor der Ära operationaler Diagnostik ein gewisses, auch Neurosen und Persönlichkeitsstörungen einschließendes Interesse an Klassifikation bestand und entsprechende Konzepte entwickelt wurden.
Eine andere Entwicklung, die nosologischen Einteilungen weit geringere Bedeutung zumaß, fand unter dem Einfluß von Psychoanalyse, interpersoneller Psychiatrie und aufkommenden systemtheoretischen Ansätzen in Nordamerika statt. Arieti (1959) deutet in diesem Kontext das Auftreten psychopathologischer Symptomatik bis hin zu schizophrenen Symptomen im Sinne der Kontinuumshypothese als *progressive teleologische Regression*, d.h. als Versuch, durch Regression auf eine phylogenetisch ältere psychische Funktionsebene Angst zu mindern, um das auf der höheren Ebene verlorengegangene psychische Gleichgewicht wiederzuerlangen. Menninger (1968) zufolge ist es die Leistung der Ich-Funktionen, in inneren und äußeren Konfliktsituationen die *vital balance* aufrechtzuerhalten. *Nervosität, neurotische Symptome, durch Gewalttätigkeit und Kontrollverlust gekennzeichnetes Verhalten, psychotische Krankheitsbilder* und schließlich *Selbstmord* sind für ihn Stufen zunehmender Funktionsstörungen des Organismus, die auf immer tieferen Regulationsniveaus das Gleichgewicht zu halten versuchen. Ohne hier auf die Weiterentwicklung systemtheoretischer Ansätze in Psychopathologie und Psychotherapie bis hin zu kybernetischen Computermodellen (Miller 1980) einerseits und soziologisch-familientherapeutischen Ansätzen (Bateson et al. 1969) andererseits näher eingehen zu können (Frommer 1989), erscheint doch eine *anti-nosologische Tendenz* als we-

sentliches Merkmal. Für Menningers ganzheitliche Sicht, die die Einzelperson als Ausschnitt eines übergreifenden bio-psycho-sozialen Systemzusammenhangs begreift, sind individuumszentrierte „gängige Nosologien und diagnostische Nomenklaturen nicht nur nutzlos, sondern hemmend und hinderlich" (Menninger 1968, S. 29). Statt nosologischen Einteilungen schlägt Menninger einen umfassenden *unitären Krankheitsbegriff* vor. Unter dem bis in die Mitte der 70er Jahre anhaltenden starken Einfluß dieser Sichtweise - unterstützt durch antipsychiatrische Strömungen (Szasz 1962) - entwickelte sich in Nordamerika dementsprechend ein sehr heterogener und unscharfer Gebrauch psychopathologischer und nosologischer Begriffe (Wilson 1993).

Bereits seit Ende der 30er Jahre machten empirische Studien diesen Tatbestand deutlich. So waren z.B. in einem Hospital in Illinois 76% der Schizophrenen hebephren, in einem anderen nur 11% (Kendell 1978, S. 29). Beck (1962) fand später in einer Serie von 8 Studien nach Ausschluß organischer Erkrankungen bei keiner psychiatrischen Diagnose eine höhere Übereinstimmung als 42%. Als Reliabilitätsmaß diente dabei meist der Grad der Übereinstimmung der diagnostischen Urteile mehrerer Untersucher bei einem Patienten. Obwohl Kendell (1978) zahlreiche Studien resümierend vor einem ungerechtfertigten Pessimismus in dieser Frage warnt, waren diese und andere Untersuchungen doch Anlaß genug für ein Mitte der 60er Jahre einsetzendes Bemühen um eine höhere Übereinstimmung psychiatrischer Diagnosen.

Wenig bekannt ist, daß die *American Psychiatric Association* hierbei den Philosophen Carl G. Hempel zu Rate zog. Die von ihm vertretene Wissenschaftstheorie des *Logischen Empirismus* geht davon aus, daß erstens wissenschaftstheoretische Begriffe Beschreibungen liefern müssen, die sich auf direkt beobachtbare Merkmale der zu untersuchenden Gegenstände beziehen, und zweitens wissenschaftliche Erkenntnis stets die Erklärung und Voraussage von Ereignissen auf der Basis genereller Gesetze und Theorien zum Ziel habe (Hempel 1965; Schwartz u. Wiggins 1986). Für die psychiatrische Diagnostik bedeutet dies zum einen die Aufstellung semantischer Definitionen, deren wesentliches Merkmal in klaren Kriterien und Verwendungsregeln besteht; darüber hinaus wird gefordert, daß die diagnostischen Kriterien eingeordnet sind in allgemeine Gesetze und Theorien. In modifizierter Weise beeinflußte diese Auffassung maßgeblich die Entwicklung der operationalen Diagnoseschemata und der ihnen zugeordneten Erhebungsinstrumente, vor allem das *Diagnostic and Statistical Manual of Mental Disorders* der American Psychiatric Association in seiner 1980 erschienenen 3. Version (DSM III) (APA 1980). Diesem Manual bzw. seinen Nachfolgern (DSM III-R und DSM IV) kommt wiederum maßgeblicher Einfluß auf die von der WHO in Auftrag gegebene und für den weltweiten Gebrauch bestimmte 10. Revision der *International Classification of Diseases* (ICD 10) (WHO 1993) zu.

Entsprechend dem Einfluß der Wissenschaftstheorie Hempels kommen dabei folgende methodische Prinzipien zur Anwendung:

1. Im Sinne einer Denosologisierung wird auf die Annahme klassischer Krankheitseinheiten verzichtet zugunsten eines *deskriptiv-syndromatologischen Ansatzes*, der ein-

zelne regelmäßig zusammen vorkommende Krankheitssymptome als logische Klassen zusammenschließt. Diese Klassen sind jedoch nicht als *monothetische* Klassen konzipiert (für jede Diagnose ist jedes definierte Kriterium zwingend erforderlich), sondern als sogenannte *polythetische* Klassen (nur eine variable Teilmenge der Kriterien muß erfüllt sein, z.b. müssen im DSM III 5 von 8 möglichen Symptomen vorliegen, damit die Diagnose Borderline-Persönlichkeitsstörung vergeben werden kann).

2. Der Identifikation von Krankheitssymptomen dienen *diagnostische Kriterien* für beobachtbare abnorme Verhaltensweisen, die Schweregrade, Zeit- und Verlaufsaspekte beinhalten und durch Ein- und Ausschlußkriterien ergänzt sind, jedoch völlig auf interpretativ erschlossene Aussagen zu verzichten haben.

3. Diagnosen werden entsprechend dem *Komorbiditätsprinzip* und nach einem *multiaxialen Vorgehen* (Symptomatik, Behinderungen, abnorme psychosoziale Situationen im ICD 10) gestellt.

Auf diesem Wege versuchen die operationalen Diagnoseschemata ein Kernproblem psychiatrischer Forschung eher zu umgehen als zu seiner Lösung beizutragen (Saß 1987): Bis heute ist es nämlich für die meisten psychiatrischen Diagnosen nicht gelungen, zuverlässige *Validitäts*parameter anzugeben. Dies trifft für alle 5 Ebenen der Validitätsforschung zu: Zunächst bezüglich *biologischer Marker (1)*, dem *Ansprechen auf Medikamente (2)* und Daten zur *Erblichkeit (3)*. Aufgrund durchgeführter Familienstudien wird von Seiten biologischer Psychiater eine „Denosologisierung der biologisch-psychiatrischen Forschung zugunsten einer stärkeren Syndrom- und Symptomorientierung" (Gaebel u. Maier 1993, S. 417; Robins u. Barrett 1989) vehement gefordert, da eindeutige, die klassischen Diagnoseeinheiten bestätigende Befunde bisher nicht vorliegen.

Eine Kritik sowohl der auf Kraepelin zurückgehenden Lehre von den distinkten Krankheitseinheiten als auch der operationalen Einteilung bezüglich der beiden übrigen Validierungsparameter *Symptomatologie (4)* und *Verlauf (5)* wurde von psychopathologischer Seite formuliert. Bereits in den 60er Jahren wies Janzarik (1968) in einer Längsschnittuntersuchung an 100 Kranken nach, daß es sich bei den Untergruppen der Schizophrenie (Hebephrenie, Katatonie, paranoid-halluzinatorische Form usw.) nicht um verlaufsstabile Einheiten handelt, sondern um ineinander übergehende Bilder. Später zeigte derselbe Autor in subtilen Studien zur Historie des Schizophreniebegriffs, daß dieser Begriff ein historischem Wandel unterliegendes Konzept ist, das schulenspezifisch jeweils ganz unterschiedlich definiert wird. So kontrastiert z.B. die auf Kraepelin zurückgehende *Dementia praecox* erheblich mit Bleulers Konzept der Schizophrenien, da der erstere eine Kerngruppe mit schlechter Prognose beschreibt, während der letztere sich auf eine sehr weit gefaßte Querschnittssymptomatik bezieht (Janzarik 1978; 1986). Auch der schizoaffektive Zwischenbereich ist ganz unterschiedlich zu verstehen, je nachdem wie weit oder wie eng die Nachbarregionen Schizophrenie und manisch-depressive Erkrankung gefaßt sind (Janzarik 1980). Auf noch basalere Weise sind, wie von Langenbach für die Erhebung des psychiatrischen Befundes (Payk u. Langenbach 1986) und in einer eigenen Arbeit für die schizophrenen Sprachstörungen (Frommer 1991) gezeigt werden konnte, selbst die deskriptiven Begriffe der Psychopathologie in ihrer jeweiligen Bedeutung variabel und kontextabhängig, zumeist ohne daß dies von den Anwendern systematisch reflektiert wird. Janzarik zieht aus seinen begriffsgeschichtlichen Analysen den Schluß, daß die idiopathischen Psychosyndrome (syn. endogenen Psychosen) im Sinne der Lehre von der Einheitspsychose als Gesamt zu betrachten sind.

Radikalisiert man diese Kritik vor dem Hintergrund dimensionaler Theorieansätze (z.B. Kretschmer 1940) bzw. neuerer Befunde zum Zwischenbereich zwischen Schizophrenie und Persönlichkeitsstörung (Huber 1985) oder zu den Übergangsformen zwischen psychotischer Melancholie und „ubiquitärer Depressivität" (Janzarik 1991), so gerät allerdings notwendigerweise auch die von Kurt Schneider (1959) dogmatisch festgesetzte Trennung zwischen als Krankheiten mit (noch nicht nachgewiesenem) biologischem Substrat aufzufassenden endogenen Psychosen und „nur" als abnorme Varianten zu verstehenden Persönlichkeitsstörungen und Neurosen ins Wanken. Besonders in dem letztgenannten Bereich erscheinen nosologische Einteilungen und Klassenbildungen im strengen logischen Sinn der operationalen Schemata unter Validitätsgesichtspunkten besonders willkürlich und die „Präferenz für das eine oder andere System richtet sich uneingestanden auch nach der Machtkonstellation im psychiatrischen Wissenschaftsbetrieb, die über die Kontrolle der Publikationswege entscheidet" (Janzarik 1993, S. 428). Auch im angelsächsischen Sprachraum ist auf die grundlegende Kulturabhängigkeit psychiatrischer Diagnostikgewohnheiten aufmerksam gemacht worden (Langenbach 1993).

Eine andere Kritik geht von phänomenologisch-anthropologischen Gesichtspunkten aus. Häfner hatte bereits in seiner Psychopathie-Monographie der am medizinischen Krankheitsbegriff orientierten Diagnostik eine auf innere Wesenszusammenhänge ausgerichtete daseinsanalytische Betrachtung entgegengestellt, die über den „Aufweis von Weltentwürfen und ihren Verweisungsbezügen zum Strukturgefüge des Daseinsganzen" (Häfner 1961, S. 37) führt. Kraus fordert nun, indem er sich an Häfner sowie an Hofer (1954), Müller-Suur (1958), Blankenburg (1971) und Tellenbach (1983) anschließt, eine *personorientierte ganzheitliche Diagnostik*, die „die besonderen Erlebens- und sozialen Verhaltensweisen und das sich darin ausdrückende Selbst- und Weltverhältnis" (Kraus 1991a, S. 104) des Kranken zum Gegenstand hat. Als Forschungsmethodik schlägt er die phänomenologische Beschreibung vor, die den Patienten als orientierungs-, deutungs- und theoriemächtiges Subjekt begreift. Diese Selbstdeutungen sind vom Forscher unter Zuhilfenahme wissenschaftlich kontrollierter phänomenologischer Intuition und qualitativer Vorgehensweisen zu erfassen und zu Existentialtypen zusammenzufassen (Kraus 1991a; 1991b).

Auch von psychoanalytischer Seite haben die operationalen Diagnoseschemata Berücksichtigung und Kritik erfahren. Ihre Abschaffung von Krankheitseinheiten zugunsten eines „atheoretischen" Störungskonzeptes beinhaltete auch die Aufgabe des Neurosenkonzeptes, was harsche Kritik von Seiten psychoanalytischer Autoren nach sich zog. Hauptargument in der Auseinandersetzung um das DSM III (Schuster 1985; 1986; Titschner u. Strotzka 1985; Kröber 1986) war dabei, daß eine an der Informationsgewinnung zum Zwecke operationaler Diagnostik orientierte Symptomexploration zwangsläufig die Vernachlässigung zentraler Aufgaben des psychotherapeutischen Erstgespräches mit sich bringe: „Es wäre zu befürchten, daß die Umstellung meiner Aufmerksamkeit auf deskriptive Kriterien mit dem Verlust an empathischem Einfühlen, Identifizierung mit dem Patienten und seinem Anliegen, und den Möglichkeiten, seine Konflikte nachzuempfinden, bezahlt würde" (Hoffmann 1986b, S. 92).

Einige Jahre später - der Fokus der Auseinandersetzung ist nun die ICD 10 - konzentriert sich die Kritik auf zwei Hauptargumente: erstens komme es im Rahmen der deskriptiv-syndromatologischen Diagnostik „zu einer erheblichen Selektion des im diagnostischen Prozeß zu berücksichtigenden Materials nach den Kriterien der Objektivierbarkeit und Operationalisierungsmöglichkeit" (W. Schneider u. Freyberger 1990, S. 321); außerdem würden charakteristische Beziehungsmuster, sich erst im Verlauf ergebende Prozeßvariablen (Schumacher 1985), typische Persönlichkeitsmerkmale und psychodynamische Faktoren grundsätzlich aus der Betrachtung ausgeschlossen. Eng mit dem Verzicht auf die Berücksichtigung subjektiver Sinnzusammenhänge, zwischenmenschlicher Beziehungsaspekte und interpretativer Akte im diagnostischen Prozeß hängt das zweite Argument zusammen, das davon ausgeht, „daß den deskriptiven Diagnosemodellen dabei, trotz ihres Anspruchs, 'theorie- bzw. ätiologiefrei' zu sein, ein Persönlichkeits- und Krankheitsmodell zugrunde liegt, das an biologische und verhaltenspsychologische Theorien gekoppelt ist" (W. Schneider u. Freyberger 1990, S. 322).

Trotz dieser grundsätzlichen Einwände wurde die Notwendigkeit einer detaillierten Auseinandersetzung auch von psychoanalytischer Seite erkannt. Davon zeugt im deutschsprachigen Raum die 1992 erfolgte Gründung des *Arbeitskreises für Operationale Psychodynamische Diagnostik (OPD)* und die Initiierung einer von 11 Zentren getragenen *Forschungskriterienstudie* im Bereich der Psychotherapie und Psychosomatik. In dieser groß angelegten Untersuchung wurden insgesamt 20 Falldarstellungen mit zugehörigen Videoaufzeichnungen diagnostischer Interviews in allen beteiligten Zentren jeweils von mehreren Ratern nach ICD 10 beurteilt. Ziel der Studie war insbesondere die Beurteilung der Interraterreliabilität sowie die Überprüfung der Akzeptanz und Angemessenheit der neuen operationalisierten Kategorien. Die Autoren kommen zu dem Schluß, daß die ICD 10 ihrer Aufgabe, kriteriumsorientierte reliable diagnostische Differenzierungen zur Verfügung zu stellen, für den Bereich Psychotherapie und Psychosomatik nur ungenügend nachkomme. Eine gute Differenzierung auf der Ebene der diagnostischen Kategorien, aber auch bei der Definition und Beschreibung der Ein- und Ausschlußkriterien, finde sich z.B. bei den Eßstörungen und bei den Persönlichkeitsstörungen. Die depressiven Störungen, aber auch die dissoziativen Störungen wiesen hingegen eine relativ niedrige Interraterreliabilität auf (W. Schneider et al. 1993).

Als Alternative und Ergänzung schlagen Schneider et al. die Entwicklung einer *psychoanalytisch orientierten Diagnostik* (W. Schneider u. Hoffmann 1992; Janssen 1994) vor. Diese „ist nicht nur phänomenologisch ausgerichtet, sondern beachtet neben der Ebene der Symptome bzw. Beschwerden die Aspekte der Persönlichkeitsentwicklung sowie der Krankheitsverarbeitung. Fokussiert werden insbesondere psychodynamische Prozesse im Sinne von Konflikten (intrapsychisch) oder gestörten Beziehungsmustern (interpsychisch)" (W. Schneider u. Schüßler 1993, S. 32).

Psychoanalytische Diagnostik wird als multidimensionale Diagnostik verstanden, die auf verschiedenen Achsen unterschiedliche diagnostisch relevante Gesichtspunkte berücksichtigt. So werden z.b. im Göttinger Modell 7 Achsen unterschieden: *Psychische Erkrankung* (I), *Persönlichkeitsstörung* (II), *körperliche Erkrankung* (III), schwere *psychosoziale Belastungsfaktoren* im letzten Jahr vor der aktuellen Manifestation (IV), *berufliche Leistungen* im letzten Jahr vor der aktuellen Manifestation (V), *soziale Kontakte* im letzten Jahr vor der aktuellen Manifestation (VI), *Strukturdiagnose* nach Kernberg (VII) (Schüßler et al. 1990). Am einzelnen Patienten orientierte *individuelle Diagnose* und auf Allgemeinbegriffe rekurrierende *diagnostische Klassifikation* können - so die Autoren der Forschungskriterienstudie - nur durch die Verbindung von ideographischer Einzelfallbeschreibung und nomothetischer Erklärung aus allgemeinen Gesetzen miteinander in Beziehung gesetzt werden, um so die charakteristische Aufgabe psychoanalytischer Diagnostik zu lösen, die in der Rekonstruktion eines Zusammenhangs zwischen Persönlichkeitsentwicklung und Krankheitsentstehung zu sehen ist (W. Schneider u. Schüßler 1993).

Daß dieser letztgenannte Zusammenhang auch einen zentralen Aspekt psychotherapeutischer Arbeit beschreibt, macht den engen Zusammenhang mit Fragen der Indikations- und Prozeßforschung in der Psychotherapie deutlich (Tress u. Frommer 1995). Die besondere Bedeutung der Beurteilung des Grades der strukturellen Ich-Störung (Fürstenau 1977) z.B. im Sinne der Dreiteilung in *neurotisches, Borderline- und psychotisches Niveau* (Kernberg 1991), wurde im vorangegangenen Kapitel bereits hervorgehoben. Allerdings haben Streeck (1983) und Weidenhammer (1987) gezeigt, daß die hier zur Anwendung kommende Betrachtungsweise auch in Gefahr geraten kann, in distanzierender Weise vorschnell Defizite in den Vordergrund zu rücken, statt im Sinne der Kontinuumshypothese nach psychoanalytisch Verstehbarem zu fahnden. Dantlgraber (1982) betont in diesem Sinne die zentrale Bedeutung subjektiver Gegenübertragungsreaktionen des Therapeuten im Prozeß der Indikationsstellung zur Psychoanalyse.

Zunehmend rückt somit in den 70er und 80er Jahren die Therapeutenvariable in das Licht der Indikationsforschung. Anknüpfend an das sozialpsychologische Paradigma der „social perception"-Forschung und an Schofields YAVIS-Hypothese („jung, attraktiv, verbalisierungsfähig, intelligent, erfolgreich") interpretiert Blaser die Ergebnisse empirischer Untersuchungen (Blaser 1977; Leuzinger 1984) kritisch dahingehend „daß die subjektive Indikation ... nicht nur eine interaktionelle, kommunikative Angelegenheit ist, sondern auch eine Folge sozialer Wahrnehmungsprozesse" (Blaser 1989, S. 61). Im Gegensatz zu den anderen Therapieformen zugeteilten Patienten werden die mit einer Psychoanalyse-Empfehlung versehenen Personen nach seinen Ergebnissen als wenig demonstrativ, wenig allgemein erregt, eher passiv und im mittleren Maß suggestibel wahrgenommen; außerdem sei die Indikation zur Psychoanalyse auch abhängig von einer hohen Ausprägung erwünschter Eigenschaften wie Intelligenz, gute verbale Ausdrucksfähigkeit, Motiviertheit, Plastizität im Denken und körperlicher Attraktivität. Auf Seiten des Analytikers korrelieren mit diesen Eigenschaften „Interesse für den Fall", „Sympathie" und „Gefühl, Helfen zu können" (ebd., S. 64).

Neuere Studien zur empirischen Indikationsforschung zeigen zum einen, daß Patienten, die für eine psychoanalytische Behandlung ausgesucht wurden, sich auf einem höheren Ich-Funktionsniveau befinden, andererseits wird jedoch auch deutlich, daß Vorhersagen für die Analysierbarkeit aufgrund von Patienteneigenschaften alleine sich als äußerst unsicher erweisen (Mertens 1990).

Vor diesem Hintergrund setzt sich zunehmend die Auffassung durch, daß von der Vorstellung eines allgemein gültigen Vorgehens des Klinikers bei der Indikationsstellung Abstand genommen werden muß. Dementsprechend begreift die moderne schulenübergreifende Indikationsforschung ihre Aufgabe nicht mehr nur als Erfassung bestimmter therapierelevanter Patientenmerkmale; vielmehr wird die Indikationsstellung aus einer übergreifenden Perspektive als Zuordnungsprozeß definiert, der sich im Spannungsfeld zwischen Patient, Störung, Therapieform und Therapeut vollzieht, wobei der gesellschaftliche Zusammenhang den weiteren Bezugsrahmen darstellt, „der sowohl die individuellen Merkmale der Akteure (Patient und Therapeut) prägt, die Krankheitskonzepte und Behandlungsmodelle strukturiert, als auch die konkreten ökonomischen und institutionellen Bedingungen der Gesundheitsversorgung schafft, in denen sich der Prozeß der Indikationsstellung vollzieht" (W. Schneider 1990, S. 16). Ein allgemeines Indikationsmodell hat somit ein komplexes Geflecht interagierender Determinanten zu berücksichtigen, die allesamt auch auf den Verlauf von Psychotherapien entscheidenden Einfluß ausüben.

Tabelle 2. Allgemeines Indikationsmodell für Psychotherapie (W. Schneider 1990, S.17)

---

1. Der Patient: Persönlichkeitscharakteristika; spezifische affektive und kognitive Kompetenzen; persönliche Wert- und Normorientierungen; soziodemographische Charakteristika wie z.B. das Alter, Geschlecht oder die Bildung; die spezifische Art des Krankheitserlebens und der Krankheitsverarbeitung (Psychotherapiemotivation, Behandlungserwartungen), sozialer Bezugsrahmen (Familie, Bekannte, Arbeitskollegen etc.).

2. Die Störung: enger oder weiter begrenzter Bereich gestörter psychischer und physiologischer Funktionen (das Erleben und das Verhalten betreffend).

3. Die Therapieform: mehr oder weniger differenzierte therapeutische Interventionsstrategien, im Gesamt ihrer Persönlichkeitsmodelle, Krankheitskonzepte und Therapieziele.

4. Der Therapeut: weist eine spezifische persönliche Biographie und spezielle Ausbildungs- und Berufserfahrungen auf; diese beeinflussen seine Wert- und Normorientierung, seine Therapieziele und Wahrnehmungs- wie Interpretationsmuster, sowie seine therapeutischen Kompetenzen, die nicht nur durch technologische Fertigkeiten, sondern auch durch persönliche Eigenschaften konstituiert werden.

2.2.3 Klinische Diagnostik als Typisierung und Idealtypenbildung: zum Konzept einer *qualitativen Diagnostikforschung*

Michael Schwartz und Osborne Wiggins (1987a) haben unlängst darauf hingewiesen, daß klinisch-psychiatrische Diagnosen zwei im Lichte wissenschaftlicher Betrachtung verwunderlich erscheinende Eigenschaften aufweisen: Erstens kommen sie meistens sehr schnell zustande und zweitens kann der Diagnostiker in vielen Fällen nicht genau angeben, aus welchen Gründen er die Diagnose gestellt hat.

Die erste der genannten Besonderheiten ist durch zahlreiche empirische Studien belegt. Sandifer, Hordern und Green (1970) zeigten Gruppen von 14 - 18 Psychiatern aus North Carolina und England Filme diagnostischer Interviews mit 30 nicht selektierten erstmals aufgenommenen Patienten aus einer staatlichen Nervenklinik in North Carolina. Die Filme hatten eine durchschnittliche Länge von 25 Minuten, wurden aber bei der Vorführung mehrmals unterbrochen, damit die Psychiater ihre Eindrücke protokollieren konnten. Ergebnis der Untersuchung war, daß die Hälfte der insgesamt erkannten Symptome bereits in den ersten drei Minuten angegeben wurde und daß die nach drei Minuten vermuteten Diagnosen in 3/4 der Fälle mit den Enddiagnosen übereinstimmten. Gauron und Dickinson (1969) vertreten aufgrund ihrer Untersuchungen die Überzeugung, daß der diagnostische Eindruck bereits in den ersten 30 bis 60 Sekunden entsteht. Kendell verglich die nach zwei und 5 Minuten abgegebenen Verdachtsdiagnosen bei 28 Interviews mit den Entlassungsdiagnosen der Patienten. Immerhin fand er eine Übereinstimmung von 48 % zwischen den beiden Gruppen nach zwei Minuten und von 60 % nach 5 Minuten. Zieht man in Betracht, daß die Interrater-Übereinstimmung bei psychiatrischen Diagnosen auch bei Vorliegen der vollständigen Information nicht sehr viel höher ist, so muß man sich Kendells zusammenfassender Berurteilung anschließen, „daß der größte Teil der diagnostisch wichtigen Information eines klinischen Interviews in den ersten Minuten gesammelt wird, und daß ein hoher Anteil der Diagnosen in diesem Stadium richtig gestellt wird oder jedenfalls gestellt werden könnte" (Kendell 1978, S. 58).

Bezüglich der zweiten oben erwähnten Besonderheit psychiatrischer Diagnosen ist besonders Rümke (1958) zu erwähnen, der es zu seinem zentralen Anliegen machte, darauf hinzuweisen, daß es nicht die Symptome des Patienten sind, die eine reliable Diagnosezuschreibung erlauben, sondern etwas schwer in Worte zu fassendes Anderes, das zu tun hat mit der Art und Weise, in der der Patient zu anderen Menschen in Beziehung tritt. Für die Schizophrenien nannte er diese spezifische Anmutung *Praecoxgefühl* und charakterisierte sie als eine durch den Kranken induzierte Unfähigkeit des Diagnostikers, mit der Person des Patienten als einheitlichem Ganzen in Beziehung zu treten.

Damit ist die zentrale Bedeutung der Individualität des Kranken im psychiatrisch-diagnostischen Prozeß angesprochen. Bereits kurz nach der Jahrhundertwende erkannten Weygandt (1901), Gaupp (1903) und schließlich Jaspers, daß es für die nosologische Zuordnung entscheidend ist, ob es sich bei den beobachteten Symptomen um verständliche Zusammenhänge im Rahmen der individuellen Entwicklung der betreffenden Persönlichkeit handelt, in die sich der neutrale Beobachter inner-

lich hineinversetzen kann, oder aber um psychische Prozesse, die nur als Ausdruck
objektiv zugrundeliegender Gehirnvorgänge wie Kausalzusammenhänge der psychischen Welt zu begreifen sind (Jaspers 1913; Frommer u. Frommer 1990a). Die
Erfassung dieses zentralen differentialdiagnostischen Kriteriums *verstehen*, schließt
aber, wie Gruhle (1953) betont, zwangsläufig intuitive Momente und das Hinein-
verlegen selbsterlebter Innenereignisse in den anderen ein, wodurch der Horizont
einer distanzierend-klassifizierenden Diagnostik überschritten wird.

In diesem Sinne fand Langen (1954, zit. n. Avenarius 1968) bei 100 psychiatrischen Patienten, daß sich in 83 Fällen aufgrund des *ersten Eindrucks* zwischen organischer, neurotischer, psychopathischer und endogener Störung differenzieren ließ,
und Göppert schreibt: „Gerade als Psychotherapeut erfährt man es immer wieder,
wie ein erster flüchtiger Blick auf einen Menschen, der zur Tür hereinkommt, uns
etwas vermittelt, was sich dann in der folgenden Unterhaltung verwischt. Erst später
zeigt sich oft, daß man in jenem ersten Augenblick das Wesentliche an diesem Menschen erfaßt hatte, daß aber gerade dieses Wesentliche in der bewußten Auseinandersetzung mit ihm einem wieder entglitten ist" (Göppert 1950, zit. n. Avenarius
1968, S. 55). Zusammenfassend kommt Avenarius zu dem Schluß, daß in der diagnostischen Anfangssituation gegenüber dem späteren, vorwiegend objektivierend-
naturwissenschaftlichen Vorgehen, „der geisteswissenschaftlichen Hermeneutik
nahestehende, intuitiv-subjektive Methoden" (Avenarius 1968, S. 56) vorherrschen.

Schwartz und Wiggins (1987a) werten die genannten beiden Charakteristika des
diagnostischen Prozesses als Argumente dafür, daß die Anwendung von Kategorien
und Kriterien eine basalere Fähigkeit zur unmittelbaren kommunikativen Objekt-
wahrnehmung voraussetzt, die die Autoren *Typifikation* nennen. Sie schließen sich
damit an Husserl an, der postulierte: „Die faktische Welt der Erfahrung ist typisiert
erfahren" (Husserl 1948, S. 398). Begriffliches Erfassen erfordert nach seiner
phänomenologischen Auffassung eine „passive Vorkonstruktion" (ebd.) des zu Er-
fassenden auf dem Boden einer zunächst unreflektierten Matrix, auf der Menschen
- und somit auch Diagnostiker - ihre alltägliche Erfahrung einordnen. Typisierungen
sind einerseits gerichtet auf die „*individuellen Merkmale*" (ebd., S. 399) des auf-
gefaßten konkreten realen Dings, andererseits leiten sie „uns auf den *allgemeinen
Begriff des Typus,* in dem wir es auffassen" (ebd.). In dieser Zwitterstellung „er-
wächst, über den *wirklichen* und durch wirkliche Erfahrung gewonnenen jeweiligen
Begriff hinausgehend, eine *präsumptive Idee,* die *Idee eines Allgemeinen,* zu welchem neben den schon gewonnenen Merkmalen noch ein unbestimmt offener Horizont unbekannter Merkmale (begrifflicher Bestimmungen) gehört ..." (ebd., S. 401).

In seinen phänomenologisch-soziologischen Analysen zur Struktur des Alltags-
wissens greift Alfred Schütz (1953; 1959) später Husserls Typusbegriff auf unter
Betonung sozialer und handlungstheoretischer Aspekte. Typisierungen sind seiner
Sicht zufolge keineswegs allein durch innerpsychische Faktoren bedingt, vielmehr
sind sie abhängig von situativen Momenten. Im Gegensatz zu Wahrnehmungsstereotypen geht es bei ihnen nicht um kognitive Akte, sondern um eine auf das
jeweilige Objekt zentrierte vorbegriffliche soziale Beziehungsaufnahme: „Typifications operate below the level of explicit conceptualization, and they prestructure
the experiential field within which such conceptualization can occur" (Schwartz u.
Wiggins 1987a, S. 71).

Klinische Diagnosen - so Schwartz und Wiggins (1987b) - schließen sich an derartige Typisierungen an. Bereits Jaspers (1913/1973) und Gruhle (1956) hatten erkannt, daß klinische Diagnosen, die stets das individuelle Ganze des konkreten Patienten berücksichtigen, als Typen aufzufassen sind. Beide stützen sich dabei auf den *Idealtypus*begriff Max Webers, der damit Modellvorstellungen meint, die gewonnen werden, „durch einseitige *Steigerung eines* oder *einiger* Gesichtspunkte und durch Zusammenschluß einer Fülle von diffus und diskret, hier mehr, dort weniger, stellenweise gar nicht, vorhandenen *Einzelerscheinungen,* die sich jenen einseitig herausgehobenen Gesichtspunkten fügen, zu einem in sich einheitlichen *Gedankenbilde*" (Weber 1904, S. 191). Idealtypen sind also erstens hypothesenähnliche *Leitvorstellungen empirischer Forschung.* Dabei ist oft mißverstanden worden, daß Weber keineswegs die Auffassung vertritt, die Wirklichkeit solle nun einseitig - quasi durch die Brille eines bestimmten Vorurteils - wertend beurteilt werden. Für sein Konzept empirischer Sozialforschung gilt vielmehr: „Ob der empirisch-historische Verlauf der Entwicklung tatsächlich der konstruierte gewesen ist, wäre nun erst mit Hilfe dieser Konstruktion als heuristischem Mittel zu untersuchen im Wege der Vergleichung zwischen Idealtypus und 'Tatsachen'" (ebd., S. 203). Ideal konstruierte Typen können folglich ihren Wert als forschungsleitende Ideen vor allem dadurch erweisen, daß die Tatsachen ihnen *nicht* entsprechen. Sie haben zwar subjektive Sachverhalte zum Gegenstand und sind selbst abhängig von Fragestellungen und Perspektiven des Forschers, doch gleichwohl betrachtet es Weber als „eine *elementare Pflicht der wissenschaftlichen Selbstkontrolle* und das einzige Mittel zur Verhütung von Erschleichungen, die logisch *vergleichende* Beziehung der Wirklichkeit auf Ideal*typen* im logischen Sinne von der wertenden *Beurteilung* der Wirklichkeit aus *Idealen* heraus scharf zu scheiden" (ebd., S. 200).

Ein zweiter wesentlicher Aspekt des Idealtypenmodells ergibt sich aus seinem Bezug zu *Subjektivität und Individualität.* Weber zufolge ist der Idealtypus eine „gedankliche Konstruktion zur Messung und systematischen Charakterisierung von *individuellen,* d.h. in ihrer Einzigartigkeit bedeutsamen Zusammenhängen" (ebd., S. 201). Mit diesen Zusammenhängen sind soziale Ordnungen gemeint, die durch sinnhaftes menschliches Handeln konstituiert werden. Damit wird die implikative Verknüpfung des Idealtypenkonzeptes mit Webers Handlungstheorie deutlich. Im Gegensatz zum Konzept des *Verhaltens,* das menschliche Lebensäußerungen ohne Rücksicht auf mit ihnen einhergehende introspektive Prozesse als kausal-analytisch untersuchbare, auf bestimmte Reize als Ursache zu beziehende Reaktionen thematisiert (Graumann 1980), ist Weber zufolge von *Handeln* nur dann zu sprechen, „wenn und insofern als der oder die Handelnden mit ihm einen subjektiven Sinn verbinden" (1921, S. 542).

Ein anderes weitverbreitetes chronisches Mißverständnis der Weberschen Handlungstheorie erklärt diese deshalb als ungeeignet für psychologische und psychodynamische Forschung, weil sie irrationalen und affektuellen Sinnzusammenhängen keinen adäquaten Platz einräume. Die herausragende Bedeutung, die Weber dem Idealtypus zweckrationalen Handelns des *homo oeconomicus* für die Entwicklung der modernen okzidentalen Gesellschaft und Kultur zuschrieb, führte bei zahlreichen Autoren (zuletzt Hahn 1988; Gerhards 1989) zu der Annahme, Weber erhebe diesen Typus zum alleinigen Maßstab des genetisch Verstehbaren. Übersehen wird dabei, daß Weber, gestützt auf das Studium der Schriften Hellpachs und Freuds, sich im Rahmen der Entwicklung seiner handlungstheoretischen Grundkategorien auch mit den Typen menschlicher Lebensäußerungen auseinandersetzte, die - eine spezifische Mittelstellung einnehmend - weder bewußt rationalen Motiven entspringende Handlungen darstellen, noch mit letztlich unverstehbaren Vorgängen des psychophysischen Apparates gleichzusetzen sind. Am Beispiel der Erklärung der Änderungen in der Leistungskurve von Arbeitern beschäftigte er sich in der Aufsatzfolge *Zur Psychophysik der industriellen Arbeit* mit Fällen, in denen Affekte und Stimmungen eine Änderung der Leistungskurve bewirken. Die verursachende Gefühlslage - so Weber - ist in diesen Fällen „introspektiv nachbildbar" (Weber 1908/1909, S. 133). Gemeint sind hier das Handeln motivierende affektbeladene psychische Vorgänge, die bewußtseinsfähig sind, ohne daß zugleich - insofern erscheinen sie irrational - der Hergang dieser Beeinflussung immer auch bewußt erlebt wird. Vorgänge dieser Art nennt Weber „psychologisch verständlich" (ebd., S. 132).

Psychologisches Verstehen, das konnte an anderer Stelle (Frommer u. Frommer 1990a; 1990b; S. Frommer 1994) eingehender gezeigt werden, ist dabei für Weber im Unterschied zu Dilthey und Jaspers nicht mit Einfühlen gleichzusetzen, orientiert sich vielmehr an seinem Begriff von Soziologie als einer Wissenschaft, „welche soziales Handeln deutend verstehen und dadurch in seinem Ablauf und seinen Wirkungen ursächlich erklären will" (Weber 1921, S. 542). Das heißt aber, daß Weber hier die begrifflichen Möglichkeiten eröffnet für eine in der Subjektivität des Individuums verankerte psychologische, psychopathologische und psychodynamische Verstehenslehre, die den Forschungsprozeß versteht als schrittweise vorgehende rational kontrollierte Rekonstruktion subjektiver Sinnzusammenhänge bis hinein in nur partiell subjektiv Bewußtes, in dem gleichwohl „eine unbemerkte, (uneingestandene) relativ weitgehende Rationalität des scheinbar gänzlich zweckirrationalen Verhaltens" (Weber 1913, S. 435) waltet.

Der dritte wesentliche Aspekt des Idealtypenkonzeptes besteht darin, die zu untersuchenden Sinnzusammenhänge in ihren *sozialen, historischen und kulturellen Bezügen* zu thematisieren. Der Mensch wird als „historisches Individuum" (Weber 1904, S. 184) verstanden, eingebettet in den „Strom des unermeßlichen Geschehens" (ebd.), in dem sich die Kulturprobleme, die die Menschen bewegen, „immer neu und anders gefärbt bilden" (ebd.). Die Erforschung historischer Wirklichkeit unterscheidet sich aber grundlegend von naturwissenschaftlicher Forschung: „Die Beziehung der Wirklichkeit auf Wertideen, die ihr Bedeutung verleihen, und die Heraushebung und Ordnung der dadurch gefärbten Bestandteile des Wirklichen unter dem Gesichtspunkt ihrer Kultur*bedeutung* ist ein gänzlich heterogener und disparater Gesichtspunkt gegenüber der Analyse der Wirklichkeit auf *Gesetze* und ihrer Ordnung in generellen Begriffen. Beide Arten der denkenden Ordnung des Wirklichen haben keinerlei notwendige logische Beziehungen zueinander." (ebd., S. 176)

Dieser letztgenannte Aspekt des Idealtypenkonzeptes hat in jüngerer Zeit in der medizingeschichtlichen Forschung Bedeutung erlangt (Labisch 1992b). Hier stellt sich der Forschung die Frage, „wie der Leib des Menschen in modernen Gesellschaften zu einem besonderen Bereich des Denkens und Handelns wurde" (Labisch

1992a, S. 39). Als Orientierung bei der Untersuchung dieser Entwicklung dienen die historisch entstandenen Idealtypen theoretisch-rationaler Deutung von Gesundheit als Leitlinie, um so die wechselseitige Abhängigkeit von Medizin und Gesellschaft zu erhellen. Auch für die Psychotherapieforschung ist dieser Aspekt des Idealtypenkonzeptes erkannt worden. Hier betont Klotter (1994) den Nutzen des Weberschen Modells für die Untersuchung der Kulturabhängigkeit psychogener Eßstörungen.

Von medizin-soziologischer Seite hat sich in jüngerer Zeit vor allem Uta Gerhardt mit der empirischen Anwendung des Idealtypenkonzeptes beschäftigt. Ihrer Auffassung zufolge ist dieser Ansatz anderen qualitativen Untersuchungsverfahren, etwa der *Objektiven Hermeneutik* (Oevermann et al. 1979; Frommer u. Tress 1994), der *Lebensweltanalyse* (Schütz u. Luckmann 1979; 1984) und der *grounded theory* (Strauss 1991) insofern überlegen, als Weber „nicht der Ansicht war, durch einen erkenntnistheoretischen Kunstgriff am Problem der Perspektivität und Relativität der Hypothesenkonstruktion und der Hypothesenprüfung vorbeisegeln zu können" (Gerhardt 1985, S. 249f). In ihrer idealtypischen Analyse von Patientenkarrieren chronisch Nierenkranker geht diese Autorin von einem zweistufigen Forschungsprozeß aus, der ein wertbeziehendes - im Gegensatz zum wertenden - Urteilen des Forschers ermöglicht:

Der *erste Schritt* besteht in der Bildung des Idealtypus durch kontrastierende Benutzung von Fallwissen (Alltags- und/oder Wissenschaftseinsichten, Datenmaterial, das vorliegt oder erhoben wird); im *zweiten Schritt* wird dann der Idealtypus zur Fallerklärung verwandt, d.h. zum vergleichenden Verstehen der zu untersuchenden Sinnphänomene. Versuchsweise werden so Idealtypen an der Realität geprüft, gegebenenfalls ausgeschieden und ersetzt oder modifiziert, bis eine hinsichtlich Reichhaltigkeit und Schlüssigkeit befriedigende Modellvorstellung gefunden ist.

Subjektive Momente auf seiten des Forschers gehen zwar unvermeidlich in die Idealtypenkonstruktion ein, zu fordern und zu realisieren ist aber, daß die Phase der Verifikation von Idealtypen an Einzelfällen in kontrollierten methodischen Schritten abläuft, die einer subjektiven Verzerrung korrigierend entgegenwirken. Dies kann vor allem dadurch erreicht werden, daß das komplexe Wechselspiel von in die Idealtypenbildung eingehenden Deutungen auf verschiedenen Ebenen (Deutungen im Narrativ des *Patienten*, von diesem sich selbst oder anderen zugeschrieben; Deutungen des *Interviewers*; Deutungen des *Auswerterteams*) hinsichtlich seiner Einzelkomponenten beleuchtet und ausdifferenziert wird (Gerhardt 1991).

Trotz seiner umfassenden wissenschaftstheoretischen Fundierung hat das Webersche Idealtypenkonzept in der empirischen Diagnostikforschung bisher wenig Beachtung gefunden. Im Ausgang von Ludwig Wittgensteins Konzept der *Familienähnlichkeiten* beschäftigen sich hier jedoch einige Forscher mit einem verwandten Theorieansatz (Frommer 1995). Wittgensteins Auffassung, daß die Grenzziehung zwischen Begriffen nicht primär formallogischen Gesichtspunkten folgt, sondern eher den je nach Situation variierenden Zwecken von Sprachhandlungen, impliziert, daß sich für Kategorien *typische* und *weniger typische* Fälle unterscheiden lassen: „Nur in normalen Fällen ist der Gebrauch der Worte uns klar vorgezeichnet; ... Je abnormaler der Fall, desto zweifelhafter wird es, was wir nun hier sagen sollen" (Wittgenstein 1980, S. 92). Innerhalb des empirischen Kognitivismus wurde diese

Auffassung Ausgangspunkt der *Prototypentheorie* (Mervis u. Rosch 1981), deren zentrale These lautet, „daß Kategorisierung *auf allen Strukturebenen* natürlicher Sprachen bei prototypischen Fällen beginnt, die den Kern der Kategorien bilden, und daß Kategorien vom Prototyp ausgehend gemäß verschiedener, überwiegend *metaphorischer* Prinzipien erweitert werden" (Streeck 1991, S. 95). Anders als Merkmale garantieren Prototypen in der Perspektive einer kognitiven Ökonomie *maximale Kontraste* und sind zugleich *Modelle*, nach denen empirische Erscheinungen konzeptualisiert werden. Die Prototypentheorie erweist sich damit als eine auf qualitative Unterschiede zielende *empirische Geisteswissenschaft* (ebd., S. 95), die sich in ihren Wurzeln grundsätzlich von formallogischen Theorieansätzen abgrenzt.

Dieser letztgenannte Aspekt scheint in der aktuellen Rezeption der Prototypentheorie in Psychiatrie (Frances 1982; Livesley 1986; Mezzich 1989) und Psychotherapieforschung (Horowitz et al. 1981a; Horowitz et al. 1981b) tendenziell verlorenzugehen. Hier wird Prototyp verstanden als „abstraction across judges" (Horowitz u. Malle 1993, S. 140). Horowitz und Malle schlagen als Definition vor, „first to describe a prototypical ideal, composed of the most frequent characteristics of members of the category, and then to specify the degree to which a particular instance approximates the ideal" (ebd., S. 131). Mit dieser quantitativen Operationalisierungsstrategie, die den Autoren zufolge vor allem den Ausschluß nicht eindeutig zuzuordnender Fälle und damit die Erhöhung der Interrater-Reliabilität zum Ziel hat, werden Prototypen von Horowitz und Malle ineins gesetzt mit mathematischen „fuzzy concepts".

Zu der gegenwärtigen Ambiguität des Prototypenkonzeptes zwischen metaphern-analytisch geschulter qualitativ-empirischer Geisteswissenschaft einerseits und modernen mathematischen Zuordnungsprozeduren andererseits tritt ein grundsätzliches Problem: Letzter Bezugspunkt für Wittgensteins philosophische Untersuchungen war in endgültiger Weise die Normalsprache: „Die Bedeutung des Wortes ist das, was die Erklärung der Bedeutung erklärt" (Wittgenstein 1980, S. 236). Damit ist gemeint, daß sprachliche Ausdrücke nicht im Rekurs auf innersubjektive Vorstellungen erklärt werden, sondern in der Erläuterung der Verwendungsregel, nach der der sprachliche Ausdruck in der intersubjektiven Verständigung funktioniert (Tugendhat 1976, S. 188f). Sowohl der innersubjektive Erfahrungszusammenhang, als auch der intersubjektive gesellschaftliche und kulturelle Hintergrund menschlicher Existenz sind in dieser Gegenstandsbestimmung zwar angesprochen, jedoch in einer auf die Klärung der Verwendungsregeln von Begriffen reduzierten Form. Diese Verkürzung ist von verschiedenen Seiten kritisiert worden. So unterschiedliche Richtungen wie die moderne soziologische Systemtheorie auf der einen und phänomenologisch-philosophische Ansätze auf der anderen Seite gehen davon aus, daß nicht zu sehen ist, wie die „Sprachtheorie den Sinnbegriff ausreichend klären könnte, da sie ihn in all ihren Grundbegriffen ... immer schon voraussetzt" (Luhmann 1971, S. 71), d.h. daß Sprache nicht nur auf kognitiven Grundlagen fußt, sondern auch die klassischen Topoi bewußtseins- und selbstbewußtseinstheoretischer Ansätze zu gewärtigen hat (Tugendhat 1979; Henrich 1982; Frommer 1983). Es wundert daher nicht, wenn etwa der Phänomenologe und Sprachforscher Elmar Holenstein die Auffassung vertritt, daß es bei der Aufklärung der prototypischen Struktur menschlicher

Erfahrung sinnvoller wäre, an die phänomenologischen Wahrnehmungsanalysen von Carl Stumpf, Edmund Husserl und Maurice Merleau-Ponty anzuschließen als an Wittgensteins Familienähnlichkeits-Idee (Holenstein 1980).

Die genannten Argumente lassen den Schluß zu, daß sich die Handlungstheorie und das Idealtypenkonzept Max Webers besser als allgemeine Rahmentheorie psychiatrischer und psychotherapeutischer Diagnostik eignen als das Prototypenkonzept. Für die Erforschung des klinisch-diagnostischen Prozesses kommt - hier kehren wir zum Ausgangspunkt unserer methodologischen Überlegungen zurück - der Bildung von Idealtypen in zweierlei Hinsicht besondere Bedeutung bei: Erstens lassen sich die vom Kliniker im Anschluß an inhaltlich vage und inexplizite Typisierungen zur Anwendung gebrachten bewußten Ordnungsschemata als Idealtypen verstehen: „On the basis of their preconceptual seeing, physicians are then able to conceptualize these different sorts of disorder. The ideal types that provide the explicit categories of nosology thus presuppose these more fundamental psychiatric skills for identifying mental distress." (Schwartz u. Wiggins 1987b, S. 282); zweitens bedient sich auch der diesen Prozeß untersuchende Forscher idealtypischer Konstrukte.

Der zweite der beiden genannten Aspekte soll uns abschließend in der Absicht der Begründung eines Forschungsprogramms beschäftigen. Resümierend ist festzustellen, daß sich die gegenwärtige Diagnostikforschung in Psychiatrie, Psychotherapie und Psychosomatik ganz überwiegend mit Problemen der Implementation der neuen Klassifikationsschemata beschäftigt. Da eine Validierung, etwa durch biologische Korrelate oder Verlaufsparameter, bei Persönlichkeitsstörungen und Neurosen noch unsicherer erscheint als bei den psychiatrischen Kernsyndromen, konzentriert sich das Interesse auf die Reliabilität, d.h. auf die Überprüfung der Ergebnisse verschiedener Diagnostiker bei der Beurteilung ein und desselben Materials. Hierbei wird überprüft, ob der Praktiker die Operationalisierungskriterien „richtig", d.h. übereinstimmend mit der Mehrzahl anderer Praktiker zur Anwendung bringt. Die aus der sozialwissenschaftlichen *Verwendungsforschung* (Beck u. Bonß 1989) wohlbekannte Frage, ob diese Rollenzuweisung des Praktikers als bloßem „Anwender" wissenschaftlicher Erkenntnis nicht zu kurz greift hinsichtlich seiner durch Ausbildung und Erfahrung gewonnenen klinisch-diagnostischen Kompetenz, bleibt unberücksichtigt. Sie einzubeziehen, und somit einen Beitrag zu leisten, zur „Transformierung eines in Generationen angesammelten Erfahrungswissens in ein empirisch belegbares und nachprüfbares Faktenwissen" (Janzarik 1986, S. 685) ist Aufgabe einer auf den Diagnoseprozeß selbst bezogenen Diagnostikforschung. Da sie, wie gezeigt wurde, nicht nur die Klassenzuordnung von Objekten anhand von operational definierter Merkmalskonstellationen zum Gegenstand hat, sondern vor allem den Prozeß der Typisierung und idealtypischen Erfassung individueller Personen, handelt es sich in erster Linie um *qualitative Diagnostikforschung* (Frommer 1994).

Diese These impliziert, daß das Webersche Idealtypenkonzept nicht nur als begriffliches Modell zur Beschreibung der vom Kliniker verwandten Typologien herangezogen werden kann, sondern auch als Methode der Erforschung der impliziten Determinanten dieses Prozesses aus der neutralen Warte des teilnehmend-beobachtenden Forschers. Der Unterschied beider Perspektiven liegt vor allem darin, daß der klinische Diagnostiker Typisierungen und idealtypische Zuordnungen unter dem Gesichtspunkt seiner erlernten schulenabhängigen „Wertorientierungen" vornimmt, ohne seine erkenntnisleitenden Überzeugungen zugleich kritisch zu hinterfragen, während sich der Forscher kritisch für das *fundamentum in re* interessiert und so zugleich prüft, ob dem diagnostischen Urteil nicht auch andere als die vom Praktiker angenommenen Determinanten zugrunde liegen.

Eine am Idealtypenkonzept orientierte qualitative Diagnostikforschung kommt dieser Aufgabe auf dreierlei Weise nach: Erstens durch *empirische Forschung*; zweitens durch die Beschäftigung mit der *Subjekthaftigkeit* der zu beforschenden Individuen und drittens durch die Einbeziehung des *sozialen und kulturhistorischen Kontextes*. Alle drei Aspekte sind eng miteinander verflochten.

Ad (1): Im Anschluß an die neukantianische Position Windelbands geht Weber von einem weiten Empiriebegriff aus. Sowohl nomothetische als auch ideographische Ansätze sind im Sinne eines methodologischen Dualismus zu berücksichtigen (Weber 1913). In ihrer Forschungslogik folgen beide Bereiche unterschiedlichen Regeln, zu prüfen ist aber auch, an welchen Punkten zwischen beiden Erkenntniswegen *Adäquanzverhältnisse* (Weber 1908/1909) auftauchen. Für die Anwendung des Idealtypenkonzeptes in der Diagnostikforschung ergeben sich Schwartz und Wiggins (1987b) zufolge aus diesen Prämissen folgende Fragen: (1) Erscheint eine idealtypische Beschreibung auf *deskriptiver* (a) oder *theoretischer* (b) Ebene angezeigt? (2) Lassen sich hier invariante *pathogenetische* (a) Konstituenten der Erkrankung von mehr variablen *pathoplastischen* (b) Eigenschaften unterscheiden? (3) Welche Eigenschaften lassen sich nur *qualitativ* (a) beschreiben und welche sind einer *quantitativen* (b) Beschreibung zugänglich? (4) Welche sind die zentralen Eigenschaften, worin besteht ihr *innerer Sinnzusammenhang*?

Ad (2): Webers Idealtypenkonzept bezieht sich zum einen auf subjektiv gemeinten Sinn, zum anderen auf sozial eingebundenes Handeln menschlicher Individuen. Damit ist der Kern der Persönlichkeit im Sinne des *Zentralbereiches psychischer Steuerung* zum Forschungsgegenstand erklärt. Zugleich wird dieser Gegenstand nicht monadologisch als abgekapseltes Einzelwesen verstanden, sondern in enger intersubjektiver Verflechtung und in seinen Bezügen einerseits zum basalen Affektleben, andererseits zu überindividuellen Norm- und Werthaltungen (Weber 1921).

Ad (3): Der dritte Aspekt, die Historizität und kulturelle Einbindung idealtypischer Konzepte, bedeutet für die Diagnostikforschung, daß weder die Deduktion von Hypothesen und ihre Operationalisierung am Anfang des Forschungsprozesses steht noch ein rein induktives, empirisch-qualitatives Vorgehen. Vielmehr hat dieser Prozeß mit einer kritischen Sichtung der praxisrelevanten nosologischen Konzepte, deren sich der Kliniker bei seiner Urteilsbildung bedient, zu beginnen. Bereits im Falle der psychiatrischen Kernsyndrome, mehr noch bei Persönlichkeitsstörungen und Neurosen, zeigt sich dabei, daß es sich hierbei nicht um einheitliche theoretische Konstrukte handelt, sondern um historisch gewachsene Konglomerate zum Teil einander widersprechender Annahmen, die - verschiedenen Epochen der Problemgeschichte entstammend - jeweils nur Teilaspekte des Syndroms erfassen, oder, wie beispielsweise im Falle des Borderline-Syndroms, theorieabhängig sogar völlig unterschiedliche Typologien bezeichnen.

Aufgabe einer auf das Idealtypenkonzept gestützten Diagnostikforschung ist es, diese drei Ebenenen zueinander in Beziehung zu setzen. Die historisch gewachsenen, vom Kliniker zur Anwendung gebrachten Krankheitskonzepte sind auf eine sie validierende empirische Basis zu beziehen und hinsichtlich des Zusammenhangs zwischen Symptomgenese und Persönlichkeitsentwicklung zu beleuchten. Aufgrund der Unstimmigkeiten und Heterogenitäten dieser Konzepte darf sich die empirische Prüfung dabei nicht auf erkenntnissichernde hypothesentestende Untersuchungsschritte beschränken, sondern muß auch durch erkenntniserweiternde qualitativ-induktive Schritte klären, welche - auch impliziten und von der klinisch geprägten Erfahrung deshalb vernachlässigten - Determinanten die diagnostische Schlußbildung prägen. Ziel ist es dann, durch Vergleich mit den bereits vorliegenden Einsichten zu theoretisch homogeneren, hinsichtlich Reichhaltigkeit und Schlüssigkeit befriedigenderen idealtypischen Modellbildungen in bezug auf die untersuchten Syndrome zu gelangen.

3 Qualitativ-inhaltsanalytische Studien an Erstgesprächen mit neurotischen und persönlichkeitsgestörten Patienten

3.1 Methodologische Voraussetzungen qualitativer Forschung

Empirische Forschung bewegt sich im Spannungsfeld *operational-quantitativer* und *hermeneutisch-sinnorientierter* Vorgehensweisen. Beide Stränge stehen in einem Ergänzungsverhältnis zueinander. Das hieraus resultierende „methodologische Wechselschrittmodell" (Mundt 1989, S. 179) gilt für die moderne *Psychopathologie*, die „eine gesunde und funktionierende Dialektik zwischen beiden Forschungswelten innerhalb des Faches" (ebd.) anstrebt, mehr aber noch für Psychosomatik und Psychotherapie. Für die *Psychosomatische Medizin* betonen Tress und Junkert-Tress: „Psyche und Soma bieten sich 1. der Biomedizin wie der Sozialempirie zur naturwissenschaftlich-kausalgesetzlichen Analyse an; sie erschliessen sich aber auch 2. dem ideographischen Diskurs der subjektiven Bedeutungen und intentionalen Handlungen" (1993, S. 154). Beide Methodologien sind grundsätzlich verschieden. Vermittlungsversuche wie die *Systemtheorie* (v. Uexküll u. Wesiack 1990) oder die *Metatheorie der Interaktionsformen* (Zepf 1990) überbrücken die Kluft zwischen beiden Zugangsweisen allenfalls spekulativ, so daß Tress zufolge bei genauer Betrachtung von einer irreduziblen Doppelung oder Komplementarität der Diskursebenen ausgegangen werden muß (Tress 1987; Frommer 1989; Tress u. Junkert-Tress 1993). Zur Vermittlung beider Ebenen in der empirischen Forschung hat Tress das Konzept der *sozialempirischen Marker* vorgeschlagen: „Damit sind operational leicht zu erhebende „harte" Daten gemeint, die mit typischen zwischenmenschlichen Situationen hoch korrelieren, ohne deren lebensgeschichtliche Bedeutung auch selbst zu symbolisieren" (1994, S. 50). Diesem Modell zufolge ergänzen sich quantitative und ideographisch-qualitative Vorgehensweisen nicht in *einem* forscherischen Zugriff, sondern erst auf höherer Ebene in der Entsprechung und *Passung* ihrer Ergebnisse.

Für die *Psychotherapieforschung* erweist sich die beschriebene Dichotomie ebenfalls als grundlegend. Historisch betrachtet folgte auf eine überwiegend hermeneutisch-fallorientierte Anfangsphase seit Ende der 50er Jahre eine Phase evaluativer Ergebnisforschung, die mit Eysencks - inzwischen als widerlegt zu betrachtender -

provokanter Infragestellung der Überlegenheit von Psychotherapie gegenüber dem Spontanverlauf begann (Eysenck 1952; Luborsky et al. 1975; Mc Neilly u. Howard 1991). Zunehmend setzte sich seit Mitte der 80er Jahre allerdings die ernüchternde Erkenntnis durch, daß die bisher verwandten methodischen Instrumente zu grob sind, um differenziert das zu erfassen, was in der therapeutischen Interaktion tatsächlich stattfindet. Renommierte empirische Forscher wenden sich nun gegen ein „allzu euphemistisches gruppenstatistisch erzeugtes Bild von der Wirkung der jeweils untersuchten Therapien" (Grawe 1988, S. 2) und schlagen stattdessen eine Rückkehr zu möglichst differenzierten Analysen von Einzelfällen vor (Tress 1989; 1990). Hierbei erscheinen zunächst Ansätze erforderlich, die verschiedene Instrumente und Beschreibungsmodelle durch die Anwendung auf ein und denselben Fall miteinander vergleichen. Ziel solcher Projekte - etwa der von der Ulmer Gruppe um Horst Kächele initiierten Arbeitsgruppe *Psychotherapeutische Einzelfall-Prozeßforschung (PEP)* - ist es, „die verschiedenen Methoden der Prozeßanalyse hinsichtlich ihres Erkenntniswertes, ihrer Praktikabilität, ihrer Möglichkeiten und Beschränkungen zu erproben und miteinander zu vergleichen" (Grawe 1992, S. 155).

In dieser Phase der Neuorientierung ist seit Ende der 80er Jahre immer wieder die Forderung nach der Einbeziehung qualitativer Forschungsmethoden erhoben worden (z.B. Greenberg 1991). Insbesondere erscheinen methodische Anleihen aus dem Bereich der *Qualitativen Sozialforschung* (Flick et al. 1991) geeignet, die sich traditionellerweise unter Einschaltung ideographisch-hermeneutischer Elemente mit den sozialen Hintergrundbedingungen sowie den individuumsspezifischen und subjektiven Implikationen menschlichen Verhaltens befaßt. Nur bei einer stärkeren Berücksichtigung dieser Determinanten scheint die Erwartung gerechtfertigt, psychotherapeutische Behandlungen in ihrer Komplexität erfassen zu können und schließlich durch vergleichende Fallanalysen zu übergreifenden prognostischen Aussagen zu gelangen (Tress u. Fischer 1993; Frommer et al. 1992; Faller u. Frommer 1994; Stratkötter u. Frommer 1993; 1994).

Versteht man qualitative Forschung in diesem engen, von *Phänomenologie, verstehender Soziologie, Ethnomethodologie* und *qualitativer Sozialforschung* ausgehenden Sinn, so lassen sich folgende Charakteristika in Abgrenzung von gesetzeswissenschaftlichen Forschungsrichtungen angeben:

1. Gegenstand qualitativer Forschung sind menschliche Individuen oder Subjekte im Spiegel ihrer zwischenmenschlichen Beziehungen. Dieser Gegenstand impliziert eine *subjektive Perspektive*, die es in ihrer historischen Gewordenheit und intersubjektiven Verflechtung zu rekonstruieren gilt;
2. methodisch bedient sich qualitative Forschung in erster Linie der unvoreingenommenen *phänomenologischen Beobachtung* von Einzelfällen. Dabei gilt es, diese Beobachtung in kontrollierter und intersubjektiv überprüfbarer Weise zu dokumentieren;
3. bereits die Erhebung qualitativer Daten erfolgt insofern durch ein „hermeneutisches Nadelöhr", als es sich in der Regel um sprachliches Material handelt, das ohne *kontextualisierende und interpretative Prozesse* grundsätzlich nicht aufgefaßt werden kann. Auch in der weiteren Materialaufarbeitung sind interpretative

Prozesse unverzichtbar. Allerdings gilt auch hier das Postulat der Kontrolle dieser interpretativen Schritte durch Explikation der idealtypischen Modellvorstellungen und subjektiven Voreingenommenheiten des Forschers;

4. ausgehend von Einzelfällen erfolgt eine schrittweise vergleichende und argumentative Verallgemeinerung. Damit erfolgt erneut die Inbeziehungsetzung zu *idealtypischen Modellen* und Regeln. An dieser Stelle des Forschungsprozesses kann geprüft werden, inwiefern Quantifizierungen notwendig sind (Gerhardt 1985; 1991; Bergold u. Breuer 1987; Mayring 1990; v. Kardorff 1991; Strauss 1991; Frommer u. Faller 1994; Faller 1994; Frommer 1994).

Bei der Auswahl qualitativer Verfahren für die Psychotherapieforschung erweist es sich als schwierig, daß zwar sehr umfangreiche Literatur über Datenerhebungsmethoden existiert (Schneider 1988; Klotter 1994), über konkrete *Auswertungsmethoden* jedoch nur wenig publiziert wurde. Hier muß grundsätzlich differenziert werden zwischen solchen Verfahren, die kurze Textausschnitte *expandierend* einer sehr detaillierten Untersuchung sprachlich-formaler Mikrostrukturen unterziehen, und solchen Verfahren, die große Textkorpora *reduktiv* zusammenfassen und strukturieren. Die erstgenannten Verfahren leiten sich weitgehend von linguistischen und konversationsanalytischen Methoden ab. Ihr Einflußbereich erstreckt sich auf die von Oevermann und Mitarbeitern (1979) entwickelte *Objektive Hermeneutik* ebenso wie beispielsweise auf die von Schütze (1983; 1984) entwickelten Methoden zur Auswertung *narrativer Interviews*. Im psychoanalytischen Diskurs fanden linguistische Aspekte Berücksichtigung in den Arbeiten von Labov und Fanshel (1977), Goeppert und Goeppert (1973; 1975) sowie speziell bezüglich des Erstinterviews bei Flader und Giesecke (1980) sowie zusammenfassend in der Monographie von Wilke (1992), deren Ergebnisse bereits referiert wurden.

Untersucht werden mit diesen Methoden die unausgesprochenen, quasi „hinter" den Redebeiträgen stehenden und sie strukturierenden Sprech- und Kommunikationsregeln, die das *turn taking* (Sprecherwechsel)-System, die *sequentielle Organisation*, die *Präferenzorganisation* und andere Aspekte steuern (Streeck 1989). Zum methodischen Vorgehen ist festzuhalten, daß die Fallanalysen beispielsweise der *Objektiven Hermeneutik* in der Regel von einem kurzen Textausschnitt, meist der Anfangspassage, ausgehen. Die Auswertergruppe erarbeitet dann Zug um Zug Interpretationsvarianten für diese Sequenz. Das Verfahren ist aufwendig, die Dokumentation umfaßt meist ein Vielfaches des Umfangs des interpretierten Textausschnitts. Die an ihm entwickelten Deutungshypothesen werden in einem zweiten Schritt an anderen Textstellen überprüft. Schließlich werden die an einzelnen Fällen gefundenen Strukturen fallübergreifend zum Zweck der Typenbildung verglichen. Blickt man auf die vorliegenden Studien, die sich dieser Methodik bedienen (z.B. Kühnlein 1993), so erscheint die *Transparenz der einzelnen Interpretationsschritte für den Rezipienten der Studie* - nicht nur ein Darstellungsproblem, sondern auch ein Gütekriterium qualitativer Forschung - insgesamt zu wenig berücksichtigt. Zudem tendiert die Objektive Hermeneutik in ihrer Fokussierung auf Strukturzusammenhänge jenseits der subjektiven Vorstellungen der Subjekte zu einer „Metaphysik der Strukturen" (Reichertz 1988), die sich über den subjektiv gemeinten Sinn der

Beforschten hinwegsetzt und ihnen zumindest tendenziell in unkontrollierbarer Weise Absichten unterstellt (Frommer u. Tress 1994).

Bewährter (z. B. Senf u. Heuft 1994; Küchenhoff u. Mathes 1994) erscheint daher für die vollständige und methodisch kontrollierte Erfassung subjektiver Sinnzusammenhänge - besonders in umfangreicheren Textkorpora - die Methode der *qualitativen Inhaltsanalyse*. Sie grenzt sich von quantitativen sprachinhaltsanalytischen Verfahren ab, die - inzwischen computerisiert - das gehäufte Auftreten bestimmter semantischer Einheiten registrieren (z. B. Kächele u. Mergenthaler 1983; Scheibe 1991). Schon früh wurde kritisiert, daß die letztgenannte Methode verschiedene, gerade im Zusammenhang unserer Fragestellung zentrale Gesichtspunkte vernachlässigt; vor allem sind dies der *Kontext* von Textbestandteilen, *latente Sinnstrukturen* und *markante Einzelfälle* (Ritsert 1972). Auch sind quantitativ-inhaltsanalytische Verfahren grundsätzlich auf die Vorgabe zuvor definierter Kategorien (Hege 1987) angewiesen, so daß induktiv-erkenntniserweiternde Auswertungsschritte unmöglich sind.

Bei der qualitativen Inhaltsanalyse handelt es sich um eine primär kommunikationswissenschaftliche Technik, die um die Mitte dieses Jahrhunderts in Nordamerika zur Analyse der sich entfaltenden Massenmedien entwickelt wurde (Kracauer 1952). Unter Berücksichtigung des Textkontextes wird dabei das sprachliche Material zergliedert und schrittweise bearbeitet. Ziel des ersten Bearbeitungsschrittes, der *Zusammenfassung*, ist es dabei, das Material so zu reduzieren, daß die wesentlichen Inhalte erhalten bleiben. Es gilt, durch Abstraktion einen überschaubaren Korpus zu schaffen, der immer noch ein Abbild des Grundmaterials ist. Im einzelnen kommen hierbei folgende Techniken zur Anwendung: *Auslassen* (Propositionen, die mehrfach auftreten, werden weggelassen), *Generalisation* (Propositionen, die durch abstraktere Aussagen impliziert sind, werden weggelassen), *Konstruktion* (aus Propositionen, die jeweils spezifische Aspekte einer gemeinsamen Sache thematisieren, werden übergeordnete Aussagen konstruiert), *Integration* (Propositionen, die bereits in einer übergeordneten Aussage enthalten sind, können wegfallen), *Selektion* (zentrale Propositionen werden unverändert festgehalten) und *Bündelung* (inhaltlich eng zusammengehörige Propositionen, die über den Text verstreut sind, werden als Ganzes wiedergegeben) (Mayring 1983; 1985).

Die *Strukturierung* des Materials kann einerseits mittels *deduktiv* aus Vorannahmen abgeleiteten Kategorien erfolgen, andererseits aber auch mittels *induktiv* in iterativen Durchgängen durch das Material gewonnenen sog. *auftauchenden Kategorien* (Strauss 1991), die durch *offenes Kodieren* (Strauss 1991) gewonnen werden. Dabei geht der Auswerter den Text Zeile für Zeile durch und ordnet ähnliche Aussagen einander zu. Für jede Gruppe ähnlicher Aussagen wird dann im Anschluß eine Überschrift formuliert, die möglichst zitatnah den gemeinsamen Bedeutungshorizont der Aussagen zum Ausdruck bringt. In wiederholten Durchgängen durch das Material werden so viele Kategorien gebildet, daß sich in ihnen der Text möglichst vollständig und erschöpfend abbildet. Übergänge von deduktivem und induktivem Vorgehen ergeben sich dann, wenn nicht vollständig kategoriengeleitet, aber auch nicht vollständig frei kodiert wird, sondern ausgehend von einer übergeordneten Fragestellung, die quasi als Achse bei der Auswahl und Strukturierung dient. Strauss nennt diese letztgenannte Vorgehensweise *axiales Kodieren* (Strauss 1991). Die richtige Anzahl der Kategorien und der Grad der Abstraktheit der Kategoriendefinitionen kann bei diesem Verfahren nicht apriorisch vorgegeben werden. Vielmehr handelt es sich um eine dem jeweiligen Gegenstand angemessen zu lösende Aufgabe, die jedesmal neu gestellt ist (Schilling 1994).

Die Reichweite der Generalisierbarkeit der in der qualitativen Forschung gewonnenen Resultate bestimmt sich einerseits durch die Plausibilität und intersubjektive Überzeugungskraft der gefundenen implikativen Sinnzusammenhänge, die - wie bereits erwähnt - vor allem auf der Transparenz der zusammenfassenden und interpretativen Auswertungsschritte beruht; zum anderen bestimmt sich die Generalisierbarkeit durch die Ergänzung der Einzelfallanalyse mit *fallübergreifenden Vergleichsbetrachtungen*. Allgemeiner Erfahrung entsprechend genügt bei ausreichender Homogenität des Materials in bezug auf die Fragestellung die Einbeziehung von 10 bis max. 20 anderen Fällen (Tress u. Fischer 1993), um eine *theoretische Sättigung* (Strauss 1991) der gewonnenen typologischen Modellbildung zu erreichen. Prinzipiell ist das zunächst paradox anmutende Vorgehen eines überindividuellen Vergleichs mit dem Ziel der Erhellung spezifisch individuell-subjektiver Phänomene in der Tradition dialektischen Denkens so zu verstehen, daß das Individuum stets als *einzelnes Allgemeines* anzusprechen ist. Das bedeutet, daß die die Subjektivität in ihrem Kern definierenden Orientierungen und Werthaltungen bezogen sind auf die kulturelle und gesellschaftliche Allgemeinheit, gleichwohl, ob sich der Betreffende als ihr Teil oder Oponent begreift (Frank 1985; Zurhorst 1985; Fischer 1989). In jedem Fall können die vom Individuum verwendeten Deutungsmuster durch fallübergreifende Vergleichsbetrachtung detailliert herausgearbeitet und vervollständigt werden.

Für die Methodik des qualitativen Fallvergleichs hat Gerd Jüttemann entscheidende Anstöße gegeben. Sein Anfang der 80er Jahre in die klinische und differentiellpsychologische Forschung eingebrachtes Verfahren der *Komparativen Kasuistik* „ist eine iterative Such- und Prüfstrategie zur Generierung funktional-relevanter Hypothesen und eine ebenfalls iterative Vorbereitungsstrategie zur Initiierung und Strukturierung 'empirisch fundierter' Konstruktionsprozesse für adäquate Theorien über psychologisch beschreibbare Phänomene" (Jüttemann 1990, S. 23). Das von Jüttemann entwickelte Prozeßschema des Untersuchungsablaufs sieht insgesamt 8 Schritte vor, die in wiederholten Durchläufen mehrmals nacheinander durchgegangen werden: Entscheidung über das *Design* (1); *Phänomenanalyse*, Auswahl der *Fragestellungen*, Definition der *Homogenitätskriterien* (2); Zusammenstellung von möglicherweise relevanten *Hypothesen und Bereichen* (3); Präzisierung des Designs und organisationstechnische Vorarbeiten (4); Vorbereitung der Datenerhebung und der Datenaufbereitung (5); Durchführung der *Datenerhebung* (6); Durchführung der *einzelfallanalytischen Auswertungen* (7); *Komparation* und abschliessende Bearbeitung (8). Für den in unserem Kontext besonders interessierenden 8. Schritt der Auswertung schlägt der Autor die Anfertigung überindividueller *Komparationstabellen* vor, die sich an denselben Kategorien orientieren, die bereits den Einzelfallauswertungen zugrunde lagen. In diesen Tabellen werden alle Hinweise auf Übereinstimmungen hinsichtlich der Belegung der Kategorien sowie Äußerungen zu den Relevanzbereichen eingetragen. Dabei werden bereits solche Übereinstimmungen beachtet, die mindestens bei zwei Personen in einer Gruppe in Erscheinung treten. Abgeschlossen wird die Komparation durch die Inbeziehungsetzung der Einträge aller Komparationstabellen mit dem Ziel, eine Typologie im Sinne einer *überindividuellen Personencharakteristik* zu erstellen sowie gegebenenfalls Typendifferenzierungen in Subphänomene und Partialtypen vorzunehmen (Jüttemann 1990).

Zur Gewinnung valider Ergebnisse im Sinne einer weitgehenden Vermeidung von subjektiv-idiosynkratischen Interpretationen durch den bzw. die Auswerter hat sich das aus der *psychologischen Biographik* übernommene Prinzip der *Minimalinterpretation* (Jüttemann 1992) bewährt, das Thomae wie folgt beschreibt: „Erstes Gebot ist hier, jede Aussage so, wie sie gegeben wurde, hinzunehmen und sie weder zu hinterfragen oder sofort zu interpretieren. So wie ein historisches Dokument, eine literarische Produktion, eine Antwort auf einen Fragebogen oder ein Testresultat zunächst einmal in ihrer originalen Gestalt zu analysieren sind, so ist auch jede Äußerung in einem Gespräch als 'persönliches Dokument' anzusehen, das weder umgedeutet noch hinterfragt werden sollte" (1988, S. 11). Ein weiteres, in der qualitativen Sozialforschung bewährtes methodisches Mittel gegen einseitige Verzerrung stellt die Diskussion aller Einzelfallauswertungen und Fallvergleiche in der Forschergruppe dar (Dreher u. Dreher 1991). In diesem *Gruppendiskussionsverfahren* hat jedes Mitglied der Gruppe Gelegenheit, Einwände gegen die von einem oder mehreren Gruppenteilnehmern erarbeiteten und vorgestellten Auswertungen vorzubringen. In entsprechenden Fällen erfolgt eine Diskussion mit dem Ziel einer zustimmungsfähigen Kompromißlösung.

3.2   Fragestellung, Material und Methode der Untersuchungen

3.2.1   Fragestellung

Die nachfolgend vorgestellten Studien zum psychotherapeutischen Erstinterview verstehen sich als Beitrag zu einer *qualitativen Diagnostikforschung*, wie sie im theoretischen Teil der vorliegenden Arbeit begründet wird. Sie gehen der wissenschaftlich noch weitgehend unbearbeiteten Frage nach, auf welches sprachliche Material sich klinische Diagnostik im Wechselspiel von individueller Beurteilung und Subsumtion unter allgemeine Kategorien stützt.

In der an Information dichten Situation des Erstgesprächs tritt der Interviewer in den Hintergrund und überläßt den Gesprächspartner möglichst ungestört dem narrativen Strom mit seinen impliziten „Zugzwängen" (Schütze 1984, S. 81). Die Beschäftigung mit dem Inhalt kann dann zeigen, „daß die Menschen sehr viel mehr von ihrem Leben wissen und darstellen können, als sie in ihren Theorien über sich und ihr Leben aufgenommen haben" (Hermanns 1991, S. 185; Nisbett u. Wilson 1977). Ziel unserer Untersuchungen ist es, dieses dem Sprecher zwar auf der Ebene der erzählerischen Darstellung, nicht aber auf der begrifflichen Ebene verfügbare Wissen zu explizieren und einer theoretischen Reflexion zugänglich zu machen. Überträgt man diese Modellannahmen auf die Situation des psychoanalytischen Erstinterviews, so bedeutet dies, daß die gerade im Zusammenhang mit der nosologischen Zuordnung entscheidende Entschlüsselung des „zweiten Textes" der unbewußten Mitteilungen des Patienten (Werthmann 1975) sich auf Äußerungen stützen kann, die durch den narrativen Zugzwang unbeabsichtigt ausgesprochen werden und im manifesten Text erscheinen, obwohl sie gleich darauf wieder als unlusterzeugend und verpönt der Verdrängung anheim fallen und somit dem gedanklichen Zugriff der betreffenden Person weitgehend entzogen sind.

Die traditionelle Erstinterviewforschung hat sich bisher nur wenig diagnostischen und nosologischen Fragestellungen zugewandt. Mit einiger Sicherheit gelang es zwar, einen dem *Alexithymie*-Konzept entsprechenden Kommunikationsstil im psychotherapeutischen Erstgespräch für psychosomatisch Kranke nachzuweisen, die Typologien und Subtypologien bei neurotisch und persönlichkeitsgestörten Patienten sind jedoch weit weniger erforscht. Da sich die Diagnosen der operationalen Diagnoseschemata für psychotherapeutische Differentialindikation und Prognostik nur ungenügend eignen (Tress u. Frommer 1995) ist der klinische Psychotherapeut angewiesen auf unverbunden daneben bestehende, aus Erfahrung und heterogenen Theoriestücken kompilierte idealtypische Modellvorstellungen, die zumeist keine ausreichende begriffliche Klarheit aufweisen. In diesem Sinne ist es die Aufgabe der nachfolgend dargestellten Untersuchungen, ausgehend von der klinischen Situation und den Selbstdarstellungen der Patienten die inhaltlichen Determinanten herauszuarbeiten, auf die der Diagnostiker sein Urteil aufzubauen vermag. Wir hoffen, so einen Beitrag leisten zu können zur klaren Definition und Abgrenzung der klinisch bewährten Typologien, mit dem Ziel einer Verbesserung von Differentialindikation, Verlaufs- und Ausgangsprognostik.

3.2.2 Probanden und Untersuchungsmaterial

3.2.2.1 Auswahl der untersuchten Gruppen

Gegenstand unserer Studien ist der Bereich der früher global als „Neurosen" im Gegensatz zu psychotischen Störungen bezeichneten Diagnosegruppen. Betrachtet man diese Erkrankungen auf der Symptomebene, so ist festzustellen, daß depressive Verstimmungen, innere Unruhe und neurotische Ängste zu den häufigsten psychischen Symptomen in der Allgemeinbevölkerung zählen. Im Mannheimer Kohortenprojekt - einer epidemiologischen Großstudie - wurden z.B. in einer repräsentativen Stichprobe aus der Normalbevölkerung bei 3,1 % der Probanden Angststörungen diagnostiziert, über 20 % zeigten phobische Symptome. Depressive Symptome wurden in dieser Untersuchung von über 30 % der Untersuchten angegeben, 4 % bzw. (bei einer Nachuntersuchung drei Jahre später) 4,5 % zeigten diese Symptomatik so ausgeprägt, daß sie als neurotisch Depressive eingestuft wurden, wobei sich die Diagnose als relativ stabiler Parameter erwies (Reister u. Schepank 1989). In klinischen Populationen werden neurotische Depressionen mit 10 bis 20 %, Angstneurosen mit über 10 %, Phobien mit 5 % angegeben, innerhalb der Neurosengruppe machen depressive und Angststörungen weit mehr als die Hälfte aus (Schwidder 1972; Hoffmann 1986a). Aus diesen Zahlen wird evident, daß nicht-psychotische Depressionen, die dem jeweiligen nosologischen Modell entsprechend als reaktiv, leicht und mittelschwer oder im psychoanalytischen Kontext als *neurotische Depressionen* bezeichnet werden, in unsere Untersuchungsreihe einzubeziehen sind. Als zweite Gruppe sind diejenigen Neurosen zu berücksichtigen, bei denen die Angstsymptomatik eine vorherrschende Rolle spielt. Phobien und Angststörungen ohne gravierende ichstrukturelle Störungsanteile werden als *phobisch-angstneurotische Entwicklungen* (Bräutigam 1985) zusammengefaßt. Weitere Neurosegruppen wurden nicht einbezogen. Bezüglich der Zwangsneurose erfolgt der Ausschluß wegen der niedrigen Vorkommenshäufigkeit, bezüglich der hysterischen und hypochondrischen Neurosen wegen der geringen Homogenität dieser Gruppen.

Faßt man alle neurotischen Störungen zu einer Gruppe zusammen, so stellen sie nach den psychosomatischen Störungen die zweithäufigste psychogene Erkrankungsform dar, gefolgt von den Persönlichkeitsstörungen mit einer Punktprävalenz von über 5 % (Schepank 1986; 1987). In unserer Untersuchungsreihe sind die *schweren Persönlichkeitsstörungen* ebenfalls repräsentiert. Inwieweit es sich hierbei um eine homogene Gruppe hinsichtlich der im Mittelpunkt unseres Interesses stehenden Frage nach subjektiven Krankheitsvorstellungen und Charakterisierung der eigenen Persönlichkeit handelt, kann vorab nicht beantwortet werden, da entsprechende Voruntersuchungen fehlen.

Schließlich ergab sich die Möglichkeit der Einbeziehung einer vierten Gruppe von Patientinnen mit Eßstörungen. Diese Gruppe von Erkrankungen hat in den psychotherapeutischen Praxen, Ambulanzen und Kliniken in den vergangenen Jahren eine sprunghafte Zunahme erfahren. Während die schon länger bekannte Anorexia nervosa wegen der häufig erforderlichen internistischen Interventionen sowie der somatischen Differentialdiagnose eher zu den in unseren Untersuchungen ausgeklammerten psychosomatischen Störungen gezählt wird, zeigt die seit Einführung des DSM III (APA 1980) als *Bulimie* bezeichnete zweite häufige Form der Eßstörungen enge, aber noch weitgehend ungeklärte Überschneidungen und Beziehungen zur Gruppe der Persönlichkeitsstörungen und fällt deshalb in das Gebiet unserer Untersuchungen. Daß es sich bei der Bulimie um eine häufige und daher epidemiologisch bedeutsame Erkrankungsgruppe handelt, zeigen Prävalenzschätzungen, die von einer Wahrscheinlichkeit zwischen 1 bis 5 % für die Risikogruppe junger Frauen ausgehen (Fichter 1985; Habermas u. Müller 1986).

3.2.2.2 Diagnosen und soziodemographische Daten

Untersucht wurden in einer Gruppe 11, in den nachfolgenden drei Studien jeweils 12 Erstgespräche. Die Zahl ergab sich zum einen aus den in Kapitel 3.1 dargestellten Überlegungen zur theoretischen Sättigung in qualitativen Studien, zum anderen erwies sich die Erstellung von Komparationstabellen vor allem im Relevanzbereich Persönlichkeitscharakteristik als so komplex, daß wesentlich mehr als 10 Interviews aus auswertungstechnischen Gründen nicht berücksichtigt werden konnten.

Die Gruppe der neurotisch-depressiven Patienten. Einbezogen in die Untersuchung wurden 11 Patienten mit depressiven Syndromen unter Ausschluß eindeutig endogen Depressiver. Über die unabhängig von der Forschergruppe durch die Interviewer gestellten klinischen Diagnosen informiert Tabelle 3. Die Diagnosen wurden vom Interviewer entsprechend ICD 9 (Degkwitz et al. 1980) verschlüsselt. 10 Patienten erhielten die Diagnose *neurotische Depression* (300.4), in einem Fall wurde zusätzlich eine Persönlichkeitsstörung (301.8) verschlüsselt, ohne daß der klinische Befund Hinweise auf schwere ichstrukturelle Defizite ergab, in einem Fall wurde eine *längerdauernde depressive Reaktion* (309.1) diagnostiziert, wobei differentialdiagnostisch eine endogene Depression (296.1) letztlich nicht auszuschließen war. Die nachträgliche Kodierung der Diagnosen nach ICD 10 (WHO 1993) ergibt eine heterogenere Verteilung: in einem Fall handelt es sich um eine *schwere depressive Episode* ohne psychotische Symptome (F 32.2), in 6 Fällen um *rezidivierende depressive Störungen*, wobei dreimal eine gegenwärtig mittelgradige Episode (F 33.1) und dreimal eine gegenwärtig schwere Episode ohne psychotische Symptome (F 33.2) vorlag. Bei zwei Patienten handelte es sich um *anhaltende affektive Störungen* im Sinne einer Dysthymia (F 34.1). Ebenfalls bei zwei Patienten lag eine *Anpassungsstörung* (F 43.2) vor.

Die 6 weiblichen und 5 männlichen Patienten waren zwischen 22 und 52 Jahren alt, das Durchschnittsalter betrug 36,7 Jahre. Das Bildungsniveau war relativ hoch, 7 Patienten hatten Abitur bzw. Fachhochschulreife, einer mittlere Reife, zwei Hauptschulabschluß, ein Patient hatte keine abgeschlossene Volksschulbildung.

Tabelle 3. Neurotisch-depressive Patienten (N=11), klinische und ICD 9-Diagnosen, Alter, Geschlecht (siehe Pseudonym), Bildungsstand und Interviewdauer aller Probanden

Probanden-Nr. Pseudonym	Klinische Diagnose	ICD 9-Nr.	Alter	Bildg.	Länge (min.)
10109 Kunststudentin	Depressives Syndrom b. narzißt. Persönlichkeit	300.4	27	3	44
10231 Maschinen- schlosser	Psychosomat. Beschwerden, Schlafstörungen, Selbstwert- krise b. depressiv-zwanghafter Persönlichkeit	300.4	22	2	20
10318 Berufsberater	Depressive Neurose	300.4	40	3	35
10404 Personalberaterin	Depressive Neurose	300.4	33	3	34
10507 Gärtnerin	Depressive Neurose	300.4	29	3	35
10608 Sekretärin	Depressives Syndrom b. hysterischer Persönlichkeit DD: phasische Depression	309.1 DD: 296.1	44	1	33
10717 Verwaltungs- angestellter	Depressive Neurose	300.4	52	1	34
10826 Kinderpflegerin	Chronifizierte neurotische Depression	300.4	49	1	42
10941 Inder	Depressive Neurose	300.4	52	3	37
11047 Architektin	Depressive Neurose	300.4	32	3	39
11161 Lehramtsstudent	Arbeits- und Beziehungs- störung, depressive Ver- stimmung, Angst, b. depr. Persönlichkeitsstörung	300.4 301.8	24	3	50

Bildungsniveau: 1=Volks-/Hauptschule; 2=Mittlere Reife; 3=Abitur

Die Gruppe der phobisch-angstneurotischen Patienten. In einer zweiten Studie wurden 12 Erstgespräche mit phobischen und angstneurotischen Patienten untersucht. Die Diagnosen sind Tabelle 4 zu entnehmen. Drei Patienten erhielten die Diagnose *Angstneurose* (300.0), in einem Fall mit der Zweitdiagnose längerdauernde depressive Reaktion (309.1). In 5 Fällen wurden *Phobien* diagnostiziert (300.2), bei einer Patientin zusätzlich eine hysterische Persönlichkeit (301.5). In zwei Fällen lautete die Diagnose *hysterische Neurose* (300.1), wobei unter den Konversionssymptomen herzphobische Beschwerden dominierten. Schließlich wurden bei zwei Patienten *körperliche Funktionsstörungen psychischen Ursprungs* im Bereich der Atmungsorgane (306.1) bzw. des Herz-Kreislauf-Systems (306.2) diagnostiziert, wobei in

Tabelle 4. Phobisch-angstneurotische Patienten (N=12), klinische und ICD 9-Diagnosen, Alter, Geschlecht (siehe Pseudonym), Bildungsstand und Interviewdauer aller Probanden

Probanden-Nr. Pseudonym	Klinische Diagnose	ICD 9-Nr.	Alter	Bildg.	Länge (min.)
20111 engagierter Vater	Angstneurotische Entwicklung bei depressiver Persönlichkeit	300.0	54	1	37
20223 Autofahrer	Angstneurotische Entwicklung, längerd. depr. Reaktion, b. anankast. Persönlichkeit	300.0 309.1	58	1	47
20328 überforderte Mutter	Angstneurose	300.0	26	2	47
20430 der Besorgte	Hyperventilationstetanie, depressive Verstimmungen, Ängste, b. zwanghaft-narzißt. Persönlichkeit	306.1	31	3	27
20534 Aussiedlerin	Herzneurose b. überw. depr. Persönlichkeit	306.2	44	1	20
20638 Schweißer	Phobisch-angstneurot. Entwicklung	300.2	33	1	44
20752 Zahnarzt-helferin	Konversionssyndrom mit multipl. körperl. Beschw. b. hyster. Persönlichkeit m. depr. Strukturanteilen	300.1	25	2	47
20854 Schauspieler	Konversionssyndrom mit multipl. somatoformen Beschw. b. hyster. Persönlichkeit m. narzißt. Anteilen	300.1	36	2	47
20958 die Friseur-angestellte	Konversionsneurotische und phobische Symptomatik v. d. Hintergr. einer hysterischen Persönlichkeit	300.2	47	2	54
21060 Gekündigte	Phobische und psycho-vegetative Symptomatik v. d. Hintergr. einer zwanghaft-hysterischen Persönlichkeit	300.2 301.5	52	1	45
21164 Kranken-schwester	Angstsymptomatik m. psychoveget. Begleit-ersch. v. d. Hintergr. einer phobisch-zwanghaften Persönlichkeit	300.2	28	2	87
21265 Studentin	Erythro- u. Soziophobie v. d. Hintergr. einer zwanghaft-depressiven Persönlichkeit	300.2	25	3	45

Bildungsniveau: 1=Volks-/Hauptschule; 2=Mittlere Reife; 3=Abitur

einem Fall neurotische Depression (300.4) unter persönlichkeitsstrukturellen Gesichtspunkten als zweite Diagnose erschien. Kodiert nach ICD 10 ergab sich folgende Zusammensetzung: drei Patienten litten unter *phobischen Störungen*, davon zwei unter Agoraphobie (F 40.0) und einer unter einer spezifischen (isolierten) Phobie (F 40.2). Die übrigen 9 Patienten waren an *anderen Angststörungen* erkrankt, davon drei an Panikstörung (F 41.0), 4 an generalisierter Angststörung (F 41.1) und zwei an Angst und depressiver Störung, gemischt (F 41.2).

Die 5 männlichen und 7 weiblichen Patienten waren zwischen 25 und 58 Jahren alt, das Durchschnittsalter betrug 38,2 Jahre. Es überwog ein mittleres Bildungsniveau, zwei Patienten hatten Hochschulreife, 5 Mittlere Reife und 5 einen Hauptschulabschluß.

Die Gruppe der Patienten mit schweren Persönlichkeitsstörungen. Die dritte Gruppe in unserer Reihe besteht aus 12 Patienten mit schweren Persönlichkeitsstörungen. Diagnosen und weitere Angaben zeigt Tabelle 5. 5 Patienten wurden als *Borderline-Persönlichkeit* (301.8) klassifiziert, zwei Patienten als *narzißtische Persönlichkeit* (301.8), wobei in einem dieser beiden Fälle auf das Borderline-Niveau der Störung verwiesen wird. Weiter enthält das Sample eine *hysterische Persönlichkeitsstörung* (301.5) sowie eine *schizoide Charakterneurose* (301.2), in beiden Fällen mit Hinweis auf strukturelle Ich-Störungen. Weiter werden *Angstsymptomatik bei psychosenaher Persönlichkeitsstörung* (301.8), *paranoide Persönlichkeit* (301.0) und *pathologisches Spielen bei narzißtisch-depressiver Persönlichkeit* (301.8) jeweils in einem Fall beschrieben. In zwei Fällen wird auf vorangegangene psychotische Episoden verwiesen. Bei einer Patientin erscheinen als Zusatzdiagnose körperliche Funktionsstörungen psychischen Ursprungs im Bereich der Atmungsorgane (306.1). Nach ICD 10 liegt in einem Fall eine *schizotype Störung* (F 21) vor, bei den übrigen 11 Patienten handelt es sich um *spezifische Persönlichkeitsstörungen*, wobei in einem Fall eine paranoide Persönlichkeitsstörung (F 60.0), in einem Fall eine schizoide Persönlichkeitsstörung (F 60.1), in 7 Fällen eine emotional instabile Persönlichkeitsstörung (F 60.3), in einem Fall eine histrionische Persönlichkeitsstörung (F 60.4) und in einem Fall eine andere Persönlichkeitsstörung (F 60.8) zu diagnostizieren sind.

Die 5 männlichen und 7 weiblichen Patienten waren zwischen 19 und 39 Jahren alt, das Durchschnittsalter betrug 30,8 Jahre. Es überwog ein mittleres bis gehobenes Bildungsniveau, 6 Patienten hatten Hauptschulreife, drei Mittlere Reife, drei einen Hauptschulabschluß.

Die Gruppe der bulimischen Patientinnen. Die Gruppe der Bulimikerinnen umfaßt 12 Patientinnen. Die ICD 9 Diagnosen zeigt Tabelle 6. 10 Patientinnen erhielten die Diagnose *andere und nicht näher bezeichnete Eßstörungen* (307.5), was dadurch zu erklären ist, daß in diesem Diagnosenschlüssel von den Eßstörungen nur die Anorexia nervosa eine eigene Kategorie erhält, während die Bulimie unter die genannte Restkategorie subsumiert wird. In einem Fall wurde die Hauptdiagnose *nicht näher bezeichnete Persönlichkeitsstörungen* (301.9) vergeben, in einem weiteren Fall die Hauptdiagnose *nicht näher bezeichnete Neurosen* (300.9).

Tabelle 5. Patienten mit schweren Persönlichkeitsstörungen (N=12), klinische und ICD 9-Diagnosen, Alter, Geschlecht (siehe Pseudonym), Bildungsstand und Interviewdauer aller Probanden

Probanden-Nr. Pseudonym	Klinische Diagnose	ICD 9-Nr.	Alter	Bildg.	Länge (min.)
30145 Wachmann	Borderline-Persönlichkeit	301.8	27	3	26
30219 Friseurmeisterin	Borderline-Persönlichkeit	301.8	28	2	31
30315 Pharmareferentin	Borderline-Persönlichkeit anamnestisch psychotische Episode	301.8 (295.4)	34	1	42
30420 Flugbegleiterin	Hysterische Persönlichkeit b. struktureller Ich-Störung, Z. n. psychotischer Episoden	301.5 301.8 (298.3)	32	3	31
30501 Maschinenbauer	Schizoide Charakterneurose strukturelle Ich-Störung	301.2 301.8	39	3	35
30612 Designstudentin	Angstsymptomatik b. psychosenaher Persönlichkeitsstörung	301.8	26	3	38
30725 Chefsekretärin	V. a. Borderline-Persönlichkeit	301.8	26	2	32
30869 Schülerin	Narzißtische Persönlichkeitsstörung auf Borderline-Niveau, artifizielle Erkrankungen d. Haut, anorektische Symptomatik, Z. n. Suizidversuch	301.8 306.1	19	1	78
30905 Architekturstudent	Paranoide Persönlichkeit	301.0	32	3	30
31048 MTA	Borderline-Persönlichkeit	301.8	36	2	45
31114 Mathematiker	Narzißtische Persönlichkeit	301.8	32	3	43
31276 Reiseverkehrskaufmann	Pathologisches Spielen b. depressiv-narzißtischer Persönlichkeit	301.8	30	1	44

Bildungsniveau: 1=Volks-/Hauptschule; 2=Mittlere Reife; 3=Abitur

Tabelle 6. Bulimische Patientinnen (N=12), klinische und ICD 9-Diagnosen, Alter, Geschlecht (siehe Pseudonym), Bildungsstand und Interviewdauer aller Probanden

Probanden-Nr. Pseudonym	Klinische Diagnose	ICD 9-Nr.	Alter	Bildg.	Länge (min.)
40168 Schülerin	Bulimie mit Verwahr-losungstendenzen	307.5	18	1	33
40227 Ernährungs-wissenschaftlerin	Bulimie	307.5	23	3	28
40367 Sozialarbeiterin	Bulimarexie vor d. Hinter-grund einer hysterisch-. depressiven Persönlichkeit	307.5 301.5	32	3	25
40471 Hand-werkerin	Z. n. Suizidversuch, Selbst-wert- u. Beziehungsstörungen, depressive Verstimmung u. bulimische Symptomatik b. V. a. Borderline-Persönlichkeits-störung	307.5	22	3	58
40533 Betriebs-wissen-schaftlerin	Selbstwertkrise, Bulimie Amenorrhoe, b. überw. narzißtischer Persönlich-keitsstruktur	300.9	23	3	35
40675 Biologiestudentin	Bulimische und depressive Phasen m. Angstzuständen b. depressiv-hysterischer Persönlichkeit	301.9	25	3	50
40740 Grundschullehrerin	Psychogene Eßstörung	307.5	34	3	24
40866 Rehabilitandin	Bulimia nervosa, Z. n. akuter schizophreniformer Störung	307.5 298	27	2	51
40970 Musikerin	Bulimia nervosa	307.5	21	2	36
41072 Diätberaterin	Bulimia nervosa mit anorektischen Anteilen	307.5	30	3	45
41173 Raumpflegerin	Bulimia nervosa v. d. Hintergrund einer depres-siven Persönlichkeitsstörung	307.5 301.8	46	1	50
41274 Technische Zeichnerin	Bulimia nervosa b. selbst-unsicherer Persönlichkeit	307.5	21	2	43

Bildungsniveau: 1=Volks-/Hauptschule; 2=Mittlere Reife; 3=Abitur

An Zusatzdiagnosen erscheint hier einmal „Zustand nach einer schizophreniformen Psychose", verschlüsselt als „andere nicht organische Psychosen" (298), sowie depressive Persönlichkeitsstörung (301.8) und hysterisch-depressive Persönlichkeit (301.5). Auffällig bei den klinischen Diagnosen ist, daß in 6 Fällen die Diagnose einer Eßstörung ergänzt wird durch den Hinweis auf eine Persönlichkeitspathologie, in zwei weiteren Fällen wird durch die Erwähnung von Verwahrlosungstendenzen bzw. einer vorangegangenen Psychose indirekt auf ich-strukturelle Störungsanteile hingewiesen. Gemäß ICD 10 handelt es sich in 10 Fällen um *Bulimia nervosa* (F 50.2), in einem Fall um eine *atypische Bulimia nervosa* (F 50.3) und in einem Fall um eine *emotional instabile Persönlichkeitsstörung* (F 60.3).

Entsprechend der Epidemiologie der Bulimie, die sie als Erkrankung junger Frauen und Mädchen ausweist (Fichter 1985), besteht diese Gruppe ausschließlich aus Patientinnen jüngeren bis mittleren Alters, die jüngste Patientin war zum Zeitpunkt des Interviews 18, die älteste 46 Jahre alt; das Durchschnittsalter betrug 26,8 Jahre. Das Bildungsniveau war auch in dieser Gruppe erstaunlich hoch, 7 Patientinnen hatten Abitur, drei Mittlere Reife, eine befand sich noch in der schulischen Ausbildung unterhalb des Mittlere-Reife-Niveaus, eine Patientin hatte keinen qualifizierten Schulabschluß.

3.2.2.3 Strukturdiagnose nach Kernberg

In Kapitel 2.2.2 wurde bereits auf die im Rahmen der Entwicklung einer multiaxialen Diagnostik psychogener Störungen geforderte Einbeziehung der Strukturdiagnose nach Kernberg (1983; 1991; Schüßler et al. 1990) hingewiesen. Im Sinne eines Fremdratings durch den Interviewer werden hierbei drei Ebenen ich-struktureller Funktionsniveaus unterschieden:

Ebene 1: „*higher level*"; der Betreffende verfügt über ein stabiles Selbstkonzept und verläßliche Repräsentanzen der äußeren Welt. Hauptabwehrmechanismus ist die Verdrängung. Das Über-Ich erscheint zwar streng und strafend, aber gut integriert. Die Objektbeziehungen erscheinen stabil, die Affektwahrnehmung differenziert.
Ebene 2: „*intermediate level*"; hier liegen deutliche Ich-Funktionsdefizite vor, vor allem im Konfliktbereich. Die Hauptabwehrmechanismen (Reaktionsbildung, Intellektualisierung, Rationalisierung, Ungeschehenmachen, Projektion und Verleugnung) zeugen von einer Schwäche der hemmenden Charakterabwehr. Das Über-Ich erscheint weniger gut integriert, Widersprüche zwischen sadistischen und verbietenden Anteilen einerseits und primitiven Ich-Idealen andererseits sind zu beobachten. Die Objektbeziehungen erscheinen ambivalent und konfliktreich.
Ebene 3: „*lower level*"; das Über-Ich erscheint nur gering integriert, ausgeprägte Neigung zur Projektion primitiver und sadistischer Anteile, paranoide Züge sind zu verzeichnen, das Erleben von Schuldgefühlen ist kaum möglich. Das Ich erscheint global geschwächt, wenig vom Über-Ich abgegrenzt. In den Objektbeziehungen bestehen „gute" und „böse" Repräsentanzen unvermittelt nebeneinander, andere Personen können in ihrer Ganzheit nicht wahrgenommen werden. Ein integriertes

und von den Objekten stabil abgegrenztes Selbstkonzept besteht nicht. Objektbeziehungen sind instabil, konfliktreich, dementsprechend ist die soziale Integration meist beeinträchtigt.

Bei 23 der 47 in unsere Untersuchung einbezogenen Patienten lag eine im Rahmen
der Routinedokomentation unabhängig von der Forschergruppe erfolgte Einschätzung des Kernberg-levels durch den Interviewer vor. Bei den übrigen - zu Beginn
des Erhebungszeitraumes gewonnenen - Erstgesprächen war dieses Rating in der
Routinedokumentation noch nicht vorgesehen und mußte nachgeholt werden. Zu
diesem Zweck beurteilte ein nicht am Forschungsprojekt beteiligter und bezüglich
der Fragestellung uninformierter Kollege in fortgeschrittener psychoanalytischer Weiterbildung die Patienten anhand der vorliegenden Krankenakten. Die Verteilung der
Beurteilungen hinsichtlich der drei levels zeigt Tabelle 7.

Tabelle 7. Strukturdiagnose nach Kernberg, alle Gruppen (N=47)

		level1	level 2	level 3
1. neurotisch-depressive Pat.	(N=11)	5	6	-
2. phobisch-angstneurotische Pat.	(N=12)	7	5	-
3. persönlichkeitsgestörte Pat.	(N=12)	-	5	7
4. bulimische Pat.	(N=12)	3	6	3

Wie zu erwarten, erlaubt das Kernberg-Rating eine Differenzierung in die hinsichtlich Ich-Struktur und Objektbeziehungsgestaltung weniger gestörten neurotischen
Patienten (ausschl. level 1 und 2) einerseits und in die diesbezüglich schwerer beein-
trächtigten persönlichkeitsgestörten Patienten (ausschl. level 2 und 3) andererseits.
Wie bereits die klinischen Diagnosen zeigen, nehmen die Bulimie-Patientinnen eine
Mittelstellung ein (level 1, 2 und 3), diese Gruppe erscheint in Bezug auf das ich-
strukturelle Anpassungsniveau heterogen, mit starken Überlappungen in den Bereich der Persönlichkeitsstörungen.

3.2.2.4 Gewinnung und Transkription der Interviewtexte

Untersucht wurden 47 Routineerstinterviews, die in der poliklinischen Ambulanz
der *Klinik für psychosomatische Medizin und Psychotherapie der Heinrich-Heine-
Universität Düsseldorf, Rheinische Landes- und Hochschulklinik*, aufgezeichnet
wurden. Voraussetzung für die Teilnahme an der Studie war das Einverständnis des
Patienten zur Tonbandaufnahme und wissenschaftlichen Auswertung des Interviews.
Bei der Institution handelt es sich um eine Universitätspoliklinik innerhalb eines
psychiatrisch-psychotherapeutischen Klinikkomplexes am nordöstlichen Stadtrand
von Düsseldorf. Eine Gesamtauswertung der hier zwischen 1978 und 1989 untersuchten Patienten gibt Depressivität, Selbstwertstörungen und Suizidalität als häufigsten Konsultationsgrund an, gefolgt von körperlichen Symptomen.

An der Erhebung der Interviews waren 5 weibliche und drei männliche Interviewer beteiligt. 4 von ihnen befanden sind in fortgeschrittener bzw. kurz vor dem Abschluß stehender analytischer Weiterbildung. Diese 4 Interviewer lieferten 38 Interviews. Zwei weitere Interviewer waren erfahrene tiefenpsychologisch fundierte Psychotherapeuten, zwei Interviewer, von denen insgesamt 6 der Interviews stammen, standen am Beginn ihrer Weiterbildung. 5 der Interviewer, die zusammen 34 Gespräche beitrugen, waren Ärzte, die übrigen drei nicht-ärztliche Psychotherapeuten. Sie wurden aufgefordert, während des jeweiligen Erhebungszeitraumes alle bzw. möglichst viele der von ihnen geführten Erstgespräche mit Tonband aufzuzeichnen. Aus der so entstandenen Sammlung von 76 Interviews wurden dann jeweils nach Abschluß der Diagnostik diejenigen in die Untersuchung einbezogen, die sich in eine der 4 Diagnosegruppen einordnen ließen. Jede der 4 Gruppen wurde mit 11 bzw. 12 Interviews auf diese Weise aufgefüllt. Der Erhebungszeitraum für die Interviews mit den depressiven Patienten lag zwischen März 1991 und April 1992. Die Interviews mit den phobisch-angstneurotischen Patienten stammen aus dem Zeitraum zwischen März 1991 und Mai 1992. Die Interviews mit den persönlichkeitsgestörten Patienten wurden zwischen April 1991 und September 1993 erhoben, hier war es besonders schwierig, die Patienten zur Mitarbeit zu bewegen. Am langwierigsten erwies sich jedoch die Gewinnung der Interviews mit den Bulimie-Patientinnen, was dadurch zu erklären ist, daß diese Erkrankung die niedrigste Vorkommenshäufigkeit aufweist. Der Erhebungszeitraum für diese Gruppe liegt zwischen März 1991 und August 1993.

So entstand ein umfangreicher Textkorpus von 47 Erstinterviews. Das kürzeste dieser Interviews ist 20 Min. lang, das längste 87 Min., die Durchschnittslänge liegt in den 4 Gruppen zwischen 36 und 46 Min. Die Gesamtlänge aller Interviews beträgt über 31 Stunden. Insgesamt wurden ca. 700 engzeilig beschriebene Transkriptseiten ausgewertet. Verteilt auf die 4 untersuchten Gruppen ergab sich folgendes Bild: die Länge der Interviews mit den depressiven Patienten lag zwischen 20 und 49 Min. (Durchschnittslänge 36 Min.). In der Gruppe der phobisch-angstneurotischen Patienten waren die Gespräche zwischen 20 und 87 Min. lang (Durchschnittslänge 45,5 Min.), bei den Borderline-Patienten zwischen 26 und 77 Min. (Durchschnittslänge 37 Min.) und bei den Bulimie-Patientinnen zwischen 24 und 58 Min. (Durchschnittslänge 39,8 Min.).

Die Transkription der Interviews orientierte sich an den im Kontext der Ulmer Textbank entwickelten Standards (Mergenthaler 1992). Diese inzwischen international akzeptierten Regeln (Mergenthaler u. Stinson 1992) garantieren eine weitgehend originalgetreue Wiedergabe des Interviews einschließlich paraverbaler Äußerungen, zugleich ist die Notation aber so stark vereinheitlicht, daß sich die Transkripte nicht nur für die von uns durchgeführten qualitativen Untersuchungen eignen, sondern auch für gegebenenfalls später durchzuführende quantitative Studien.

3.2.3 Untersuchungsmethoden

3.2.3.1 Qualitative Einzelfallauswertungen, Fallvergleiche und Gruppenvergleiche

Im Anschluß an die Transkription wurden die 4 untersuchten Gruppen jeweils für sich nach einer einheitlichen Methodik ausgewertet. Dieses in drei Schritten vorgehende qualitative Verfahren sieht ein hierarchisches, schrittweise verdichtendes und abstrahierendes Vorwärtsschreiten von der Einzelfallanalyse über den Vergleich der Fälle innerhalb einer Gruppe zum abschließenden Vergleich zwischen den Gruppen vor.

Einzelfallauswertungen. Die Methode der Einzelfallauswertungen wurde zunächst in einem längeren Diskussionsprozeß innerhalb der Arbeitsgruppe an einem prototypischen Fallbeispiel (*die Kunststudentin*) entwickelt und in einer Auswertungsinstruktion dokumentiert. Die endgültige Version dieser Instruktion für die Auswerter sieht vor, daß im Verbatim-Transkript zunächst thematische Abschnitte voneinander abgegrenzt und mit entsprechenden Markierungen versehen werden. Wird dieselbe Thematik erneut aufgenommen, erhält dieser Abschnitt dieselbe Kodierung. Auf diese Weise wird der gesamte Text durchgegangen. Dann folgen die einzelnen Schritte der eigentlichen Auswertung:

1. *Zusammenfassung.* Mit den in Kapitel 3.1. dargestellten reduktiven Schritten der qualitativen Inhaltsanalyse wird der Text nun in überschaubarer Weise zusammengefaßt. Diese Reduktion wird verknüpft mit einer quasi-kartographischen Segmentierung des Erzählvorganges in geschlossene Abschnitte entsprechend den im Text markierten thematischen Bereichen. Jedes Thema kann nochmals untergliedert werden in Unterthemen. Die Zusammenfassung erfolgt textnah unter Verwendung wörtlicher Zitate. Themen und Unterthemen erhalten kurze Überschriften. Die Zusammenfassung ist Grundlage der weiteren Auswertungsschritte, insbesondere der Schritte 4, 5 und 6.
2. *Äußerungen des Interviewers.* Um den Einfluß des Diagnostikers auf Gesprächsablauf und Themenwahl abschätzen zu können (Kächele 1992), erfolgt im zweiten Auswertungsschritt eine Beschreibung des Interviewerverhaltens, insbesondere hinsichtlich Eingangsfrage sowie Ausmaß des strukturierenden und evaluierenden Eingreifens in den Gesprächsablauf.
3. *Gesprächsablauf.* Sodann wendet sich der Auswerter der Deskription des Gesprächsablaufs zu, wobei Initialsituation, sprachlicher Stil, Mitteilungsbereitschaft des Patienten, Flüssigkeit, Unterbrechungen, kritische Momente und Abschlußsituation Beachtung finden und versucht wird, das Interview in themenübergreifende Abschnitte einzuteilen.
4. *Subjektive Krankheitsvorstellungen.* Nächster Schritt ist die Erfassung der Äußerungen des Patienten zu seinen subjektiven Krankheitsvorstellungen. Hierzu zählt zunächst im weiteren Sinne die Krankengeschichte des Patienten, Erzählungen über Ereignisse, die in Verbindung mit dem Kranksein stehen, wie Be-

schwerden, Vorbehandlung, Anlaß, die Klinik aufzusuchen. Dabei ist entsprechend dem in Kapitel 2.1.3 diskutierten Stand der Forschung das Augenmerk nicht nur auf argumentative Strukturen beispielsweise im Sinne der Differenzierung in ein mehr organisch-naturalistisches versus ein mehr psychogenes Verursachungskonzept gerichtet, sondern auch auf magische, irrationale und affektgeladene Äußerungen zu den eigenen Krankheitsvorstellungen. Weiter interessieren die subjektiven Meinungen und Erfahrungen bezüglich Selbsthilfe und Behandlungsmöglichkeiten.

5. *Biographie.* Nun erfolgt eine verdichtete Darstellung der im Interview vom Patienten zu seiner Biographie gemachten Angaben nach für biographische Darstellungen üblichen chronologischen Ordnungsgesichtspunkten.

6. *Persönlichkeitscharakteristik.* Hier stehen die Eigenschaften im Vordergrund, die sich der Patient selbst zuschreibt, seine von ihm selbst vermeinten typischen Persönlichkeitszüge. Berücksichtigt werden hier im Sinne der in Kapitel 2.1.4 diskutierten Zusammenhänge aber nicht nur bedingungsfreie Allgemeinaussagen (z.B. „ich bin halt immer ein ängstlicher Typ gewesen"), einzubeziehen sind vielmehr auch Charakteristika, die der Patient sich selbst in bezug auf bestimmte Situationen, Beziehungen oder andere Bedingungen zuschreibt. Indirekte Hinweise werden ebenfalls notiert, ferner wichtige zwischenmenschliche Beziehungen und Beziehungspartner in Vergangenheit und Gegenwart. Besonders zu achten ist auf Identifikationen (familientypische Eigenschaften, besonders nahestehendes Familienmitglied, idealisierte Person), Beziehungsgestaltung (Umgang mit Aggression, Abhängigkeit, sexuelle Beziehungsgestaltung), Umgang mit sich selbst (Autonomie, Selbstwert) Umgang mit Normen und Werten (Forderungen an sich selbst, Rollenerwartungen, ethische und moralische Ziele), Lebensziele.

7. *Auftauchende Hypothesen.* Hier notiert der Auswerter seine während der Bearbeitung des Textes auftauchenden Hypothesen bezüglich pathogenetischer und pathoplastischer Zusammenhänge. Nur in diesem Punkt weichen wir vom Prinzip der Minimalinterpretation ab und erlauben uns auch Maximalinterpretationen (Jüttemann 1992), die aber lediglich als hypothetische Annahmen formuliert werden.

8. *Kernthema.* Zuletzt versucht der Auswerter, möglichst in einem Satz kondensiert das zentrale Thema oder Kernthema (Argelander 1978) des Interviews zu erfassen.

Fallvergleiche. Die fallübergreifende Betrachtung innerhalb der 4 untersuchten Gruppen konzentrierte sich entsprechend der Fragestellung der vorliegenden Arbeit auf die Relevanzbereiche subjektive Krankheitsvorstellungen, Biographie und Persönlichkeitscharakteristik. Für diese Bereiche wurden fallübergreifende Kategorien entwickelt und in Anlehnung an die in Kapitel 3.1 diskutierte Methode der Komparativen Kasuistik Komparationstabellen angelegt. Auf diese Weise wurden insgesamt 143 Tabellen erstellt.

Entsprechend den oben erläuterten Vorüberlegungen entwickelten wir für den Relevanzbereich *subjektive Krankheitsvorstellungen* folgende Kategorien:

1. Schilderung der Beschwerden
2. Geschichte der Beschwerden (Auslöser, Beginn, Verlauf)

3. Psychische Ursachen
4. Ursachen im Zwischenfeld zwischen Organisch und Psychisch
5. Organische Ursachen
6. Umgang mit der Krankheit
7. Reaktionen anderer auf die Beschwerden .
8. Behandlungserwartungen

Für die *biographische Dimension* erwies sich die Erstellung von Komparationstabellen in bezug auf Patientenäußerungen zu folgenden Gesichtspunkten als sinnvoll:

1. Mutter
2. Vater
3. Kindheit und Jugend
4. Ausbildung und Beruf
5. Jetzige Familie, Freundschaften, Partnerschaften
6. Einschneidende Erlebnisse

Ausgehend von den in Kapitel 2.1.4 beschriebenen konzeptuellen Problemen verzichteten wir bezüglich des Relevanzbereiches *Persönlichkeitscharakteristik* auf die Ableitung von Kategorien aus einem vorgegebenen Persönlichkeitsmodell. Diese Entscheidung wird nicht nur durch die Einsicht bestätigt, daß es innerhalb der Psychopathologie derzeit keine allgemein anerkannte Persönlichkeitstheorie gibt, sondern eine solche auch von der Differentiellen Psychologie (Jüttemann 1992) nicht zur Verfügung gestellt werden kann. Schließlich hielten wir es auch für ungünstig, von psychoanalytischen Persönlichkeitsmodellen auszugehen, zum einen aufgrund der theoretischen Uneinheitlichkeit dieser Modelle (Frommer u. Tress 1993), zum anderen aber auch, um eine Konfundierung von Auswertungsmethode und Fragestellung insofern zu vermeiden, als es uns ja gerade um Entsprechungen und Strukturähnlichkeiten zwischen spontanen Selbstcharakterisierungen der Patienten einerseits und (psychoanalytisch geprägten) Konzepten von Experten andererseits geht. Daher sind wir auf eine rein induktive Kategorienfindung, angelehnt an das von Strauss (1991) empfohlene *offene Kodieren*, angewiesen. Dabei werden in iterativen Durchgängen durch das Material - Punkt 6 der Einzelfallauswertungen, gegebenenfalls unter Hinzuziehung des jeweiligen Transkriptes - charakteristische Aussagen herausgefiltert und nach Ähnlichkeit auf fallübergreifenden Komparationstabellen zusammengestellt. Neue Tabellen werden solange erstellt, bis das Material ausgeschöpft ist. Die Tabellen erhalten in einem nachfolgenden Bearbeitungsschritt Überschriften, die möglichst zitatnah das Gemeinsame der jeweiligen Äußerungen kondensiert wiedergeben.

Die Ergebnisse bezüglich der im Rahmen unserer Fragestellung weniger im Mittelpunkt stehenden Relevanzbereiche *Gesprächsablauf* und *Interviewerverhalten* werden im folgenden nur summarisch wiedergegeben. In der Regel versteht der Interviewer seine Aufgabe in der Vorgabe eines Rahmens im Sinne der von Bräutigam und Christian (1981) als charakteristisch beschriebenen Gesichtspunkte *Symptom - Situation - Lebensgeschichte - Persönlichkeit* -, ergänzt durch das Thema weitere *Terminvereinbarung* und/oder *Therapieempfehlung*, wobei die einzelnen Themenblöcke unterschiedlich viel Raum einnehmen. Der Interviewer tritt dabei mehr oder weniger in den Hintergrund, beschränkt strukturierende und evaluierende Äußerungen auf das erforderliche Mindestmaß. Zu registrieren ist nun, in welchen Interviews diese Normalformerwartung nicht erfüllt wird und in welcher Weise Modifikationen auftreten.

Am unzugänglichsten für eine kontrollierte und systematische Auswertung erwiesen sich die Relevanzbereiche *auftauchende Hypothesen* und *Kernthema*. Eine durchaus nützliche Rolle spielten sie im Auswertungsprozeß insofern, als hier dem Interpretationsbedürfnis der Auswerter Raum gegeben wurde und Überlegungen expliziert werden konnten, die sonst möglicherweise unreflektiert und unkontrolliert an anderer Stelle eingeflossen wären. Für die Berücksichtigung in unserem Fall- und Gruppenvergleich erwiesen sich diese Punkte jedoch als zu heterogen im Hinblick auf die hier vertretenen Aussagen. Die Arbeiten von Jüttemann-Lembke (1995), Möllering (in Vorb.), Reißner (in Vorb.) und Hucks-Gil Lopez (in Vorb.) werden sie als Ausgangspunkt von Einzelfallanalysen aufgreifen.

Gruppenvergleich. Abschließend sind die 4 untersuchten Gruppen untereinander zu vergleichen. Auch hier stehen die Bereiche *subjektive Krankheitsvorstellungen*, *Biographie* und *Persönlichkeitscharakteristik* im Mittelpunkt. Unter Berücksichtigung von atypischen Fällen und Subtypologien kann erst im Vergleich mit anderen Gruppen der Frage nachgegangen werden, bei welchen der gefundenen Eigenschaften es sich um diagnosespezifische Charakteristika der jeweiligen Gruppe handelt. Kontrastierend können nun voneinander abgegrenzte Typen in verdichteter Form beschrieben werden.

Entsprechend den in Kapitel 2.2.3 entwickelten Überlegungen zum Programm einer *qualitativen Diagnostikforschung* kommt der Diskussion der Ergebnisse sodann die Aufgabe zu, qualitative und quantitative empirische Befunde hinsichtlich ergänzender und widersprüchlicher Aussagen miteinander zu vergleichen, um abschließend einen Bezug herzustellen zu subjekt- und identitätstheoretischen sowie problemgeschichtlichen Aspekten der jeweiligen Krankheitskonzepte.

3.2.3.2 Ergänzende quantitative Daten: Gießen-Test (GT-S) und Gießener Beschwerdebogen (GBB)

Von einem Teil der untersuchten Patienten standen ergänzende Fragebogenergebnisse aus der Routinedokumentation zur Verfügung. Bei 43 Patienten konnten Ergebnisse des von Beckmann, Brähler und Richter entwickelten Gießen-Tests (GT-S) herangezogen werden. Der Gießener Beschwerdebogen (GBB) lag aus Gründen der Umstellung der Routinedokumentation während des Erhebungszeitraumes der Gespräche allerdings nur bei 35 Patienten vor, wobei die Einbußen ausschließlich die Gruppe der Bulimikerinnen betreffen.

Gießen-Test (GT-S). Hierbei handelt es sich um einen unter psychoanalytischen Gesichtspunkten konstruierten Persönlichkeitstest zur Erfassung des Selbstbildes, der seelischen Binnenstruktur sowie der zwischenmenschlichen Beziehungen mit dem Ziel, hierdurch Wesentliches über die libidinösen und aggressiven Impulse des Probanden zu erfahren sowie über deren Verarbeitung unter dem Einfluß von Ich und Über-Ich einschließlich der damit verbundenen Abwehrprozesse.

Das Test-Instrument besteht aus insgesamt 40 bipolaren Items, von denen 36 in folgenden 6 Standardskalen zusammengefaßt sind, die im Fragebogen durch jeweils 6 Items vertreten sind:

1. Soziale Resonanz (negativ sozial resonant - positiv sozial resonant)
2. Dominanz (dominant - gefügig)
3. Kontrolle (unkontrolliert - zwanghaft)
4. Grundstimmung (hypomanisch - depressiv)
5. Durchlässigkeit (durchlässig - retentiv)
6. Soziale Potenz (sozial potent - sozial impotent)

Außer den Standardskalen wurden zur Erfassung stereotyper Antwortmuster zwei Einstellungsskalen gebildet (Beckmann, Brähler u. Richter 1983).

Gießener Beschwerdebogen (GBB). Hierbei handelt es sich um einen Test zur Erfassung subjektiv erlebter körperlicher Beschwerden, der aus insgesamt 57 Items besteht, von denen 24 zu 4 Standardskalen zusammengefaßt werden, die jeweils durch 6 Items vertreten sind:

1. Erschöpfungsneigung
2. Magenbeschwerden
3. Gliederschmerzen
4. Herzbeschwerden

Die Werte dieser Skalen werden in einer zusätzlichen Skala als Maßstab für den Gesamtwert der Beschwerden addiert (Brähler u. Scheer 1983):

5. Beschwerdedruck.

3.3 Ergebnisse

3.3.1 Einzelfallauswertungen

Als Beispiel wird nachfolgend der erste Teil, die qualitativ-inhaltsanalytische *Zu-sammenfassung* von einer der 47 Auswertungen wiedergegeben:

Beispieltext Erstinterview 10109 *Die Kunststudentin*, Einzelfallauswertung: Zusammen-fassung

---

1. Zusammenfassung

1.1. Die Symptomatik
1.1.1. Symptombeschreibung
Depressionen, zwischendrin ein Hoch, vielfältige körperliche Beschwerden, Starre, Kälte, alles dauert lange trotz Anstrengung, nach dem Tod des Bruders erstmaliges Auftreten, damals noch schlimmer, mit Schlafstörungen, lebensmüde Gedanken schon als Kind, im Sommer, bei Licht, geht es besser, Schwierigkeiten, morgens in Gang zu kommen, eingeschränkte Leistungsfähigkeit, öfter körperlich krank.
1.1.2. Auslöser und beeinflussende Faktoren
Beginn nach Umzug, „viel um die Ohren" gehabt, Ursache liegt „im Blut", Verweis auf Vater, Großmutter, Bruder, Veranlagung, Auslösung durch äußere Geschehnisse, Angst, daß es immer wiederkehren wird, nach dem Tod des Bruders erstmaliges Auftreten.
1.1.3. eigener Umgang mit den Symptomen
früher gegen die Beschwerden Alkohol getrunken, jetzt Gefühl, nichts dagegen tun zu können, geht viel spazieren, wegen Licht, fährt zu den Eltern, macht sich angenehme Woche, Fahrradfahren und Spazierengehen, um den Kreislauf in Gang zu bringen, sich nicht dem Schicksal fügen.
1.1.4. psychiatrische Vorbehandlung
der Psychiater hat Tabletten angeboten, die sie abgelehnt hat, um nicht apathisch zu werden, weil es ein „Rumdoktern an Symptomen" ist.

1.2. Selbstcharakterisierung
1.2.1. die Arbeit
Kunstakademie, füllt sie „sehr, sehr" aus, bringt Erfolg und Anerkennung, aus Kleinstadt an 'Stuttgarter Kunstakademie gewechselt, Leute interessieren sich für ihre Bilder, hat sich für Stipendium in 'London beworben, weil sie hier so in der Rolle gefangen ist, war aufgelöst, traurig und wütend, Stipendium nicht zu bekommen, muß im Atelier malen, malt sehr große Ölbilder.
1.2.2. Regelmäßigkeit
nach Umzug Beginn der Depressionen, braucht „irgendwas, was mir Regelmäßigkeit gibt", kann sich nicht gleich umstellen auf neue Situationen, kann nicht aus ihrer Rolle raus.
1.2.3. Körper, Sexualität
früher kein Gefühl zum eigenen Körper, deshalb Kampfsport angefangen, unglücklich verliebt, wegen aggressivem Verhalten des Vaters in der Kindheit eiskalt, frigide.
1.2.4. Aggressivität
Kampfsport, sich Bilderverkauf verpatzt durch unfreundliches Verhalten gegenüber potentiellen Käufern, aus Enttäuschung über Nichterhalten des Stipendiums, ihr wird alles geschenkt und sie macht es dann kaputt.

1.2.5. Einsamkeit
hat sich schon als Kind ausgeschlossen gefühlt, hat geträumt, hat schöne Wohnung, ist aber allein.

1.3. Psychotherapie
1.3.1. Erfolg / Mißerfolg
gelernt, mit Depressionen umzugehen, aber wenn Beschwerden stark sind, kommt sie alleine nicht raus, kann nichts tun, Aufforderung, alles positiv zu sehen und Verhaltenslisten nützen nichts gegen Depressionen.

1.3.2. Die Therapeutin
sagt, die Kunststudentin würde überdramatisieren, nicht das Positive sehen, die Therapeutin ist aber gut und nett, hilft, wenn es einem schlecht geht, zwischendurch hat die Kunststudentin gedacht, sie kommt ohne Therapeutin zurecht, gedacht, sie muß es alleine schaffen, hatte aber auch kein Vertrauen mehr in die Therapeutin: Sie hat die Verhaltenslisten empfunden „als würde sie mir ein Kuchenrezept geben, während ich am Verhungern bin", durchschaubar, hat nichts genützt gegen Depressionen, Therapeutin sagt, sie soll sich darauf konzentrieren, wieder eine neue Liebe zu finden.

1.3.3. Äußere Bedingungen
Therapie war in *Stuttgart, ein Dreivierteljahr, 40 Std., die Therapeutin wollte Verlängerung beantragen, die Kunststudentin dachte, es hat keinen Sinn mehr, einmal pro Woche, Unterbrechungen, als die Kunststudentin verliebt war, hat sie gedacht, sie kommt alleine zurecht, Ende der Therapie im *April/Mai.

1.3.4. Zukunftspläne
weil Depressionen auch von äußeren Geschehnissen abhängen und sie ein gestörtes Verhältnis zu Menschen hat, erwägt sie eine erneute Therapie, evtl. eine Psychoanalyse. Dagegen spricht die lange Dauer, Psychoanalyse ist etwas für Leute mit schlimmerer Kindheit. Eine stationäre Therapie lehnt sie ab, weil sie dann nicht ihre großen Ölbilder malen kann. Einer halbstationären steht sie nicht so ablehnend gegenüber, Problem ist, daß die Krankenkasse keine ambulante Therapie mehr bezahlt.

1.4. Die Familie
1.4.1. Vater
er war ungeduldig und aggressiv, hat die Kunststudentin als Kind geschlagen, er ist auch depressiv.

1.4.2. Bruder
sie hat ihn sehr geliebt, er ist vor sechs Jahren an Krebs gestorben, da fing es bei ihr mit den Depressionen an, er war auch phlegmatisch.

1.4.3. Mutter
sie hatte nie eine Freundin, sie hatte starke Probleme mit dem Vater, und hat alles mit der Kunststudentin besprochen, sie als beste Freundin angesehen. Dafür war die Kunststudentin jedoch viel zu klein, es hat auf ihr gelastet wie ein Riesenstein. Vater und Mutter hatten starke sexuelle Probleme, die auch für die Aggressionen des Vaters verantwortlich sind. Die Mutter wurde als Kind sexuell mißbraucht, war deshalb ängstlich, der Vater war ungeduldig und hat sich genommen, was er wollte.

1.5. Der Freund
1.5.1. Schwierigkeiten im Umgang mit Männern.
Koppelung der sexuellen Erregung eines Mannes mit der aggressiven Erregung des Vaters in der Kindheit führte dazu, daß sie sich eiskalt, frigide fühlt, in der Beziehung zum Freund war sie aber die aktive, versuchte, ihm die Angst zu nehmen, was aber nicht gelang und zur Ab-

wendung seinerseits führte, einem Mann will sie nach dieser Erfahrung keine Gefühle mehr zeigen.

1.5.2. Entwicklung der Beziehung
er war scheu und schüchtern, Entwicklung ging von ihr aus, kennengelernt während eines Jobs beim Bildhauer, wo er auch arbeitete. Sie mochte ihn „unheimlich" leiden, sagte, er könne nicht mit Frauen schlafen, weil er sich vor ihnen ekele, nur nicht vor der Kunststudentin, sie versuchte, ihm die Angst zu nehmen, ging auf ihn zu.

1.5.3. Abbruch
plötzlich wollte er nichts mehr von ihr hören, er war kränker als sie, seither sind ihre sozialen Kontakte abgebrochen, es war nicht mehr an ihn ranzukommen, Anrufe scheiterten ebenso wie ihr Anflehen, sich zu sehen und die Sache zu beenden, auch ein Päckchen brachte nichts, sie hat es nicht verstanden, ihr Vertrauen ist seither erschüttert. Sie bekommt seither selbst bei der Berührung der besten Freundin Schüttelfrost, sie nimmt an, er hat ihr übel genommen, daß er es nicht geschafft hat, mit ihr zu schlafen.

1.6. Die Bekannte
1.6.1. der Konflikt mit der Bekannten
etwas ähnliches wie mit dem Freund ist ihr auch bei einer Frau passiert, sie, die Kunststudentin, war einsam, wollte mit der Bekannten zum Kampfsport, wo diese selten hinging. Die Kunststudentin forderte sie auf, öfter zu kommen, weil sie die Bekannte öfters sehen wollte. Als sie in diesem Zusammenhang das Alter (39) der Bekannten erwähnte, ist diese „ausgeklinkt" und hat die Beziehung abrupt abgebrochen, weil sie Probleme mit ihrem Alter habe, die Kunststudentin hat das nicht begriffen.

mit * markierte Kennzeichnungen sind anonymisiert

Auf die Zusammenfassung bauen die nachfolgenden Schritte der Einzelfallauswertungen *Äußerungen des Interviewers, Gesprächsablauf, subjektive Krankheitsvorstellungen, Biographie, Persönlichkeitscharakteristik, auftauchende Hypothesen und Kernthema* auf.

3.3.2 Fallvergleiche

Es folgt die Darstellung der Ergebnisse der Fallvergleiche in allen 4 Gruppen, bezogen auf die Relevanzbereiche *subjektive Krankheitsvorstellungen, Biographie, Persönlichkeitscharakteristik* sowie *Gesprächsablauf und Interviewerverhalten.* Von den 143 erstellten Komparationstabellen kann nur eine Auswahl von 4 Tabellen pro Gruppe vollständig wiedergegeben werden.

3.3.2.1 Neurotisch-depressive Patienten

Subjektive Krankheitsvorstellungen. Bei der *Schilderung der Beschwerden* (Tabelle 8) fällt zunächst auf, daß depressive Symptome im engeren Sinne wie „Depressivität", „Traurigkeit", „Weinen-Müssen", nicht öfter (7 x) genannt werden als Ängste (7 x), Probleme im zwischenmenschlichen Umgang (7 x) und körperliche Beschwerden (7 x). Hingegen findet sich bei allen Patienten die Schilderung eines Nicht-

mehr-weiter-Könnens, das als „Lähmung", „Ausgelaugt-Sein", „Außer-Gefecht-
gesetzt-Sein", „Aufgefressen-Werden", beschrieben wird. Im Erleben der *Geschichte
der Beschwerden* sind für einige Patienten (5 x) Trennungen und Veränderungen der
Lebenssituation eng mit dem Auftreten der Beschwerden verknüpft. Alle 11 Patienten nennen *psychische Ursachen,* wobei in 9 Fällen ein Determiniertsein bzw. eine
Abhängigkeit von einer nahestehenden Person als schädigend und beschwerdeverursachend erlebt wird. 4 Patienten beschäftigen sich aber auch mit der Frage, ob
nicht *organische Ursachen* im Sinne von Vererbung oder endogenen Faktoren mit
beteiligt sind, und bei 4 Patienten werden schicksalshaft anmutende *Ursachen im
Zwischenfeld zwischen Organisch und Psychisch* („nicht normal", „wie Anfälle",
„die Nervosität", „in Phasen") genannt. Beim *Umgang mit der Krankheit* spielt das
Auf-sich-gestellt-Sein eine entscheidende (9 x) Rolle. Als *Reaktionen anderer auf
die Beschwerden* werden bei 4 Patienten liebe- bzw. verständnisvolle Verhaltensweisen beschrieben, in drei Fällen ablehnendes Verhalten. Bezüglich der *Behandlungserwartungen* stehen Psychotherapiewünsche im Vordergrund (9 x).

Tabelle 8. Neurotisch-depressive Patienten, Vergleich der 11 Fälle; Relevanzbereich *subjektive Krankheitsvorstellungen,* Kategorie *Schilderung der Beschwerden* (Paraphrasen in Klammern)

10109 **Die Kunststudentin**   (wiederholt sehr starke Depressionen)/ sehr stark körperlich
geworden, Schwindelgefühl im Kopf, total starr/ ich ... komme irgendwie nie zu Potte, es
dauert alles so lange/ manchmal kann ich gar nicht mehr sprechen

10231 **Der Maschinenschlosser**   (verwendet das Wort „Probleme" als allgemeines Etikett)/
bin zurückhaltend, kann mich nicht durchsetzen, werde nicht akzeptiert, werde ausgelacht/
Kontaktschwierigkeit/ kann Wut nicht angemessen äußern/ (wegen seiner Durch-
setzungsschwierigkeiten arbeite er unter Niveau)/ fresse alles in mich hinein, deswegen ner-
vöse Beschwerden bekommen, Magenschmerzen, Zittern, Schlafstörungen, kann nicht mehr
essen

10318 **Der Berufsberater**   Kontaktängste, Nervosität und Befangenheit, besonders in Bera-
tungsgesprächen mit Jugendlichen/ Angst, durchschaut zu werden/ so etwas wie 'ne Angst-
neurose/ verkrampft/ Kopfschmerzen, Schlafstörungen; sich leer, ausgelaugt fühlen/ kontrol-
liertes, kopfgesteuertes Handeln/ Unsicherheit auch gegenüber der Ehefrau

10404 **Die Personalberaterin**   (Depressionen brechen wie Anfälle über die Pat. hinein)/
keine Bequemlichkeit oder Angst, allein zu leben/ (Depressionen setzen sie außer Gefecht)
Eßstörungen, Kontaktprobleme/ Gefühle der Lähmung, Auflösung, Hilflosigkeit, Erschöp-
fung/ Angst, in Tränen auszubrechen

10507 **Die Gärtnerin**   (nach der Trennung vom Freund fühle sie sich) allein gelassen, (müsse viel weinen)/ (Sehnsucht, obwohl sie) vom Kopf her (wisse), ich darf es eigentlich nicht/
die Arbeit als Gärtnerin in Behindertenwerkstatt (habe sie) aufgefressen/ genau das gleiche
wie mit meiner Beziehung, nicht geschafft, mich davon zu distanzieren

10608 **Die Sekretärin**   nicht konzentrieren können, innere Unruhe, kein Antrieb, nachts
wach werden, morgens große Angst, nachts Anfälle wie Kreislaufkollaps, schweißgebadet/
niedergeschlagen, traurig, passiv, sehr zurückgezogen, sehe alles schwarz/ Sehnsucht, aber
ich sehne mich nur nach meinem Mann, wenn ich krank bin

10717 **Der Verwaltungsangestellte**   Nervosität bei der Arbeit, sich nicht mehr konzentrieren
können, Flimmern vor Augen/ im Schlaf nur so hochgeflogen im Bett, Angst, ich hätte irgendwie
Schlaganfall/ Schweißausbrüche bei kleinen Anstrengungen/ Gefühl, als wenn ... sie jeden Moment einen Herzinfarkt kriege/ ich kann das alles gar nicht mehr so genau aufzählen

10826 **Die Kinderpflegerin** (Schilderung ist geprägt von chronologischer Reihung mit jeweiligen Auslösern)/ (bei der ersten Depression sei ihr aufgefallen, daß ihr) Zimmer plötzlich nicht mehr ... aufgeräumt war, daß ich traurig und bedrückt war/ aktuell in erster Linie Konzentrationsstörungen, bei der Arbeit fehlt die Phantasie/ nicht ... unbedingt jetzt sehr schwermütig, einfach gehemmt, hab Angst, ... trau mir wenig zu/ Schlafstörungen; Verkrampfung im Nacken
10941 **Der Inder** (beschreibt sich aktuell als) depressiv, psychisch kaputt, absolut bewegungsunfähig, arbeitsunfähig/ Schlafstörungen, dagegen Medikamente/ Angst vor Medikamentenabhängigkeit/ während der Ehe: Vernachlässigung der Familie, berufliche Überbeanspruchung
11047 **Die Architektin** Ich kippe um, dann gehts mir wieder ganz dreckig/ (sie heule) dem Ehemann die Ohren voll/ Schwierigkeiten auch mit anderen Menschen, daß ich mir immer unterlegen vorkomme, nichts mit anderen zu tun haben will/ (es gehe ihr häufig so, daß sie weg will, auch bei der Arbeit)/ in Phasen, wo ich alles hinwerfen wollte, zwei Suizidversuche: (mit 16 Mofa vor den Baum gefahren, mit 19 Tabletten)
11161 **Der Lehramtsstudent** (Gefühle hätten sich verändert, heute sei) immer ... so ne Art Nebel da, Gefühle nicht mehr so intensiv und unbeschwert wie früher/ (Wahrnehmung von Gefühlen falle ihm schwer)/ sehr starke Verlassensängste/ extreme Schuldgefühle (gegenüber der Partnerin)/ (in Abständen) sehr depressiv/ (er könne sich nicht streiten oder durchsetzen, das sei) unheimlich anstrengend und auch sehr angstbeladen/ Konzentrations- und Leistungsstörungen

Biographie. In allen 11 Interviews finden sich Aussagen zur *Mutter,* wobei sich bei 7 Patienten Hinweise ergeben auf einen einheitlichen Mutter-Typ im Sinne einer selbst durch Lebensereignisse belasteten Frau, die altruistisch, zurückhaltend und um das Wohl der anderen besorgt erscheint, jedoch wenig in der Lage ist, ihre eigenen Interessen zu vertreten. Bei einigen Patienten wird die eigene Beziehung zur Mutter als sehr eng beschrieben (Tabelle 9). Von 5 Patienten wird ein ungeduldiger, aggressiver *Vater* geschildert, „exzentrisch", „tyrannisch", „pseudoliberal". 7 Patienten schildern den Vater als abwesend bzw. unerreichbar, bedingt durch Arbeit, Trennung der Eltern, „Fremdgehen", „Tod". 4 Patienten bescheinigen dem Vater Fleiß und hohe Arbeitsmoral. 6 Patienten schildern massive Probleme und Streit in der Ehe der Eltern. *Kindheit und Jugend* werden in 7 Fällen als belastet geschildert, mit Äußerungen wie „ich hatte keine Kindheit", „ich bin in einer blöden Zeit aufgewachsen", „es war oft nicht schön zu Hause", wobei Ehestreitigkeiten der Eltern, Druck und hohe Leistungserwartungen das Klima prägten. Interessant erscheinen Äußerungen von immerhin 5 Patienten, die sich darin ähneln, daß dem Betreffenden die Belastungen erst im nachhinein klar wurden, wofür die folgende Aussage typisch erscheint: „Also ich habe früher immer gedacht, ich hätte eine tolle Kindheit gehabt. Und als (weint) meine Eltern sich dann trennten, bin ich wirklich zusammengebrochen. Nee, ich habe immer gedacht, wir wären eine ganz tolle Familie" *(die Gärtnerin).* In 6 Interviews werden Bindungen außerhalb der Primärfamilie („Kumpels", „katholischer Jugendkreis" etc.) als „Ersatz für die Familie" oder als in anderer Weise kompensierend und entlastend beschrieben. *Ausbildung und Beruf* werden in allen 11 Interviews als Wechselspiel zwischen einem positiv bewerteten Berufsideal sowie zeitweise befriedigender Tätigkeit einerseits und belasteten, die eigene Persönlichkeit „auffressenden" bzw. entwertenden Phasen andererseits beschrieben. Bezüglich *jetziger Familie, Freundschaften und Partnerschaften* werden überwiegend (9 x) Trennung bzw. das Nicht-zustande-Kommen von Beziehungen beklagt. 10 Patienten beschreiben mehr oder weniger durch Mißverständnisse und tragische Momente gekennzeichnete Beziehungen, in denen die Nähe-Distanz-Regulierung nicht gelingt, weil sowohl Annäherungen als auch Distanzierungen vom anderen sofort mit der gegenläufigen Tendenz beantwortet werden. Von *einschneidenden Erlebnissen* (Tod eines Familienmitglieds, Trennung, Unfall, Inzestbeziehung, Suizidversuch) wird in 7 Interviews berichtet.

Tabelle 9. Neurotisch-depressive Patienten, Vergleich der 11 Fälle; Relevanzbereich *Biographie*, Kategorie *Mutter* (Paraphrasen in Klammern)

10109 **Die Kunststudentin**   hatte nie eine Freundin/ hatte starke Probleme mit dem Vater/ hab' alles mit ihr besprochen/ Vater und Mutter hatten starke sexuelle Probleme/ Mutter wurde als Kind sexuell mißbraucht, war deshalb ängstlich

10231 **Der Maschinenschlosser**   (ist wie der Pat. selbst, versucht es anderen recht zu machen)/ vom Vater ausgenutzt

10318 **Der Berufsberater**   schwermütiger, depressiver Mensch, nahm lange Zeit Beruhigungstabletten, (eigener Zustand erinnert den Pat. sehr an seine Mutter)/ sie war sehr prägend und wichtig für mich/ sehr religiös, evangelisch-freikirchliche Baptistengemeinde/ (Pat. empfindet Mutter) als belastend, weil sie immer schnell leidet, wenn irgendwas nicht so läuft, wie sie es sich wünscht

10404 **Die Personalberaterin**   (Pfarrhaus, Eltern, die sich als sehr liberal präsentierten, es aber überhaupt nicht sind)

10507 **Die Gärtnerin**   (Eltern haben sich getrennt als Pat. 14 Jahre alt war) Mutter hatte wohl 'nen Freund und ist deswegen ausgezogen. Später mit Mutter darüber geprochen, es aber verdrängt

10608 **Die Sekretärin**   wir (Kinder) hatten eigentlich nur 'ne Beziehung zu unserer Mutter, nicht zu unserem Vater/ Ehe der Eltern auch nicht glücklich/ Mutter hat es zu verbergen gesucht/ Mutter ist heute neben einer Freundin Hauptansprechpartnerin

10717 **Der Verwaltungsangestellte**   hat uns hochgezogen/ liebe Mutter, wollte keinen Mann mehr, nachdem Vater gefallen war

10826 **Die Kinderpflegerin**   (war 27, als Pat. geboren wurde, sehr zurückgezogen, ängstlich, später auch depressiv, zurückhaltend, war dem Vater wegen Inzestbeziehung zur Tochter böse, hat es aber nicht gezeigt, wollte ihn nicht mit dem Mund bestrafen)/ im Grunde hat sie ihre Persönlichkeit überhaupt nicht mitgeteilt/ sie kommt aus einem Dorf/ wegen ungewollter Schwangerschaft zu heiraten war schwer für sie/ Großeltern waren mit dem Vater nicht einverstanden

10941 **Der Inder**   ich habe ... eine indische Mutter

11047 **Die Architektin**   Eltern hatten viel Streit, sind jetzt auch geschieden/ Mutter oberflächlich, vielleicht aus Selbstschutz, redet viel

11161 **Der Lehramtsstudent**   sehr besorgte, liebevolle Mutter, vernünftig, geregelter Ablauf des Lebens ist für sie wichtig/ (Verständnis für die Gefühle des Pat.)/ hat Sozialpädagogik studiert/ beide Eltern trinken viel, Mutter nur in Abständen, aus Protest, unter Alkoholeinfluß Streit/ sie hat viele Träume, kann sich begeistern

Persönlichkeitscharakteristik. Eine Übersicht über die im fallübergreifenden Vergleich induktiv gewonnenen 21 Kategorien zeigt Tabelle 10. Bei der Zusammenfassung thematisch ähnlicher Kategorien fällt zunächst eine Fixierung hinsichtlich Wertorientierungen und Rollenerwatungen auf. 8 Patienten beschreiben das Bemühen, *feststehenden Werten gerecht zu werden*, einer mit den markanten Worten: „Also wenn Sie, jemand mich fragt: was sind die wichtigsten Qualitäten in einem Menschen? Ich sage immer: Zuverlässigkeit, Loyalität und Treue" *(der Inder)*. Alle 11 Patienten betonen die *wichtige Bedeutung der Arbeit*; 6 betonen, daß die Arbeit sie selbst ausfüllt, Spaß macht, sie gern hingehen, ihren Beruf „mit Leib und Seele" betreiben bzw. viel, schnell und ehrgeizig arbeiten. In drei Fällen wird die Inanspruchnahme durch und Identifikation mit der Arbeit in bezug auf den Vater, in einem Fall in bezug auf den früheren Ehemann beschrieben, allerdings mit deutlich kritischen Bewertungen („workaholic", „Familie vernachlässigt"). 4 Patienten beschreiben ein kritisch-distanziertes Verhältnis zu ihrer eigenen Tätigkeit: Die Arbeit ist „nicht so der Traumjob", Lernen und Arbeiten fällt schwer bzw. Fleiß dient nur dem Geldverdienen ohne eigentliche Identifikation mit der Arbeit. Mit *Veränderungen Probleme zu haben*, wird von 5 Patienten eingestanden, wobei vor allem Umzüge (4 x) genannt werden. Auch die Distanzierung von *Pflichten und Verpflichtungen*, die in fast allen (10 x) Interviews ausführlich thematisiert wird, fällt den Patienten subjektiv schwer. Zwei Patienten beschreiben, daß sie nicht so locker sein können wie andere, ein Patient gibt an, er sei als Kind albern und lebensfreudig gewesen. 5 Patienten sprechen über eigene Nichterfüllung von Verpflichtungen und Erwartungen in bezug auf Leistungsbereitschaft, Ehrlichkeit, sexuelle Treue, Ordentlichkeit. 8 Patienten erwähnen die Distanzierung von Pflichten bei anderen (Vater, Therapeut, Ehemann, Sohn, Kollegen).

Eine wichtige Bedeutung kommt Wünschen nach enger Bindung zu: 6 Patienten beschreiben, *eng an einen anderen gebunden zu sein* im Sinne der Fixierung auf eine Person, Wunsch nach großer Nähe, Gefahr, sich selbst zu verlieren, Angst vor Trennung. Zwei Patienten beschreiben eine enge Bindung als Kind zur Mutter. Für die meisten Patienten (10 x) ist es besonders wichtig, *akzeptiert und verstanden zu werden*. In 4 Fällen spielen Situationen eine Rolle, in denen die soziale Anerkennung versagt wurde. Anerkennung wird gesucht bei der Arbeit, beim Partner, bei den Eltern, bei einer Freizeitbeschäftigung, die dem Betreffenden „sehr viel Selbstbewußtsein" gegeben hat. Fast genauso wichtig (9 x) erscheint es den Patienten, *sich um andere zu kümmern, Verantwortung zu übernehmen*. 5 Patienten beschreiben sich selbst als rücksichtsvoll, bereit zur Verantwortungsübernahme, helfend, versorgend, um andere besorgt. Bei den übrigen Patienten werden andere Personen (Therapeutin, Mutter, Partner, Kollegen, Schwester) als nett, fürsorglich, Arbeit abnehmend bzw. rücksichtsvoll beschrieben.

Kontrastierend hierzu werden in den Interviews aber auch ambivalente Einstellungen anderen Personen gegenüber deutlich: 9 Patienten schildern eigene *Größe und Dominanz im Verhältnis zu anderen* (Kollegen, Partner, Mutter). In 4 Fällen wird von der Dominanz anderer Personen (Vater, Ehemann) gesprochen. 6 Patienten beschreiben aber auch *Unterlegensein, Minderwertigkeitsgefühle*, Versagensangst,

Tabelle 10.   Neurotisch-depressive Patienten, Vergleich der 11 Fälle; Relevanzbereich *Persönlichkeitscharakteristik*, Gesamtübersicht über die gefundenen Kategorien, in Klammern Anzahl der Probanden, bei denen die jeweilige Kategorie Einträge aufweist

wichtige Bedeutung der Arbeit (11 x)
Schwierigkeiten in Kontakten mit Anderen, Rückzug, allein sein (10 x)
in aggressive Auseinandersetzungen geraten (10 x)
Distanzierung von Pflichten und Verpflichtungen (10 x)
akzeptiert und verstanden werden (10 x)
sich unter Druck gesetzt, angestrengt fühlen (10 x)
Größe und Dominanz im Verhältnis zu Anderen (9 x)
sich nach anderen richten, anpassen (9 x)
unerfüllte Bedürfnisse nach liebevoller Zuwendung haben (9 x)
sich um andere kümmern, Verantwortung übernehmen, selbst umsorgt werden (9 x)
feststehenden Werten gerecht werden (8 x)
anderen Menschen gegenüber gehemmt und kontrolliert sein (7 x)
Vertrauen verlieren, enttäuscht sein und Schuld zuweisen (7 x)
sich willkürlich, herabwürdigend und schlecht behandelt fühlen (7 x)
unterlegen sein, Minderwertigkeitsgefühle haben (6x)
eng an einen anderen gebunden sein (6 x)
andere belasten (6 x)
gefühlsmäßig nicht ansprechbar sein, keinen Zugang zu sich haben (5 x)
mit Veränderungen Probleme haben (5 x)
sich selbst schaden (4 x)
vergessen und verdrängen (4 x)

mangelndes Selbstbewußtsein, Angst, es nicht zu schaffen, Schwäche im Leistungsbereich. Dementsprechend ist für 7 Patienten ein wichtiges Thema, *anderen Menschen gegenüber gehemmt und kontrolliert zu sein*, wobei 6 x die eigene Person auf diese Weise charakterisiert wird. Bei 9 Patienten zeigt die Kategorie *sich nach anderen richten, anpassen*, Einträge. 8 von ihnen beschreiben sich selbst als bemüht, es anderen recht zu machen, obwohl beispielsweise Krankheitssymptome sie daran hindern, Erwartungen und Verpflichtungen im Bereich der Arbeit, aber auch in der zwischenmenschlichen Beziehungsgestaltung, gerecht zu werden. An dieser Stelle sei auch die Kategorie *gefühlsmäßig nicht ansprechbar sein, keinen Zugang zu sich haben*, erwähnt, die 5 Einträge aufweist, wobei „Gefühlskälte im sexuellen Bereich", „sich fremdbestimmt fühlen", „nichts mit sich anfangen können", das Gefühl, „neben sich zu stehen" und „keinen Zugang zu den eigenen Gefühlen haben", genannt werden.

Über diese innere Ambivalenz sich selbst und anderen gegenüber hinaus werden aber von den meisten Patienten auch reale Beziehungskonflikte geschildert. 10 Patienten beschreiben, daß sie *sich unter Druck gesetzt, angestrengt fühlen;* sie haben „viel um die Ohren", stecken diese Situation entweder „ganz gut weg" oder werden von ihr „aufgefressen", halten den Streß nicht mehr aus. Bei 6 Patienten spielt dabei die Arbeit eine zentrale Rolle, bei den anderen wird die Überforderung allgemein oder in bezug auf Freunde, in einem Fall in bezug auf den Vater geschildert. Ebenfalls 10 Patienten bringen das Thema *in aggressive Auseinandersetzungen geraten* ins Gespräch. Überwiegend (9 x) werden dabei aggressive Verhaltensweisen anderer Personen beschrieben, dem Patienten (7 x) und/oder anderen gegenüber. In 4 Fällen geht es um Streit zwischen oder mit den Eltern, in 6 Fällen mit dem Partner. Eigene aggressive Verhaltensweisen werden weniger beschrieben, beschränken sich auf Einstellungen und verbale Reaktionen (Tabelle 11). 7 Einträge erhielt die Kategorie *sich willkürlich, herabwürdigend und schlecht behandelt fühlen,* wobei zumeist ein Verhalten anderer dem Patienten gegenüber (5 x) gemeint ist. 6 Patienten schildern Situationen, in denen es um Verhaltensweisen geht, *die andere belasten* und schließlich meinen 4 Patienten, daß sie durch ihr Verhalten *sich selbst schaden.*

Tabelle 11. Neurotisch-depressive Patienten, Vergleich der 11 Fälle; Relevanzbereich *Persönlichkeitscharakteristik,* Kategorie *In aggressive Auseinandersetzungen geraten* (Paraphrasen in Klammern)

10109 **Die Kunststudentin** Kampfsport/ Mutter ist als Kind mißbraucht worden/ ich war so unfreundlich, weil ich so wütend war/ Vater war sehr ungeduldig und aggressiv ... als Kind ... und hat uns geschlagen

10231 **Der Maschinenschlosser** mir treten oft Leute auf die Füße/ wenn mein Kollege mich mal zusammenscheißt ... nur die Fäuste in der Tasche machen/ als Techniker ... muß ich auch irgendwo mal die Ellenbogen gebrauchen können/ was ich eigentlich lernen möchte, daß ich dem auch entgegentreten kann/ fast jeden Abend Steit mit den Eltern gehabt/ 'n ewiger Kampf, sobald ich mit anderen in Konkurrenz stehe

10318 **Die Personalberaterin** (hält es schlecht aus), wenn jemand sehr neutral oder aggressiv ... auch irgendwie unterschwellig ... oder hart auf mich wirkt/ hab'die Schule irgendwie gehaßt

10404 **Die Personalberaterin**

10507 **Die Gärtnerin** (Partnergespräch) und da hat's danach dann halt geknallt/ (in Bezug auf Partner) da werd' ich wütend/ das macht mich sauer

10608 **Die Sekretärin** mein Mann war sehr bestimmend ... sehr streng oft ... Ich hatte oft Angst

10717 **Der Verwaltungsangestellte** (Chef) hat mich angebrüllt, was mir überhaupt einfallen würde/ (Gruppenleiter) war so ein Sadist (verschiedene Arten körperlicher Mißhandlung)/ (Arzt sagte) das (Attest) ist eine Ausverschämtheit ... überhaupt nicht wahr

10826 **Die Kinderpflegerin** (Ehemann hat ihr) eine 'runtergehauen

10941 **Der Inder** ich war ... sehr kritisch gegenüber anderen/ ich habe versucht, mich nicht zu streiten/ war auch sehr stark unter Streß und entsprechend auch reizbar/ gebrüllt, gesagt, laß' mich in Ruhe/ (rechthaberische Art) bringt sie auf die Palme

11047 **Die Architektin** meine Eltern hatten oft Streit, die sind jetzt auch geschieden/ mein Vater war sehr sensibel, aber nach außen hin ein Tyrann/ Eltern immer entgegengesetzter Meinung/ (Arzt war) schrecklicher Mann

11161 **Der Lehramtsstudent** (Freundin) ich kann mich auch nicht streiten mit ihr oder so, also wenn dann irgendein Problem auftaucht, das ist für mich die reinste Katastrophe/ mein Vater zeigt keine Gefühle, außer so destruktive, Ärger/ Mutter ... zieht sich so lange die Birne zu, bis sie ausfallend wird ... und dann kommt mein Vater irgendwann nach Hause, und dann gibt's eben Streit/ (Schwester früher viel geweint) schwieriges Kind ... ist auch heute noch in Situationen sehr ausfallend, also die brüllt meinen Vater wirklich an, das würde ich also niemals tun, warum auch immer/ ich hab' sie übrigens früher sehr viel geärgert, also, also wir hatten oft Streit, meine Schwester und ich

---

In allen Interviews tauchen resignative Äußerungen auf, die sich auf die negativen Erfahrungen im Sozialkontakt beziehen: 10 Patienten beschreiben *Schwierigkeiten in Kontakten mit anderen, Rückzug, Alleinsein.* Gesprochen wird von „Einsamsein", „Alleinesein", bzw. Alleingelassen- oder Verlassen-Werden, „Sich abkapseln", Rückzugsverhalten anderen gegenüber, Kündigung, Beendigung von Beziehungen, Distanz, Gefühl, nicht zu wissen, „wo man hingehört". Kontakte zu anderen werden vermieden, als „gestört", oder „oberflächlich", „anstrengend" geschildert. Die Isolierung wird einerseits als zum Teil selbst herbeigeführt betrachtet, andererseits sprechen 5 Patienten auch von Situationen, in denen andere die Isolierung herbeiführen. Entsprechend hierzu spielen ebenfalls für die meisten Patienten *unerfüllte Bedürfnisse nach liebevoller Zuwendung* eine wichtige Rolle. 9 Patienten beschreiben Situationen, in denen sie „unglücklich verliebt" waren, bzw. in Liebesbeziehungen eine unbefriedigende und unerfüllte Situation bestand oder besteht. Aufgrund des eigenen Verhaltens oder des Verhaltens des anderen kann die Sehnsucht nach Innigkeit nicht verwirklicht werden. 5 Patienten schreiben sich selbst Distanzierung und Beziehungsabbruch zu, in 6 Fällen beschreiben sich die Patienten aber als vom Partner Geschädigte bzw. Verlassene. Offensichtlich kommt dem Hin-und-Her-gerissen-Sein zwischen dem Wunsch nach Nähe und dem Wunsch nach Distanzierung bei den meisten Patienten entscheidende Bedeutung zu (Tabelle 12). Einträge bei 7 Patienten weist die Kategorie *Vertrauen verlieren, enttäuscht sein und Schuld zuweisen* auf, wobei nicht nur eigene Vertrauensverluste beschrieben werden, sondern auch (3 x) solche anderer Personen dem Patienten gegenüber. Schließlich ist noch die gehäufte Selbstcharakterisierung als jemand, der eine Tendenz zum *Vergessen* und *Verdrängen* hat (4 x), zu erwähnen.

Gesprächsablauf und Interviewerverhalten. Bei drei Interviews *(die Sekretärin, der Verwaltungsangestellte, der Lehramtsstudent)* gelingt die Hervorlockung eines Narrativs nicht in ausreichendem Maß, der Gesprächsverlauf ist zäh, die einsilbigen Patientenäußerungen machen häufige Nachfragen des Interviewers notwendig. In drei anderen Interviews, *(die Kunststudentin, die Gärtnerin, die Architektin),* kommt es im Verlauf des Gesprächs zu kritischen Zuspitzungen im Sinne depressiver Einbrüche mit Weinen der Patientin, die ein eher stützend-fürsorgliches Interviewerverhalten nach sich ziehen.

3.3.2.2 Phobisch-angstneurotische Patienten

Subjektive Krankheitsvorstellungen. Bei der *Schilderung der Beschwerden* werden körperliche Symptome am häufigsten genannt, zum Teil entsteht der Eindruck, daß die gesamte Körperwahrnehmung von den Patienten „durchgegangen" wird in dem Bemühen, Abweichungen einschließlich früherer Organerkrankungen möglichst detailliert zu schildern. Dabei steht das Herz als Manifestationsorgan (11 x) im Mittelpunkt. Psychische Beschwerden werden weit weniger präzise beschrieben, in zwei Interviews taucht der Begriff „Angst" nicht auf. Zwei Patienten nehmen insofern eine Sonderstellung ein, als eine Eheproblematik *(der Besorgte)* bzw. depressive Symptome *(die Studentin)* im Vordergrund stehen (Tabelle 13). Im Erleben der *Geschichte der Beschwerden* fällt in den meisten Fällen ein zeitlicher Zusammen-

Tabelle 12. Neurotisch-depressive Patienten, Vergleich der 11 Fälle; Relevanzbereich *Persönlichkeitscharakteristik*, Kategorie *Unerfüllte Bedürfnisse nach liebevoller Zuwendung haben* (Paraphrasen in Klammern)

10109 **Die Kunststudentin**   daß ich ... immer noch unglücklich verliebt war/ (vor Abbruch der Beziehung durch die Freundin) die hab'ich total geliebt/ meinen Bruder, den hab'ich sehr geliebt, der vor 6 Jahren an Krebs verstorben ist
10231 **Der Maschinenschlosser**   wenn ich jemanden kennenlerne ... wenn ich jemanden wirklich mag ..., dann hab' ich solche Hemmungen, daß ich nicht mehr weiß, wie ich mich verhalten soll
10318 **Die Personalberaterin**   (Ehe) was ich so einfach vermisse, ist ... gefühlsmäßige Nähe .. Sie ist keine, die so zärtlich sein kann, wie ich mir das zum Beispiel wünsche/ hab' so 'ne Frau genommen, ... die große Liebe war es nicht
10404 **Die Personalberaterin**   (Freund) lieber Mensch, ... den hab'ich eines Tages einfach verlassen/ schwieriger ... Mann ... und das hat auch nicht funktioniert/ daß ich ... immer an Männer gerate, die zwar eigentlich nicht richtig mit mir konnten oder wollten, aber nie selber in der Lage waren, das zu artikulieren, d. h. eigentlich immer in die Situation geraten, daß letztlich ich die war, die die Beziehung beendet hat/ ich in der Beziehung nicht das bekomme oder finde, was ich eigentlich bräuchte
10507 **Die Gärtnerin**   so 'ne Sehnsucht/ (zu Partner) da stell' ich dein hiersein in Frage ... da hat er sich von mir verlassen gefühlt, (interpretiert es so) daß ich ihm auf den Leim gegangen bin ... jemand, den ich eigentlich sehr gern hab' jetzt die Tür zumachen muß/ (Beziehungen) nur noch ganz kurze, wo ich dann immer verlassen worden bin/ wir haben uns jetzt getrennt ... und dann fühl' ich mich auch alleine gelassen
10618 **Die Sekretärin**   ich hab' keine glückliche Ehe gehabt. Ich bin also geschieden/ Jetzt wo ich mich von ihm getrennt habe, jetzt sehn' ich mich nach ihm/ ich sehn' mich nur nach meinem Mann, wenn ich krank bin
10717 **Der Verwaltungsangestellte**
10826 **Die Kinderpflegerin**   (inzestuöse Beziehung zu Vater) er hatte auch seine guten Seiten ... was ich nicht gut fand, das war 'ne Art Erpressung/ (Sexualität in der ersten Ehe) ich hätte aber auch gerne drauf verzichten können/ (erste Ehe) daß ich ihm Briefe geschrieben hab', aber er ... hat nicht mehr gesprochen
10941 **Der Inder**   vor ungefähr 2 1/2 Monaten meine Frau hat mich verlassen/ (Frau) ich liebe sie sehr, und ich mache mir noch meine Hoffnungen, daß sie ... wiederkommt
11047 **Die Architektin**
11161 **Der Lehramtsstudent**   (Beziehung zu Freundin) sehr, sehr schön. (Dann) fing das dann so an, daß ich mir plötzlich nicht mehr darüber klar wurde ... liebe ich sie oder nicht? ... ich hab'mich dann immer wieder von ihr getrennt, und immer wieder bin ich dann auch zu ihr zurückgekommen ... weil ich dieses Gefühl einfach nicht ausgehalten habe

hang des erstmaligen Auftretens bzw. der Verschlimmerung mit einer gravierenden Verletzung der gesundheitlichen Integrität bei sich selbst oder einem nahen Angehörigen (z.B. Herzoperation der Ehefrau) auf (9 x). Alle Patienten bis auf zwei Ausnahmen (*der Besorgte, die Studentin*) bringen eine tatsächlich erlittene oder gefürchtete Erkrankung mit den Beschwerden in Verbindung, wobei Herzerkrankungen (6 x) wiederum im Vordergrund stehen. Allerdings äußert keiner der Untersuchten die sichere Überzeugung einer alleinigen *organischen Ursache*. Außer einer Patientin (*die Studentin*) ziehen alle *psychische Ursachen* in Erwägung, wobei Krankheit und/oder Tod (nahestehender) Personen, aggressive Auseinandersetzungen am Arbeitsplatz bzw. in der Familie, Verselbständigung bzw. Trennung von Bezugspersonen sowie räumliche Veränderungen genannt werden. In zwei Interviews tauchen schicksalshaft anmutende *Ursachen im Zwischenfeld zwischen Organisch und Psychisch* auf. Beim *Umgang mit der Krankheit* werden gehäuft untaugliche („ich hab mir extra 'nen Hund zugelegt", *der Schauspieler*) und wenig hilfreiche (kaltes Wasser, Baldrian etc.) Mittel bzw. Versuche, sich abzulenken, geschildert. Die *Reaktionen anderer auf die Beschwerden* werden in 10 Interviews überwiegend als negativ beschrieben und zwar in dem Sinne, daß die Hilfsversuche wirkungslos bleiben oder die Symptome sogar noch verschlimmern. Bei den *Behandlungserwartungen* stehen Psychotherapiewünsche (10 x) im Vordergrund, zumeist jedoch begleitet von skeptischen und einschränkenden Bewertungen.

Tabelle 13. Phobisch-angstneurotische Patienten, Vergleich der 12 Fälle; Relevanzbereich *subjektive Krankheitsvorstellungen*, Kategorie *Schilderung der Beschwerden* (Paraphrasen in Klammern)

20111 **Der engagierte Vater**   Probleme mit dem Herzen /Thrombose, das ist auf's Auge gegangen, zur Zeit nur noch neunzehn Prozent Sehkraft auf einem Auge /Angstgefühle / Panik bis zur Ohnmacht /Nervenzusammenbruch /starke Kopfschmerzen /Druck in der Brust

20223 **Der Autofahrer**   Luftnot /Herz am rasen /Druck in der Brust /Kopfschmerzen /stechender Schmerz /bedrückt /Tränen kommen /Angst /Verdacht einer KHK /bewiesene Hypertonie /mit einem Kasten Wasser in der Hand: Luft, Luft, dat Hemd reiß ich mir auf, drei, vier Treppen, dann muß ich stehen bleiben

20328 **Die überforderte Mutter**   Ängste /Todesangst /Anfall /denk, ich werd verrückt / Atemnot /Herzrasen /Panik /Durchfälle /was normale Realität bedeutet stell ich in Frage

20430 **Der Besorgte**   definitiv verschiedene Probleme, Existenzangst, Eheproblematik/ habe Schwierigkeiten, Gefühle auszudrücken (wenn sich dann Wut und Ärger aufstauen, bemerkt er Herzrasen, Blutdruckanstieg, häufig aber auch überhaupt nichts)/ ein beklemmendes Gefühl, schwitzige Hände, Atemprobleme vielleicht/ habe Hyperventilationsanfall gehabt, den ich nicht abbrechen konnte/ früher starke Schlafprobleme/ habe Angst, irgendwann damit nicht mehr fertig zu werden/ (Ängste, als er seine Frau zunehmend attraktiver und selbständiger erlebte)/ Furcht vor Enttäuschungen und Schmerz/ (Angst, daß Frau auf ihren Reisen Alkohol trinkt, Männerbekanntschaften eine Rolle spielen)/ Angst, irgendwann noch weniger damit fertig zu werden

20534 **Die Aussiedlerin**   leide so/ Herzrhythmusstörungen/ innere Unruhe/ zittert alles/ Fingerspitzen feucht/ Kopfdruck/ Anfälle/ Kloß im Hals/ Atemnot/ Stiche in Brust und Nacken

20638 **Der Schweißer**   Angstzustände/ Druckgefühl im Sonnengeflecht/ Panikattacken/ Gefühl, ich verliere Kontrolle über mich/ zweimal Kreislaufkollaps/ Schweiß ausgebrochen/ Herzrasen

20752 **Die Zahnarzthelferin**   Kopfschmerzen/ Übelkeit/ Schwitzen/ Hitzegefühl/ Angst/ innerlich total nervös/ anfälliger für Infektionen/ wahnsinnige Herzbeschwerden

20854 **Der Schauspieler**   unfähig, langsam irgendwas zu arbeiten/ kann kaum noch mit Leuten reden/ eine Sperre/ kann überhaupt nicht einschlafen/ Schweißausbrüche/ dreht sich alles/ Herzjagen/ wie ein elektrischer Schlag/ ist mir teilweise zuwider, andere Menschen anzufassen oder angefaßt zu werden/ fühle mich eingeengt/ Todesangst/ überhaupt kein Antrieb mehr/ ersaufe im Selbstmitleid/ schlimmer Asthmatiker als Kind/ vor kurzem Gichtanfall

20958 **Die Friseurangestellte** in erster Linie körperliche Symptome wie Schlaflosigkeit und dergleichen/ (sie fresse nicht aus Frust, aber sie esse eigentlich zuviele Süßigkeiten)/ (Herzbeschwerden im Prinzip so wie bei der Tochter)/ (Herzbeschwerden steigern sich bis zur Angst, Beklemmung, kann nicht mehr richtig atmen, sagt, es sei ein subjektiver Eindruck)/ (Räusperzwang, Schluckbeschwerden beim Trinken, sie müsse trinken, weil sie nur eine Niere habe)/ (Sehbeschwerden werden ärztlicherseits als „normaler Verschleiß" interpretiert)/ (wegen Schilddrüse nehme sie Medikamente, die aber nicht helfen)/ (bekam früher leicht Kopfschmerzen, wenn im Intimleben eine Weile nichts lief)/ habe vor einigen Jahren eine Facialisparese gehabt und in dem Zusammenhang mit dem Dr. S. auch über meine extreme Wasserphobie gesprochen/ habe extreme Angst vor Bildern auch mit Seestürmen, wo Schiffe untergehen, kann solche Filme nicht sehen. Wenn ich die Zeitung aufklappe und seh so ein Bild, schmeiße ich das wirklich weg. Alle paar Jahre nähert sich ständig etwas mit der Titanic, das sind Dinge, die mich wahnsinnig belasten/ (schon in der Kindheit unter Luftnot gelitten, Pseudokrupp gehabt)/ (als Kind Nieren-Tbc, sie wisse, daß Lungen-Tbc sexuell stimuliere/ habe Angst, Alterswahnsinn zu bekommen

21060 **Die Gekündigte** konnte das Wasser nicht mehr halten/ Wasser ist so schlecht, zuviel rote Blutkörperchen, eine ständige Entzündung/ Bechterew/ Lumboischialgien beidseits/ häufig Anämien/ Haut so kriselig, rauh, so dünn/ Schwindelgefühle, manchmal kriege ich dann da, kann nicht mehr einkaufen gehen/ Nierenoperation, (Niere sei auf dem Weg zur Schrumpfniere)/ Nerven sind bis zum äußersten gespannt/ Stelle am Herzen zu eng, als wenn ich erstikke

21164 **Die Krankenschwester** so ein Duseln, so ein Schwindel/ Kreislaufprobleme/ hyperventiliert/ Beklemmungsgefühl/ Angstgefühle/ Flugangst, Angst vor dem Zahnarzt, Angst, nicht gut genug zu sein, Angst vor Krankheit und Tod/ Zittern, Panik, Ohrensausen, kalte Füße und Hände/ hundemüde, Herzjagen, Herzstolpern

21265 **Die Studentin** (fühlt sich in den letzten Jahren so anders als zuvor)/ Desinteresse, Unlust, wird immer ein bißchen mehr (eingeschlafen, kein Spaß mehr an Diskussionen, mit depressiven Gefühlen zu kämpfen, aber nicht so ausgeprägt) /(Problem sei, daß sie sich so indifferent fühle, nicht leer)/ ich möchte schon gerne Leute kennenlernen, aber plötzlich habe ich dann kein Interesse mehr an denen

Biographie. Eine als überwiegend harmonisch beschriebene Beziehung zur *Mutter* wird in keinem der Interviews beschrieben. Vielmehr schildern 7 Patienten eindeutig die Beziehung belastende negative Erlebnisse, 4 Patienten beschreiben Beschwerden bei der Mutter, die den eigenen ähnlich sind, drei Patienten erwähnen die Mutter überhaupt nicht (Tabelle 14). Positive Erlebnisse in bezug auf den *Vater* tauchen in den Interviews nicht auf bzw. werden im nachhinein relativiert. 5 Patienten schildern vielmehr eine als autoritär, „stur" und aggressiv erlebte Vaterfigur, in 6 Interviews wird der Vater als physisch und/oder psychisch abwesend geschildert, in drei Fällen wird er überhaupt nicht erwähnt. *Kindheit und Jugend* sind für 6 Patienten überschattet durch eine massive Erkrankung (in drei Fällen der Atmungsorgane) oder Behinderung (Stottern) bei sich selbst (4 x) oder nahen Angehörigen (schwere geistige Behinderung des Bruders, Tod des Vaters). 10 Patienten schildern Integrationsprobleme und massive aggressive Auseinandersetzungen in der Familie, Schule, Gleichaltrigengruppe oder im gesellschaftlichen Umfeld (z.B. Kriegserlebnisse). *Ausbildung und Beruf* erscheinen bei 7 Patienten problembeladen, 4 schildern ausführlich eine durch Auseinandersetzungen und Mißerfolge gekennzeichnete

Karriere über verschiedene Stationen; 5 Patienten berichten, daß ihr eigentlicher Berufswunsch nicht in Erfülllung ging. In der Kategorie *jetzige Familie, Freundschaften und Partnerschaften* tauchen in 7 Fällen Schilderungen eines Partners auf, der aufgrund eigener Krankheit, (häufiger) Abwesenheit, sozialen und ökonomischen Problemen bzw. distanziertem Verhalten nicht ausreichend als hilfreiche Person zur Verfügung steht. In zwei weiteren Fällen werden sexuelle Probleme in der Partnerschaft geschildert. Alle Patienten mit einer Ausnahme (*die Studentin*) berichten über massive, ihre biographische Entwicklung überschattende *einschneidende Erlebnisse*, wobei Krankheit und Tod von Angehörigen, bzw. in einem Fall das eigene Verschulden des Todes einer Person, am häufigsten genannt werden (8 x), gefolgt von psychosozialen Problemen (Untreue der Ehefrau, Emigration, Trennung, Scheidung, Arbeitslosigkeit) bei sich selbst oder nahen Angehörigen (7 x).

Tabelle 14. Phobisch-angstneurotische Patienten, Vergleich der 12 Fälle; Relevanzbereich *Biographie*, Kategorie *Mutter* (Paraphrasen in Klammmmern)

20111 Der engagierte Vater
20223 Der Autofahrer meine Mutter sagt zu meinen Schwiegertöchtern und meinen Jungs: müßten doch noch mal andere Zeiten kommen, damit ihr sparen lernt, nicht einfach immer aus'm vollen nehmen, dann erzählt die, wie das so zu meiner Zeit gewesen ist / ich träume, aber so wat unrealistisches, z.B. vom Krieg, aber dat kommt sehr wahrscheinlich, weil ich dann schon mit meiner Mutter öfters darüber spreche
20328 Die überforderte Mutter (als sie mit zwölf, dreizehn im Krankenhaus war, sah sie die Mutter in Art Fiebertraum als Hexe, sie in den Tod lockend)/ Mutter war Hausfrau, glaub', daß sie sehr unzufrieden war / hab'in Therapie gesagt: meine Mutter ist ein Storch oder ein Vogel, ein Pfau, der sich schmücken will, der eigentlich oft auf eine Bühne gehört, der sich schön macht. Ich mußte mich halt mit meiner Mutter auseinandersetzen, weiß, daß meine Mutter mir als Kind auch oft Angst gemacht hat. Ihre Augen haben mir Angst gemacht, daß ich dachte, das ist irgendwie 'ne böse Frau/ sehe meine Eltern bestimmt einmal die Woche. Jeder würde sagen, der Kontakt ist unheimlich gut, ich würde sagen: gut im gewissen Rahmen/ zu meiner Mutter ist das offener
20430 Der Besorgte
20534 Die Aussiedlerin
20638 Der Schweißer (Mutter in psychiatrischer Behandlung gewesen, wegen Angstzuständen, die auftraten nach Herzoperation des Freundes) / Mutter ist Verkäuferin/ (Mutter und Opa schlugen sich früher)/ wohnt nur zwei Häuser weiter / Mutter und Frau verstehen sich gut
20752 Die Zahnarzthelferin (mußte von zuhause ausziehen, da Mutter zu'm Freund ziehen wollte, fühlte sich damals noch gar nicht reif genug dazu)/ (früher war oft der Notarzt im Haus, wegen Herzbeschwerden der Mutter)/ Mutter auch so'n nervöser Typ, hab Gefühl, daß es da irgendwie Parallelen gibt, daß es mir dann genauso schlecht geht
20854 Der Schauspieler Mutter ist Hausfrau, ist furchtbar, also auch immer so nervös, kann nachts nicht schlafen, will nicht zum Nervenarzt, nimmt lieber jeden Abend Tranquilizer seit 5, 10 Jahren/ ist siebenundsechzig/(Eltern) die haben immer Angst um ihren kleinen Sohn, hätten mir die Ausbildung zum Schauspieler nie finanziert
20958 Die Friseurangestellte (Sexuelle Übergriffe des Stiefvaters) meine Mutter, die hat das gar nicht gemerkt, die war immer so ahnungslos

21060 **Die Gekündigte**   (Kontakt zu Eltern abgebrochen, diese hätten Geschwister immer bevorzugt)/(sie habe sich hingesetzt, den Eltern einen Brief geschrieben, in dem stand, daß es für diese früher nur zwei Kinder gab, nämlich die Geschwister der Pat.) das haben die aber gar nicht verstanden/ meine Eltern haben mich nie verstanden, denn ich bin innen ganz anders gewesen als nach außen hin, aber das haben die nie gesehen / als kleines Mädchen mußt'ich vorgehen, wenn ich mit meiner Mutter zum Markt ging, dann durft'ich nicht stehen bleiben, und wenn meine Mutter sich unterhielt Mund und Nase aufsperren, so wie das heute ist, und wenn ich irgendwo hingehe, ruhig sitzenbleiben, Mund halten

21165 **Die Krankenschwester**   (Mutter verstarb 1991 an Plasmozytom. Pat. gibt an, daß sich die eigenen Beschwerden verschlechterten, als sie von der Erkrankung der Mutter erfuhr) / 'n gutes Verhältnis hatten wir eigentlich nie, am Anfang bin ich sehr selbständig erzogen worden, dadurch daß mein Bruder das Baby war (geistig und körperlich behinderter Bruder)/ bin zwar irgendwie das Wunschkind / dann ist mein Bruder gestorben, da fing meine Mutter an, die ganze Liebe an mich weitergeben zu wollen, da hab' ich aber auf stur gestellt / hatte immer das Gefühl, daß wenn ich lernen wollte, meine Mutter mit ihren Problemen zu mir kam und alles wissen wollte, was ich in meinem Leben tue / wenn ich im nachhinein überlege, ist meine Mutter eigentlich diejenige gewesen, die bestimmt eher für mich da war, nur damals hab'ich das umgedreht gesehen / hab'auch zu 'ner Freundin gesagt: ich hasse meine Mutter

21265 **Die Studentin**   ich leb' bzw. lebte mit meiner Mutter alleine immer schon / glaub', meine Mutter ist nicht der Mensch, der keine Antworten gibt (bes. bezogen auf die Frage nach dem Vater) also wenn ich gefragt hab', hat sie so im allgemeinen immer was gesagt, nur von sich aus ist nie was gekommen. Irgendwann hab ich auch nicht mehr gefragt / meine Mutter wird jetzt einundsechzig, fängt an etwas schrullig zu werden, ich glaub, das liegt daran, daß sie ihr Leben lang allein gelebt hat, halt mit mir / ist Tierärztin, hat auch Freude am Beruf, ist auch so'ne Art von Ersatz / (habe Mutter auch schon mal sehr ärgerlich erlebt, aber das sei auch selten)

Bei der Zusammenfassung thematisch ähnlicher Kategorien fällt zunächst die Bindung an ein positives Bild von der eigenen Person und Lebenssituation auf. Für 7 Patienten ist es zum Teil mehrfach im Interview wichtig, zu betonen, daß sie *keine Probleme haben, alles ist normal*; sie sind fixiert auf ihre überwiegend als körperliche Störungen wahrgenommenen Beschwerden, während der psychosoziale Bereich (Partnerschaft, Probleme am Arbeitsplatz, Verluste und Trennungen) ohne sichtbare Affektbeteiligung geschildert werden bzw. „Normalität" affirmativ behauptet wird (Tabelle 16). 4 Patienten schildern sich als *ordentlich*, pflichtbewußt, fleißig, korrekt und „recht denkend". In 7 Fällen wird *Stolz auf Fleiß und Leistung* in bezug auf die eigene Person thematisiert. 5 Patienten schildern sich als jemand, der an *Neuem interessiert* ist, wobei im einzelnen genannt werden: Lesen, Partnerarbeit, Beschäftigung mit Enkelkindern, Rockmusik, „kreative Sachen", Wißbegierde, Umwelt; in einem Fall (*die Studentin*) wird diese Kategorie negativ erwähnt im Sinne von Interesselosigkeit. 4 Patienten betonen ihre Fähigkeit, *auf andere Menschen zuzugehen*, andere zu unterhalten, im Mittelpunkt zu stehen.

Persönlichkeitscharakteristik. Eine Übersicht über die im fallübergreifenden Vergleich induktiv gewonnenen 18 Kategorien zeigt Tabelle 15:

Tabelle 15. Phobisch-angstneurotische Patienten, Vergleich der 12 Fälle; Relevanzbereich *Persönlichkeitscharakteristik.* Gesamtübersicht über die gefundenen Kategorien, in Klammern Anzahl der Probanden, bei denen die jeweilige Kategorie Einträge aufweist.

anderen nicht alles mitteilen (9x)
allein gelassen werden und Außenseiter sein (9x)
stolz auf Fleiß und Leistung sein (7x)
keine Probleme haben, alles ist normal (7x)
sich nicht wehren (7x)
im Kampf um Leistung nicht mithalten können (7x)
beunruhigt und aufgeregt sein (7x)
sich falsch verstanden fühlen (7x)
an Neuem interessiert sein (6x)
von anderen ausgenutzt und nicht ernstgenommen werden (5x)
Schuldgefühle haben (5x)
jähzornig und wütend werden (4x)
ordentlich sein (4x)
auf andere Menschen zugehen (4x)
sensibel sein (3x)
sich gegen andere zur Wehr setzen (3x)
Sicherheit geboten bekommen (3x)
von anderen abhängig sein (3x)

Ein zweiter Kategorienkomplex beschäftigt sich mit zwischenmenschlichen Auseinandersetzungen. Für 7 Patienten ist es wichtig, darauf hinzuweisen, daß sie sich von anderen Personen *falsch verstanden fühlen.* Noch weiter gehen 5 Patienten, die Situationen schildern, in denen sie *von anderen ausgenutzt, nicht ernst genommen werden,* wie beispielsweise im folgenden Fall: „Wir hatten 'n ganzen Teil jüngerer Kollegen..., die nicht so spuren, wie sie spuren müßten, z.B. die Dienstzeit beginnt um 13.20, dann kommen die erst um 13.40 angelatscht... kommt schon mal vor, daß die mich auch von zu Hause anrufen, wir haben dringend etwas vor, oder wir kommen später, wir sind mit'm Auto liegen geblieben, obwohl ich weiß, es ist Kirmes" *(der Autofahrer).* 7 Patienten erleben sich als jemand, der *sich nicht wehren* kann, Konfrontationen soweit wie möglich aus dem Wege zu gehen versucht. Lediglich in drei Interviews wird hingegen von Situationen berichtet, in denen *sich* der oder die Betreffende *gegen andere zur Wehr setzen.*

Ein weiterer Themenkomplex betrifft die Autonomieproblematik: 9 Patienten schildern Erlebnisse, in denen sie in einer schwierigen Situation *allein gelassen* bzw. *zum Außenseiter* wurden. Drei von ihnen betonen, daß sie sich in der Kindheit einsam fühlten, die übrigen berichten über entsprechende Erlebnisse in der späteren Biographie (Tabelle 17). Ebenfalls 9 Patienten attestieren sich, daß sie *anderen nicht alles mitteilen,* was sie innerlich erleben. Sie beschreiben sich beispielsweise als „Typ, der alles in sich hineinfrißt, statt es draußen zu erzählen" *(der engagierte Vater),* hatten „Schwierigkeiten, Gefühle auszudrücken" *(die überforderte Mutter).* In drei Interviews wird das Gefühl geschildert, *von anderen abhängig zu sein,* ebenfalls drei Patienten äußern Bedürfnisse, *Sicherheit geboten zu bekommen.*

Tabelle 16. Phobisch-angstneurotische Patienten, Vergleich der 12 Fälle; Relevanzbereich *Persönlichkeitscharakteristik*, Kategorie *Keine Probleme haben, alles ist normal* (Paraphrasen in Klammern)

20111 **Der engagierte Vater**	

20223 **Der Autofahrer** bin verheiratet, meine Frau hat mich auch hierher gefahren / (Frage des Interviewers: glücklich verheiratet oder gibt's da hin oder wieder..?) nicht mehr und nicht weniger wie bei anderen Ehen auch /spielend bring ich den Tag über die Runden, jetzt wo ich krankgeschrieben bin

20328 **Die überforderte Mutter** (Abtreibungen und Arbeitslosigkeit nicht als belastend geschildert) /gab da 'ne Phase, da war ich so 17,18, da hab'ich angefangen mit Puppen zu spielen,..bin kurz danach schwanger geworden, ein Jahr später, von einem Mann, der wesentlich älter war. Es kam dann zu einer Abtreibung. Ich wollte das Kind, meine Eltern wollten es nicht, mein Freund wollte es damals nicht, ich hab`s dann gemacht, weil mir dann auch gedroht wurde mit Liebesentzug /dann bin ich im Prinzip genau ein Jahr später wieder schwanger geworden, und schwanger wird man ja nur, wenn man nicht verhütet. Während der Schwangerschaft wußte ich nicht, wer der Vater war, das wurde dann durch 'n Vaterschaftstest festgestellt /vor zwei Jahren war ich auch schon mal schwanger von meinem jetzigen Freund,.. er fand das zwar toll, 'n Kind zu bekommen, aber ohne daß er was dazutut. Und heiraten eh nicht, und dann haben wir diese Abtreibung gemacht /lebe im Moment von Arbeitslosenhilfe und ergänzender Sozialhilfe. Mein Freund unterstützt mich teilweise.

20430 **Der Besorgte**

20534 **Die Aussiedlerin** mein Mann ist arbeitslos, aber da kann ich nicht erwarten, daß der Arbeit kriegt, weil der ist schon 57 Jahre, das ist schwer, das erwart' ich schon nicht mehr, das macht mir nichts, bedrückt mich gar nichts und nicht /Arbeiterin, so normale Abwicklerin, ..schwere Arbeit ist das nicht, nur so das ganze Tag muß man auf die Beine stehen. Früher habe ich nicht ganze acht Stunden gearbeitet, ..aber wenn mein Mann arbeitslos geworden ist, hab'ich acht Stunden genommen /ich hab'4 Kinder, zwei Söhne und zwei Töchter, .. wir kommen aus, die Kinder geben noch was dazu

20638 **Der Schweißer** im sexuellen Bereich ist alles normal, Frau hat manchmal nicht Lust, manchmal hab'ich aber auch nicht Lust, keine Probleme in dem Bereich /also 'n sehr gutes Verhältnis mit den Kollegen, wir treffen uns auch privat schon mal/ (Interviewer fragt, wie es so in der Ehe aussieht) also ich würd' mal sagen normal, gibt natürlich auch schon mal kleine Reibereien oder Meinungsverschiedenheiten,...das find ich ist normal /also das Verhältnis ist eigentlich sehr gut, auch mit meinen Schwiegereltern also gibt's gar keine Probleme / (Frage des Interviewers, wie er es fände, daß die Ehefrau wieder voll arbeiten gehe) ich find es sehr gut

20752 **Die Zahnarzthelferin** (Vater) und zwar ist der vor elf Jahren gestorben. Da hab ich das halt gesehen, wie der gestorben ist. Also wie der nach Luft gerungen hat und bewußtlos geworden ist, und direkt an dem Tag hab'ich wahnsinnige Herzbeschwerden bekommen (keine Schilderung von Gefühlen in diesem Zusammenhang)

20854 **Der Schauspieler**

20958 **Die Friseurangestellte**

21060 **Die Gekündigte**

21164 **Die Krankenschwester** (Freund) hat mich im Januar gefragt, ob ich ihn heiraten möchte, hab dann natürlich auch noch ja gesagt/ wir leben gerne zusammen, nur garantieren kann halt sowieso keiner was. Wir wollen daraufhin dann halt auch Familie aufbauen. Es ist für mich das wichtigste, mit ihm zu reden, und das tun wir. Wir reden über alles /Tanzschule, Krankenschwesterausbildung waren dann die Erfüllung für mich. Da bin ich richtig aufgegängen, mittlerweile geh' ich auch auf die Leute zu, nicht nur im Krankenhaus, sondern auch auf der Straße / letztens hab'ich gesagt, Schluß; mach eins nach'm anderen, ... merkte, wie wunderbar die Arbeit flutschte / Wir haben 'ne sehr gute Wohnung /also daß ich heutzutage sehe, daß mein Vater auf seine Art und Weise für mich da ist

21265 **Die Studentin** ich bin Studentin, ich studiere so. So mit dem Studium hab'ich keine Probleme /(Interviewer fragt, ob sie die Gegenwart ihres jetzigen Freundes uneingeschränkt genießen könne) ja im normalen Rahmen (Probleme mit dem Freund irritierten nicht so sehr)

Bei der Beurteilung ihrer eigenen Werte, Affekte und Fähigkeiten spielt der Eindruck, *im Kampf um Leistung nicht mehr mithalten zu können,* für die meisten Patienten (7 x) eine wichtige Rolle, wobei zumeist eine Überforderungssituation bei gleichzeitigem Nachlassen der Kräfte geschildert wird. Ebenfalls 7 Patienten schildern Lebenssituationen, in denen sie sehr *beunruhigt und aufgeregt* sind. In 4 Fällen werden *jähzornige und wütende* eigene Verhaltensweisen beschrieben wie z.B., „ich

Tabelle 17. Phobisch-angstneurotische Patienten, Vergleich der 12 Fälle; Relevanzbereich *Persönlichkeitscharakteristik,* Kategorie *Alleine gelassen werden und Außenseiter sein* (Paraphrasen in Klammern)

20111 **Der engagierte Vater**   (als Kind gestottert, vom Vater gehänselt)

20223 **Der Autofahrer**

20328 **Die überforderte Mutter**   (litt darunter, daß ihr mit Liebesentzug gedroht wurde) / (Therapeutin, bei der sie als Kind war, verkleinerte Patientenstamm und schob sie zum Ehemann ab) / (Freund läßt sie oft für längere Zeit allein, lebt dann als Musiker in England)

20430 **Der Besorgte**   (Ehefrau unternimmt lieber etwas alleine, fuhr nicht mit ihm nach England, da sie dort für zwei Tage hätte alleine sein müssen, stattdessen fuhr sie ohne ihn nach Frankreich)

20534 **Die Aussiedlerin**

20638 **Der Schweißer**

20752 **Die Zahnarzthelferin**   (fühlte sich im Stich gelassen, noch nicht reif genug, als sie ausziehen mußte, da Mutter zum Freund zog)

20854 **Der Schauspieler**   (am Theater kaum noch Rollen, seit neuer Intendant dort; ihm wurde gekündigt, obwohl es keinen künstlerischen Grund gibt)

20958 **Die Friseurangestellte**   (erster Ehemann kümmert sich nicht um den kranken Sohn)/ (jetziger Mann ließ sie alleine zum Sohn fahren, als dieser psychotisch war)

21060 **Die Gekündigte**   (keinen Kontakt mehr zu Eltern, Geschwistern) / (Arbeit wurde ihr gekündigt, obwohl sie nichts gemacht hat. Sie hat nur einmal gesagt, was ihr nicht paßte, nachdem sie jahrelang geschwiegen und die anderen gedeckt hätte)

21164 **Die Krankenschwester**   mein Vater ist nie mit uns in Urlaub gefahren, ist bei den Abschlußbällen nie dabei gewesen, war eigentlich weniger für mich da /eigentlich hab' ich meine Kindheit gar nicht positiv in Erinnerung. Ich war mal sehr dick und pummelig,.. bin sehr viel von den Leuten gehänselt worden

21265 **Die Studentin**   ich hab' eigentlich keine Freunde / hab' im Endeffekt auch keinen, würd' gern Leute noch näher kennenlernen, aber wenn ich ganz real mich mit denen erstmal unterhalte, dann plötzlich hab' ich keine Interesse, weil mich irgendwie wieder was an demjenigen stört

bollere oftmals sofort los, denke im nachhinein, Mensch hätt ich's doch nicht gemacht" (*der engagierte Vater*). 5 Patienten beschreiben *Schuldgefühle* und zwar durchgängig in bezug auf die Erkrankung bzw. den Tod einer anderen (zumeist nahestehenden) Person. Abschließend ist noch zu erwähnen, daß drei Patienten den Begriff „*sensibel*" zur Selbstcharakterisierung verwenden.

Gesprächsablauf und Interviewerverhalten. Die Patienten berichten ausführlich
und zum Teil in dramatischen Schilderungen, wobei allerdings eine Einengung auf
zumeist körperliche Beschwerden festzustellen ist, während die Beschreibung psychischer Erlebniszustände vermieden wird, bzw. stereotyp und wenig aussagekräf-
tig wirkt, im extremsten Fall (*die Aussiedlerin*) besteht die einzige Aussage zur
Charakterisierung der eigenen Persönlichkeit in der Betonung, daß alles „normal"
sei. Ein weiterer Fall (*der Schweißer*) unterscheidet sich von den übrigen dadurch,
daß der Interviewer hier in der zweiten Hälfte des Interviews von der Rolle des
empathischen Zuhörers abweicht und durch konfrontierende Äußerungen die Fixierung des Patienten auf seine körperlichen Beschwerden in Frage stellt. Schließlich
ist noch ein Fall (*die Studentin*) zu erwähnen, der sich dadurch deutlich hervorhebt,
daß es nicht gelingt, eine flüssige Erzählung der Patientin zu gewinnen; ihre zähen
und einsilbigen Äußerungen machen vielmehr häufige Nachfragen des Interviewers
erforderlich.

3.3.2.3 Patienten mit schweren Persönlichkeitsstörungen

Subjektive Krankheitsvorstellungen. Bei der *Schilderung der Beschwerden* fällt zunächst eine erstaunliche Vielfalt auf: Alle Patienten berichten über Ängste, die sich
überwiegend auf das Gefährdetsein der eigenen Person durch die Erkrankung beziehen, in der Hälfte der Fälle zusätzlich aber auch als ungerichtete „Angst an sich"
erscheinen. 10 Patienten berichten über aggressive fremd- und/oder selbstschädigende
Entgleisungen bis hin zur Selbstmordthematik (4 x). Ebenfalls von 10 Patienten
werden unterschiedliche körperliche Beschwerden genannt, wobei Magen-Darm-
Trakt und Eßverhalten mehrfach thematisiert werden. Innere Unruhe (9 x), Schlafstörung
(7 x) und depressive Symptome (7 x) werden ebenfalls häufig genannt. 8 Patienten
berichten über abnorme und beunruhigend erscheinende Bedeutungserlebnisse, z.B.
darüber, daß die Betreffende „Alltagsgegebenheiten ... eine irreale Bedeutung beigemessen habe" (*die Flugbegleiterin*), 4 Patienten berichten über Wahrnehmungsstörungen bzw. das Gefühl, „daß ich den Boden unter den Füßen verliere" (*die
Designstudentin*). 6 Patienten thematisieren die von ihnen selbst oder anderen aus-
gesprochene Gefahr, „verrückt" zu werden bzw. „durchzudrehen" (Tabelle 18). Im
Erleben der *Geschichte der Beschwerden* fällt bei der Mehrzahl der Patienten (8 x)
auf, daß die Symptome bereits früh (bis zum 25. Lebensjahr) manifest wurden. Häufig wird ein Wechsel von akuten Krisen und Zeiten relativer psychischer Stabilität
beschrieben, wobei im Zusammenhang mit den kritischen Zuspitzungen mehrfach
psychiatrische Diagnosen (z.B. „endogene Depression", „Psychose") bzw. psychiatrische Interventionen geschildert werden (8 x) und der jetzigen Konsultation eine
akute Zustandsverschlechterung vorausging (7 x). In allen Interviews werden von
den Patienten *psychische Ursachen* postuliert: Im Mittelpunkt stehen dabei Konflik-

te und Trennungserlebnisse in zwischenmenschlichen Beziehungen, insbesondere bezüglich des Partners (7 x) bzw. der Eltern (7 x), wobei sowohl zu große Nähe als auch zu große Distanz als schädigend und beschwerdeverursachend beschrieben werden. *Organische Ursachen* spielen hingegen kaum eine Rolle; sie werden nur von 4 Patienten in Erwägung gezogen (endogene Depression, Verdauung, Blutung, Grippe). *Schicksalshafte Ursachen im Zwischenfeld zwischen Organisch und Psychisch* werden mehrfach in dem Sinn genannt, daß die Symptomatik dem Betreffenden unerklärlich und unverständlich erscheint (5 x). Beim *Umgang mit der Krankheit* spielt der Versuch, die Symptomatik durch Selbstkontrolle zu beherrschen (7 x) bzw. von der Hilfe anderer (z.B. Therapeut) und von Medikamenten (7 x) abhängig zu sein, eine entscheidende Rolle. Bezüglich der *Reaktionen anderer auf die Beschwerden* steht das Verhalten von Ärzten im Mittelpunkt (10 x), die im Rahmen schwerer seelischer Krisen (Psychose, Selbstmordversuch etc.) intervenieren (9 x). Die *Behandlungserwartungen* konzentrieren sich in den meisten Fällen auf psychotherapeutische Behandlung (9 x).

Biographie. Nur in 8 Interviews finden sich Aussagen zur *Mutter*, die in 6 Fällen dem Patienten gegenüber als nicht ausreichend zur Verfügung stehend, machtlos, abweisend, schuldzuweisend bzw. in einem Fall als gewalttätig geschildert wird. Nur in drei Fällen tauchen daneben Äußerungen auf, die eine gute, vertrauensvolle Beziehung zur Mutter schildern (Tabelle 19). Ebenfalls lediglich bei 8 Patienten finden sich Aussagen zum *Vater*, wobei in drei Fällen das Bild eines grausamen, aggressiv-unbeherrschten Menschen gezeichnet wird. Kontrastierend hierzu erscheint die Charakterisierung von 4 Patienten, die eine positive Beziehung schildern. In zwei dieser Fälle (*der Maschinenbauer, die MTA*) erscheint dies jedoch insofern widersprüchlich, als zugleich betont wird, daß der Kontakt zum Vater durch Streit oder räumliche Trennung nicht mehr besteht. In jeweils 4 Fällen sind der Vater bzw. die Mutter bereits gestorben. In 9 Fällen finden sich Aussagen zur *Kindheit und Jugend*, die kursorisch erscheinen und nur wenig Gemeinsames erkennen lassen. Allerdings läßt sich als verbindender Aspekt eine Außenseiterposition, ein Mangel an Möglichkeiten, sich zu entfalten, erkennen.

In 4 Fällen wird beispielsweise betont, daß es Geschwister besser hatten, drei Patienten berichten über die Immigration aus einem anderen Land. Durchgängig werden hinsichtlich *Ausbildung und Beruf* hohe Ziele in bezug auf Leistung und Sozialprestige deutlich (Abitur, Therapeutin, Chefsekretärin, Architekt, „Superjob" etc.), wobei das hohe Ziel nur in zwei Fällen (*der Mathematiker, die Friseurmeisterin*) erreicht ist, während in den übrigen Fällen eine frustrierende Berufsrealität (Pförtner, Schichtdienst, Bürogehilfin, Kellner, Kündigung und Arbeitslosigkeit etc.) in krassem Kontrast zu diesem Ziel steht. Bezüglich *jetziger Familie, Partnerschaft und Freundschaften* wird in 6 Fällen über vorübergehende oder endgültige Trennungen bzw. das Gefühl, fallen gelassen zu werden, berichtet. In 4 Fällen erscheinen Schwangerschaft und Geburt eines Kindes als belastende Ereignisse. Nur drei Patienten berichten über stabile Partnerschaften. Von einschneidenden Erlebnissen (Tod eines Elternteils, Abtreibung, Vergewaltigung, Unfall) wird in 7 Fällen berichtet.

Tabelle 18. Patienten mit schweren Persönlichkeitsstörungen, Vergleich der 12 Fälle; Relevanzbereich *Subjektive Krankheitsvorstellungen*, Kategorie *Schilderung der Beschwerden* (Paraphrasen in Klammern)

40145 Der Wachmann sehr erregt/ Erregung ... steigerte/ todtraurig/ wollte mich nicht ... umbringen/ starke Selbstmordphantasien/ Angst ... die Nacht alleine zu verbringen/ im Kopf nicht mehr so klar/ Herren ... zu verprügeln/ bin ... sehr aggressiv/ Fensterglasscheibe zertrümmert ... Tür ... Schränke/ kein sonderlich gewalttätiger Mensch bin/ in den Arm zu schneiden/ Sachen in die Arme ritzen, tätowieren/ Angst an sich/ Alles sehr auf den Magen geschlagen
40219 Die Friseurmeisterin Eßbrechsucht/ reingesteigert/ Gefühl, es geht nichts mehr/ entnervt/ vielleicht drehst Du irgendwann mal durch/ überlegt, wie ich die (Tochter) so loswerden könnte/ Selbstmordgedanken - - Angstzustände/ fühle mich ... bedroht/ Angst nicht mehr aushalten kann/ Sorge ... nächtliche Angst sich auf das Kind überträgt/ Angst davor (Halluzinationen)/ Halluzinationen, ... Hände gesehen/ unruhig/ beklemmt/ Alpträume und Schlafstörungen/ (unter Druck, passiere es) daß ich mich schon mal so kratze/ selber geschadet (u.a. durch Kontakt zum Vater)
40315 Die Pharmareferentin Depressionen/ Ich verloren. ... daß es immer mehr an mir abbröckelt/ schlecht konzentrieren/ Denkstörungen/ identifiziert ... (mit Leuten, die) geistig ... nicht mehr da sind/ unfähig geworden, irgendetwas ... zu machen/ verunsichert/ Angst ... aus der Klinik rauszugehen/ (Angst) ... vor diesem Mann/ Angst nur, daß ich mein Kind verliere/ apathisch/ kaum noch was geregelt kriege/ alles zu viel/ umgekippt/ flattrig/ nicht mehr schlafen/ versucht die Mauer da zu zerstören
40420 Die Flugbegleiterin nicht mehr ich selbst (sein)/ reinsteigere/ durcheinander/ Unsicherheit/ unruhig/ meinte ... Reinkarnationen tatsächlich zu erleben ... als Hexe zu verbrennen, gleichzeitig ... Tochter von Goethe über Thomas Mann ... Katharsis ... göttlichen Auftrag/ Bilder, ... Farben, (gesehen)/ in einer hypnotischen Situation (sein)/ diffuse Assoziationen/ (Alltagsgegebenheiten) eine irreale Bedeutung zugemessen. ... ob es Jing oder Jang ist, ... dadurch Ängste ... freigeworden/ (Angst) als Hexe verbrannt zu werden, (vor) ... Verbrennen im Flugzeug, (vor) medikamentösen ... Behandlung/ (Sorge, daß) sich so eine Episode wiederholen kann/ Angst (allgemein)/ wie ich Ihnen das schildere, das ist für mich auch so distanziert/ kaum Entspannungsmöglichkeiten/ (großer) Erschöpfungszustand
40501 Der Maschinenbauer Bauchschmerzen/ Bauchdruck/ Brennen ... in der Speiseröhre/ (Nicht nur nach dem Frühstück schmerzhaftes) Erbrechen/ Würgen/ rote Augen danach/ fühlte mich nicht ... wohl/ beunruhigt/ rumgelaufen wie ein Verrückter/ Gefühl, der Junge, der wollte etwas von mir ... fühlte ich mich bei dem, durch den(!) bedroht/ daß ich ihn schlagen sollte/ hart darauf reagiere
40612 Die Designstudentin Gedanken über ... die ganze Welt und das Universum/ umwelt- und sozialpolitische Gedanken ... zweite industrielle Revolutionszeit als Microchip ... Auseinderfall langer Traditionen ... Zeit der Beschleunigung ... Erfindungen ... im künstlerischen/ Romantiker gelesen ... stark da reinversetzen/ betrachte alles schon so, als wenn es schon vergangen ist/ (alles) als nur einen Punkt im Universum erfasse/ ich kam mir vor wie ... ein Besucher/ falle in die Bilder rein/ (bin) im Raumschiff Enterprise/ denke, daß es nirgendwo mehr Himmel gibt/ gucke mir die Wärmepalette (des Gegenübers an)/ Vision, wie dieser Flieger abstürzt/ Totengott Osiris, der mich ... festkrallt/ (bei Angst) Herzrasen und ... Farbflächen ... Regenbogenfarben liefen überall herum/ Boden unter den Füßen verliere/ komme nicht auf den Boden/ Panik/ Angst, Angst zu kriegen/ normale Angst/ (Angst vor) körperliche Symptome/ (Bei Bedrohung) schalte ich auf direkt irgendwie auf Film!/ ohnmächtig geworden/ naturbreit/ extreme Einschlafstörungen/ Selbstmordgedanken/ würde wesentlich ruhiger sein/ Druck des Durchhaltens/ (dem) ins Gesicht gesprungen ... geprügelt/ traue mir das (Autofahren) nicht/ Fühle keine Hitze, und keine Kälte ... kein Körpergewicht

40725 Die Chefsekretärin Weinkrämpfe/ tiefe Trauer/ Atemnot/ Magen- und Darmkrämpfe/ Gewichtsabnahme/ Schluckbeschwerden/ (Pat. kann nur schlecht schlafen)/ (Angst) habe ich immer/ Angst ... Stelle zu verlieren/ Angst zu heiraten/ Angstgefühle ... (beim Schlafen) Herzklopfen ... Alpträume habe/ mich ... zu beruhigen/ (sexuelles Interesse verloren)

40869 Die Schülerin mich umzubringen/ dreckig fühle/ meinen Körper ... mich nicht mag/ erschöpft/ schneide mich/ esse ich nicht/ mir ... Schaden zuzufügen/ durchgedreht/ haltlos/ erst wieder klar, wenn Blut fließt/ Druck ... die andern glauben mir nicht/ Druck dreckig zu sein/ nicht geschlafen/ unfähig ... zu entspannen/ nervös/ durcheinander/ aufgeregt/ Gefühl ... Kloß im Hals zu haben/ objektiv (distanziert) erzählt/ Panik, dick zu werden/ Angst ... Verletztheit rauskommt/ (Angst, daß) mich keiner auffängt/ Entzündungen (Hals, Kopf, Nieren)/ mich kaputt machen/ aggressiv

40905 Der Architekturstudent Husten / um dem Herzen herum ... verkalkt/ Herz schlägt ... arrhythmisch/ auf der Straße, äh ja Probleme mit den Leuten habe. Daß die ... Musik spielen und ich mich sehr darüber aufrege/ Straße, die mich sozusagen äh, auffrißt/ versuche einzuschlafen ... fängt mein Herz an zu rasen ... Angst, daß es einfach stehen bleibt/ Überempfindlichkeit äh, gegenüber Geräuschen/ Konzentrationsschwierigkeiten/ keine Ruhe/ meine Gedanken immer nur auf der Straße, bei meinen Eltern, ob da was passiert/ sehr sauer ... Überweisung einfach weggeschmissen

41048 Die MTA Depression, Überarbeitung, Schlafstörungen, ... Berührungsängste ... meiner Familie gegenüber/ vor Essen zu ekeln/ Abnehmen und Erbrechen und Abführmittel nehmen ... Eßattacken/ geboxt und gekäbbelt ... gedacht, der hätte zurückgehauen

41114 Der Mathematiker Angst ... nicht schwul zu sein/ Angst vor Männern/ Angst vor Kritik/ denke auch dauernd ... 'wie sehen mich andere Menschen?'/ enge Beziehungen zu Menschen ... ist sehr schwierig für mich/ Engegefühl (in Beziehungen)/ breche dann in der Regel den, den Kontakt ab/ (kann nicht) akzeptieren, daß Leute ... Teile an mir schlecht finden ... mich trotzdem ... okay finden/ (Vater) hat sich also total auf mich fixiert/ (Vater habe) ostentativ mein, meinen Bruder bevorzugt / (Schwester stehe unter) ähnlichen Druck/ ich fühle mich dann ganz schlimm (beim 'Umkippen' einer Beziehung) ... wie ein Schleier

41267 Der Reiseverkehrskaufmann angefangen zu spielen (Spielautomaten)/ schalte da (beim Spielen) komplett ab/ Angst (von der Bank abgelehnt zu werden)/ Angst vor dem Sterben/ Angst (in) Auseinandersetzungen ... zu geraten/ Angst vor ... (Verlust der) Hemmschwelle/ Mir schlagen bestimmte Sachen also auf den Magen/ (Probleme) fresse ich in mir rein/ Verdacht auf Magengeschwür/ Magenschmerzen/ Durchdreher habe/ Tage ... ich komme einfach nicht hoch/ sonst halte ich nicht durch/ immer wieder die Böcke schieße

Tabelle 19. Patienten mit schweren Persönlichkeitsstörungen, Vergleich der 12 Fälle; Relevanzbereich *Biographie*, Kategorie *Mutter* (Paraphrasen in Klammern)

30145 Der Wachmann	
30219 Die Friseurmeisterin	zur Mutter hatte ich ein sehr gutes Verhältnis/ sehr lieber Mensch/ hatte ... nichts zu sagen (in der Familie)/ Mutter an Leukämie ... gestorben/ nicht mit abfinden können/ bin Mutter das schuldig (Vater zu betreuen)
30315 Die Pharmareferentin	war Zahnarzthelferin/ (Mutter war) unglücklich! Sie ist meinem Vater auch hinterhergefahren (wegen der Freundin)/ (neuer) Mann sie dann im Stich gelassen hat/ lebt alleine/ (jetzt) Mann kennen gelernt/ vorher ... ziemliche Leere im Leben/ (bin) abhängig von meiner Mutter/ habe mich eigentlich nie mit meiner Mutter gut verstanden/ sie macht das auch bestimmt nicht bewußt, aber ... sie hat mir immer alles vorgeschrieben/ lasse mich einfach von meiner Mutter totreden/ Mutter möchte, daß ich es so schaffe/ sagt immer, man muß ... das erzwingen ... würde mich hängen lassen
30420 Die Flugbegleiterin	
30501 Der Maschinenbauer	Mutter ... hilfsbereit ... war für mich ja nie eine Person, die ich ansprechen konnte ... hatte immer Schwierigkeiten mit meiner Mutter ... (weil) ich war immer derjenige, der Schuld hatte/ habe ... (sie) nie auch in irgendwelche Dinge mit einbezogen, vertrauensmäßig/ Mutter ist gestorben vor kurzem
30612 Die Designstudentin	
30725 Die Chefsekretärin	(Mutter bei Geburt) 25/ (Mutter habe gearbeitet) nicht als Kinderpflegerin, sondern am Fließband/ (Kinder wurden) zur Tante gegeben oder zur Nachbarin/ auch geputzt tagsüber/ Mutter leidet halt darunter (Alkoholismus des Vaters)/ labile Person - - - nervlich also auch nicht so - stark/ tat mir eigentlich einfach immer nur leid/ Mutter hat es (Trennung vom Vater) nie gemacht, wegen uns Kindern/ versucht, das (Lieblingskind) bei meiner Mutter zu werden ... habe es trotzdem nicht geschafft
30869 Die Schülerin	(Mutter gab der Tochter schuld an der Vergewaltigung)/ sagte - 'wenn Du es (Selbstmord) machst, dann mache es richtig, ich will Dich nicht'/ mich geschlagen ... beschimpft/ Vorstellung, daß, wenn ich ganz abgemagert bin, daß (sie) ... mich lieb hat/ (wenn ich) mit meiner Mutter Streit hatte, habe ich nicht gegessen/ (nach Tod des Stiefvaters sei sie) abgehauen/ (Angefangen) mehr zu saufen als ... vorher/ ihr nie (vom Mißbrauch erzählt) ... dachte, sie schlägt mich dafür/ boshaft/ macht mich selbst jetzt immer noch fertig/ (sie sagt) 'Du bist schuld, daß es mir schlecht geht, ich bring mich um'/ kann mich kaum an schöne Zeiten mit meiner Mutter erinnern
30905 Der Architekturstudent	
31048 Die MTA	Mutter hat da (im Geschäft) mitgearbeitet/ Haushalt, ... nie viel interessiert, die hat das Notwendigste gemacht - und es war für sie nicht wichtig/ bis wir alle in die Schule gegangen sind, war meine Mutter zuhause/ habe keine Beziehung zu meiner Mutter gehabt, das war ... teilweise für mich als ob sie nicht existiert hat/ Gefühl gehabt (als ob die Pat. für die Mutter nicht existierte)
31114 Der Mathematiker	früher irgendwie gedacht, sie ist so, der Gegenpol (zum Vater) ... da fühle ich mich aufgehoben ... bin mir nicht sicher, ob selbst damals das Gefühl richtig war/ Mutter (kann nicht) ... körperlicher Nähe und Zärtlichkeit zeigen/ fühle mich heute sehr entfernt von meiner Mutter/ wenn sie halt drohen wollte ... (sagte sie) 'ich rufe den Papa.'/ sie redet nicht darüber (Homosexualität)
31267 Der Reiseverkehrskaufmann	mit meiner Mutter auch (gut verstanden)/ Mutter, die schwer darunter (Spielen des Sohnes) leiden muß/ Mutter ... nicht gerade die beste Gesundheit hat ... hat es an der Bauchspeicheldrüse gehabt ... mit den Sachen, wenn ich dann irgendwie etwas anstelle, wurde es von da auch immer schlimmer/ ein halbes Jahr in *Duisburg, da fing es an ... der neue Partner (der Mutter)/ hat geraucht

Persönlichkeitscharakteristik. Die im fallübergreifenden Vergleich induktiv gewonnenen 23 Kategorien zur Persönlichkeitscharakteristik (Tabelle 20) lassen sich in 5 Gruppen zusammenfassen.

Tabelle 20. Patienten mit schweren Persönlichkeitsstörungen, Vergleich der 12 Fälle; Relevanzbereich *Persönlichkeitscharakteristik*, Gesamtübersicht über die gefundenen Kategorien, in Klammern Anzahl der Probanden, bei denen die jeweilige Kategorie Einträge aufweist

ein Ziel nicht erreichen (11x)
sich kaum unter Kontrolle halten können (10x)
nicht in der Lage sein, sich zu entscheiden/ unsicher sein (9x)
Arbeit wächst über den Kopf (8x)
sich für etwas stark einsetzen (6x)
allein sein (6x)
alles falsch machen / nie gut genug sein (5x)
es besonders gut machen (5x)
die Schuld haben (5x)
von anderen bevormundet und bedrängt werden (5x)
ausweichen (5x)
sich zurückziehen (4x)
etwas nicht akzeptieren (4x)
werden, wie jemand anderes (4x)
etwas mit Freunden unternehmen (4x)
in Extremen leben (4x)
so dahinleben (4x)
etwas verlieren, was man sich erarbeitet hat (4x)
sensibel sein (3x)
brav sein (3x)
nicht verstanden werden (3x)
tun, was man selbst gern tun will (2x)
etwas in sich hineinfressen (2x)

Mehrere Kategorien verweisen auf ein Versagen in der Bewältigung von Lebensaufgaben: 11 Patienten beklagen, gesetzte *Ziele nicht zu erreichen*, zu versagen, es (Abitur, Kindererziehung, Berufsausbildung, Studium etc.) nicht zu schaffen (Tabelle 21). In engem Zusammenhang damit scheint das Gefühl zu stehen, *nicht in der Lage sein, sich zu entscheiden bzw. unsicher zu sein* (9 x) im Sinne von Äußerungen über eigene Entscheidungsunfähigkeit durch innere Verunsicherung: „Ich weiß nicht, ob ich hoch oder runter will... Ich weiß nicht, ob ich nach einem Strohhalm greifen will oder ertrinken will" (*die Schülerin*). In 5 Fällen wird die Überzeugung geäußert, *alles falsch zu machen/nie gut genug zu sein*, 4 x in bezug auf die eigene Person, einmal in bezug auf den Partner. In 5 Fällen geht es darum, *die Schuld zu haben*, was ein Patient mit den Worten formuliert, „daß ich negative Einflüsse anziehe, also ich bin es aber zum größten Teil immer selber schuld" (*der Reiseverkehrskaufmann*). 4 Patienten schildern die Erfahrung, *etwas zu verlieren, was man sich erarbeitet hat*, überwiegend (3 x) im beruflichen Bereich.

Tabelle 21. Patienten mit schweren Persönlichkeitsstörungen, Vergleich der 12 Fälle; Relevanzbereich *Persönlichkeitscharakteristik*, Kategorie *Ein Ziel nicht erreichen* (Paraphrasen in Klammern)

30145 Der Wachmann konnte mir schlecht vorstellen, selbst zurecht zu kommen, aber es ging dann halt problemlos/ und ich bin ja schon zehn Jahre im Verzug mit dem Abitur
30219 Die Friseurmeisterin Vieles, was eben nicht so gegangen ist, wie ich das gern wollte/ viele Dinge vorgenommen ... und das hat hinterher alles nicht mehr geklappt (im Zusammenhang mit der Kindeserziehung)/ (man habe der Pat. das) Gefühl vermittelt, ich versage
30315 Die Pharmareferentin weil ich kaum noch was geregelt kriege, wenn ich bei meiner Mutter bin/ ich wollte eigentlich die Krankenpflegeschule besuchen, das habe ich dann auch nicht gemacht, weil da wieder eine Beziehung dazwischen kam/ konnte nichts weiter/ und habe ich dann die größere Wohnung gesucht. Das war auch nicht einfach. Das habe ich dann auch noch geschafft, und dann nachher ging es dann nicht mehr/ plötzlich habe ich gemeint, ich schaffe alles nicht mehr/ ich komme einfach nicht zurecht/ dann ging ich ... von der höheren Schule ab. Dann ging ich zur Volksschule. ... aber nachher habe ich meine mittlere Reife trotzdem gemacht
30420 Die Flugbegleiterin
30501 Der Maschinenbauer und dann bin ich ja den Weg gegangen, den ich gar nicht gehen wollte/ Schwierigkeiten ... das, was ich mir erhofft hatte, daß ich das durchziehe/ und habe die (Prüfung) dann wieder versiebt
30612 Die Designstudentin traue ich mich schon gar nicht dorthin (zur Uni) zu fahren ..., daran scheitert es schon mal/ also normalerweise - wäre ich im Februar dieses Jahr (mit dem Studium) fertig, und ich hatte mir als Ziel so Februar übernächstes Jahr genommen
30725 Die Chefsekretärin (obwohl sich die Pat. bemühte, das Lieblingskind der Mutter zu werden) hatte ich überhaupt nichts erreicht. Ich habe es trotzdem nicht geschafft
30869 Die Schülerin ich habe es schon wieder nicht geschafft (nicht zu versagen)/ Du hast es wieder nicht geschafft!/ ich habe in der Schule versagt, also bin krank geworden/ ich habe in der Wohnung versagt/ (das Schneiden sei ein) Bestrafen für Versagen/ und daß ich hier bin ist für mich ... ein Versagen/ (Krankheit sei) ein Zeichen, so 'Du hast wieder, du hast wieder versagt'/ ich fühle mich im Moment als daß ich total versagt habe in der Schule und überall
30905 Der Architekturstudent ich bin zwar eingeschrieben und beleg ein, zwei Kurse pro Semester, aber im Grunde - plätschert das nur so dahin
31048 Die MTA es ist mir nicht leicht gefallen, solche Noten zu kriegen. ... ich habe es nicht mehr geschafft. Und dann habe ich aufgehört
31114 Der Mathematiker ich schaffe es überhaupt nicht mehr ... ein unverkrampftes Verhältnis mit den aufrecht zu erhalten/ ich schaffe es dann überhaupt nicht mehr mit diesen Leuten
31276 Der Reiseverkehrskaufmann habe die (Prüfung zum Steuerfachgehilfen) aber nicht bestanden ... versucht, die zu wiederholen - das ging aber dann schief/ da falle ich natürlich immer wieder auf die Schnauze meist/ die mittlere Reife nicht gepackt.... habe ich aber ... damals nicht bestanden/ Prüfung zum Steuerfachgehilfen nicht bestanden. ... Arbeitsbeschaffungsmaßnahme ... gekündigt worden ... aus der Bundeswehr rausgeflogen/ das muß ja schon an mir liegen, wenn das immer wieder schief geht/ wo ich aber auch versucht habe zu lernen, aber was eh nicht klappte/ nicht geschafft, irgendwie (aus dem Bett) hochzukommen/ die ganze Sache schon vorher ins Lot bringen könnte. Aber das schaffe ich irgendwie nie

Ein verwandter Themenkomplex beschäftigt sich mit eigenem Ehrgeiz, Streben nach Selbstverwirklichung und Tendenzen zur Selbstüberforderung. 6 Patienten berichten über eine allgemeine Tendenz zum Engagement, zur Bereitschaft, *sich für etwas stark einzusetzen*, 5 Patienten betonen, *es* („alles", Leistung, Beziehung zur Mutter) *besonders gut zu machen*, hohe Ansprüche an sich zu stellen: In zwei Fällen geht es darum zu *tun, was man selbst gern tun will*. In der Mehrheit der Fälle aber gelingt es offensichtlich nicht, diese Vorhaben zu verwirklichen: In 8 Interviews wird zum Teil ausführlich darüber berichtet, daß die *Arbeit über den Kopf wächst*, der Betreffende „kräftemäßig und auch nervlich so fertig war" (*die Friseurmeisterin*). Auch die Kategorie *in extremen Leben* (4 x) weist auf Tendenzen zu Selbstüberforderung und „Schwarz-Weiß"-Denken (*die Schülerin, der Mathematiker*) hin.

Wichtig ist für einen Teil der Patienten auch die Orientierung an anderen Menschen, allerdings nicht nur im Sinne einer positiven Objektbeziehung, wie dies in dem Wunsch, *etwas mit Freunden zu unternehmen* (4 x) deutlich wird, sondern auch im Sinne einer Identifikation, was in der Kategorie *werden wie jemand anderes* (4 x) deutlich wird (z.B. Vater, Schwester). Dabei spielt *Bravsein* (3 x) ebenso eine Rolle wie von anderen *bevormundet und bedrängt werden* (5 x): „Sobald es halt enger wird, dann fühle ich mich bedrängt"(*der Mathematiker*).

Bezüglich des Umgangs mit Schwierigkeiten und Problemen steht die von 10 Patienten beschriebene Eigenschaft, *sich kaum unter Kontrolle halten zu können* (Tabelle 22), im Vordergrund, insbesondere die Triebimpulse (Aggression, Essen) und die Organisation und Strukturierung des Alltags betreffend. Auch die *mangelnde Fähigkeit, bestimmte Dinge zu akzeptieren*, wird von einigen Patienten (4 x) thematisiert. Drei Patienten beschreiben das *Gefühl, nicht verstanden zu werden* bezüglich Ehemann, Schwester bzw. Therapeut.

Ein weiterer Themenschwerpunkt sind Tendenzen, Probleme aus dem Weg zu gehen, Konflikten und Auseinandersetzungen *auszuweichen* (5 x), Unzufriedenheit *in sich hineinzufressen* (2 x), *sich zurückzuziehen* (4 x) und *allein zu sein* (6 x). Drei Patienten beschreiben sich als *sensibler* als andere. Schließlich ist noch das dem sozialen Rückzug entsprechende Erleben eines anhedonischen *So-dahin-Lebens* (4 x) zu erwähnen, das eine Patientin in die Worte faßt: „Ich lebe nicht mehr richtig, ich vegetiere nur noch dahin" (*die Pharmareferentin*).

Gesprächsverlauf und Interviewerverhalten. Die Patienten berichten ausführlich und zum Teil in dramatischen Schilderungen, wobei die Beschwerdebilder und die aktuelle Lebenssituation im Vordergrund stehen. In zwei Fällen (*die Friseurmeisterin, die MTA*) kommt es zu kritischen Zuspitzungen, als die Patientinnen vom Tod naher Angehöriger berichten und dabei in Tränen ausbrechen. Nachfolgend verhält sich die Interviewerin hier stützend und es gelingt, das Gespräch fortzusetzen. In einigen Interviews machen unkonzentrierte, mißverständliche bzw. widersprüchliche Aussagen mehrfach Nachfragen notwendig. In einem Fall (*der Architekturstudent*) kommt es bei der Thematisierung der Therapeutensuche zu gravierenderen Mißverständnissen mit unterschwellig ärgerlichen Reaktionen des Interviewers.

Tabelle 22. Patienten mit schweren Persönlichkeitsstörungen, Vergleich der 12 Fälle; Relevanzbereich *Persönlichkeitscharakteristik*, Kategorie *Sich kaum unter Kontrolle halten können* (Paraphrasen in Klammern)

30145 Der Wachmann	ich bin sehr ... aggressiv und so, daß ich das kaum kontrollieren konnte
30219 Die Friseurmeisterin	bis jetzt konnte ich es immer im Rahmen halten (das Erbrechen)/ am Anfang hatte ich das (Eßproblem) ...ja gut in Kontrolle so, ich konnte mich also kontrollieren
30315 Die Pharmareferentin	ich kann es aber nicht erzwingen
30420 Die Flugbegleiterin	ich habe das Gefühl, daß ich mich dazu disziplinieren muß, auch da eine Klarheit in den Alltag hinein zu bringen
30501 Der Maschinenbauer	Vorfall, der sich da so ereignet hat, den ich selber nicht kontrollieren konnte
30612 Die Designstudentin	zugegebenermaßen bin ich natürlich ziemlich ungeduldig/ wo jeder Tag nur davon bestimmt wird, durchzuhalten/ (versuchen) an das mich zu halten, was ich schon habe
30725 Die Chefsekretärin	
30869 Die Schülerin	(Suizidgedanken) ist mein jetziges Problem ... Was halt mal mehr mal weniger hochkommt - und wo ich ständig mit kämpfen muß/ Ich kann es nicht mehr unterdrücken, ich will es nicht mehr unterdrücken
30905 Der Architekturstudent	
31048 Die MTA	und habe, relativ schnell - das (Eßproblem) wieder alleine in den Griff bekommen/ war davon überzeugt, daß ich das alleine in den Griff bekommen würde
31114 Der Mathematiker	der war auch gar nicht so unter der Kontrolle (der Bruder)
31276 Der Reiseverkehrskaufmann	die Hemmschwelle ist da einfach weg/ ich kenne vorher die Konsequenzen, ... und mache es trotzdem

3.3.2.4 Bulimie-Patientinnen

Subjektive Krankheitsvorstellungen. Die *Schilderung der Beschwerden* nimmt in den Interviews breiten Raum ein. 5 Patientinnen schreiben sich selbst die Diagnose „Bulimie" zu, zwei sprechen von „Magersucht". Die Mehrzahl schildert eindrücklich den Vorgang des Zuviel-Essens und des anschließenden provozierten Erbrechens, ausgelöst durch das unerträglich erscheinende „Gefühl, ich müßte platzen" (*die Sozialarbeiterin*). Fast durchgängig wird das Körpergewicht thematisiert, wobei entweder Untergewicht (5 x) oder Übergewicht (3 x) bzw. starke Gewichtsschwankungen (1 x) problematisiert werden. 4 Patientinnen beschreiben, die Kontrolle über sich zu verlieren, in zwei Fällen wird von Selbstmordversuchen berichtet, dreimal von aggressiven Durchbrüchen. 6 Patientinnen beschreiben Angst als Symptom, ferner werden Desinteresse an Sexualität und Schwierigkeiten mit der weiblichen Geschlechtsidentität (7 x) genannt sowie innere Leere, „Gefühl, im Vakuum zu sein" (*die Handwerkerin*), Lust- und Kraftlosigkeit sowie körperliches Versagen (8 x). Schließlich werden eine Vielzahl anderer Symptome genannt wie Übelkeit, Magenschmerzen, Abführmittelmißbrauch, Alkoholmißbrauch, psychotische Symptome, Amenorrhoe, Kniebeschwerden, Schlafstörungen, Wortfindungsstörungen etc. Im

Zusammenhang mit der *Geschichte der Beschwerden* fällt eine zumindest global als problematisch, belastet oder „nicht einfach" beschriebene familiäre Situation auf (8 x), die auf aggressive Auseinandersetzungen schließen läßt. Fast alle Patientinnen (10 x) erleben sich mit ihrer Symptomatik als von anderen isoliert, „wie ein Mäuschen" (*die Grundschullehrerin*) zurückgezogen, in ihren sozialen Kontakten reduziert (Tabelle 23). Alle 12 Patientinnen geben *psychische Ursachen* an, wobei Trennung und Verselbständigung als ebenso symptomauslösend betrachtet werden wie Beziehungsaufnahme, Zu-nahe-Treten und Auseinandersetzungen innerhalb Partnerschaft und Familie, so daß die körperliche Verfassung und das Eßverhalten bei einem Teil der Patientinnen regelrecht mit der zwischenmenschlichen Nähe korrelieren: „Wenn ich in eine Beziehung eingehe, nehme ich zu ..., nach Trennungen kann ich extrem abnehmen" (*die Sozialarbeiterin*). *Organische Ursachen* werden hingegen nicht angenommen, lediglich eine Patientin ist der Auffassung, daß ihre „Probleme zu einem Viertel körperlicher Natur" (*die Grundschullehrerin*) sind. Auch *Ursachen im Zwischenfeld zwischen Organisch und Psychisch* werden nicht genannt. *Beim Umgang mit der Krankheit* spielt der Versuch, es „im Griff" zu halten, sich „zusammenzureißen", es allein zu schaffen, eine entscheidende Rolle. 9 Patientinnen betonen den Autonomieaspekt bei der Schilderung ihres Krankheitsverhaltens, wobei das Gelingen bzw. das Scheitern einer kognitiv-rationalen Bewältigung durch „Nachdenken", „mit sich reden", „Bücher lesen" und Planen der Nahrungsaufnahme im Vordergrund steht. Von drei Patientinnen wird der Umgang mit der Krankheit als Kampf geschildert, drei nennen körperliche Aktivität als Strategie. Bei 5 Patientinnen spielt das zum Teil schamhaft erlebte Geheimhalten eine Rolle. Als *Reaktionen anderer auf die Beschwerden* wird einerseits beschrieben, daß Beziehungspartner lange Zeit nichts merken bzw. die Probleme aus Unkenntnis, mangelndem Engagement und Verständnislosigkeit nicht nachvollziehen konnten (8 x); andererseits werden Zuwendung in Form von Druck, Überwachung und Kontrolle (5 x) aber auch in Form von Ratschlägen (6 x) und Verständnis (4 x) genannt. Bezüglich ihrer *Behandlungserwartungen* setzen sich 9 Patientinnen mit der Frage einer Psychotherapie auseinander, die übrigen drei formulieren ihren Wunsch nach Hilfe bei der Bewältigung ihrer Probleme unspezifischer. Auffällig sind fast durchgängig einschränkende und skeptisch-distanzierende Einschätzungen der Erfolgsaussichten einer Therapie bzw. die Bevorzugung von eher lockeren, nicht-stationären Behandlungsmethoden, z.B. in einer ambulanten Gruppe.

Biographie. Die Mehrzahl der Interviewten zeigt eine kritische Einstellung zur eigenen *Mutter*: 5 Patientinnen erleben sie als stark, als diejenige, die zu Hause „das Sagen" hat, zum Teil als „streng" und „kontrollierend", wobei ihr ein „starkes Bedürfnis, immer zu wissen, wie es mir geht" (*die Ernährungswissenschaftlerin*), attestiert wird. 4 x ist von der Berufstätigkeit der Mutter die Rede, in 8 Fällen wird hingegen die Anwesenheit der Mutter betont, sie war „fast die ganze Zeit da" (*die Schülerin*); kontrastierend hierzu wird in drei Fällen von drohendem und vollzogenem „Kontaktabbruch" berichtet. Eine Patientin bringt ihre Eßstörung ursächlich mit der ständigen engen Präsenz der Mutter in Verbindung (*die Musikerin*), eine andere mißt einem eher distanzierenden Verhalten pathogenetische Bedeutung bei,

Tabelle 23. Bulimische Patientinnen, Vergleich der 12 Fälle; Relevanzbereich *Subjektive Krankheitsvorstellungen*, Kategorie *Schilderung der Beschwerden* (Paraphrasen in Klammern)

40168 Die Schülerin   da fing ich an zu essen und auf einmal war es zuviel/ ..Grenze, wo ich satt war, nicht gefühlt, ... Essen in mich reingestopft ... da wurde mir schlecht ... Essen... mußte irgendwie raus/ konnte das nicht aushalten/ Probleme mit den Eltern/ (Mutter machte Vorwürfe)/ wir machten uns gegenseitig kaputt

40227 Die Ernährungswissenschaftlerin   neun Monate Periode nicht gehabt/ unheimlich abgenommen/ (deshalb im Krankenhaus, danach Erbrechen)/ ekelhaft/ gute Möglichkeit, ..Gewicht zu halten/ Ärger über jedes Kilo/ ..zu Hause.. geht es beim Frühstück ..los/ sobald ich esse, steigert sich das/ dreimal pro Tag/ Magenschmerzen/ war immer sehr schüchtern/ Angst...was zu sagen/ (zuletzt) zum Studium nicht den richtigen Nerv/ (vor Beziehung zum Freund selten über Probleme unterhalten)/ sexuell... durch mich nachgelassen (zuletzt)/ weiß nicht, warum/ (Probleme und Belastungen in der Familie, auch mit Vater)/ (Oma im Krankenhaus seit 3 Monaten, tägliche Besuche stressig, auch körperlich)

40367 Die Sozialarbeiterin   Gefühl, ich müßte platzen/ in Drucksituationen/ (letztes Jahr 30 Kilo zugenommen)/ Schmerzgrenze erreicht/ Kontrolle nicht mehr/ nicht mehr leistungsfähig/ krieg ... Arbeit nicht geregelt/ Bulimie seit 1982/83/ (Gewichtskontrolle) durch ... Erbrechen/ Freßsucht/ (später phasenweise keine Lust, zu erbrechen, dicker, dadurch unzufrieden)/ (wie Kreislauf) / Selbstschädigung mit System/ gesundheitlich ... langsam brenzlig...Knie/ Essen hält mich zusammen/ füllt innere Leere/ denke schon morgens an Essen/ wichtiger als soziale Kontakte/ isoliere mich / (Ehe nicht einfach), ich trage mehr dazu bei/ konnte früher nach Trennungen extrem abnehmen, (nur für den Mann, um attraktiv zu sein)/ Wünsche nach Sex nehmen bei mir ab

40471 Die Handwerkerin   ins Krankenhaus, weil ... Pulsadern aufgeschnitten/ war ausgeklinkt/ Was da in mir vorging, weiß ich nicht mehr...Lücke/ arbeiten, ..klappte nichts.. nicht konzentrieren.. langsam/ Gefühl, im Vakuum zu sein / in der Werkstatt geweint, konnte das nicht kontrollieren/ erste Selbstmordgedanken mit 14, ..Tabletten genommen/ weggelaufen/ Sachen kaputtgeschmissen/ monatelang jede Nacht geweint/ viel getrunken/ betrunken auf die Straße gelaufen (dann über Jahre)/ Ärger mit den Eltern... Probleme in der Beziehung/ Essen immer extrem,... gehungert... Freßorgien, bis mir schlecht geworden ist/ teilweise übergeben, ... manchmal nachgeholfen, mit schlechtem Gewissen/ immer Probleme mit ..Gewicht/ (einmal in 10 Wochen 14 Kilo abgenommen, schon ein Apfel am Tag zuviel, bis Kreislauf nicht mehr mitmachte)/ (zuletzt) unmäßig (gegessen)/ ganzen Tisch voll/ (mit Pausen, bis abends)'Du kippst um'/ sinnlos/ daß diese Kraft, die das bewirkt, stärker ist als mein Wille, hat mich geärgert/ meist stoßweise/ Angst, jeder sieht Dir das an/ nicht vor die Tür getraut/ am nächsten Tag völlig schlechtes Gewissen,.. nichts zu essen angerührt/ Einsamkeitsgefühle/ bis vor drei Monaten regelmäßig am Wochenende betrunken.../ mittlerweile.. nicht einen Schluck/ (wegen Beziehung) wie oft alles überstürzt/ aus lauter Angst, daß es kaputt geht, verschrecke ich den anderen/ falsch gemacht, weiß nicht was/ im Betrieb ...(selbstbewußt)/ kann schauspielern/ dann ..fällt alles von einem ab, ..völlig apathisch in der Wohnung/ entweder.. mißtraue .. unheimlich, oder vertraue viel zu viel/ (trotz schlechter Erfahrung mehrmals versucht, durch miteinander Schlafen Beziehung aufzubauen, bitter)

40533 Die Betriebswissenschaftlerin   Selbstmordversuch/ fühlte mich unwohl/ Bulimieanfälle/ konnte mich nicht kontrollieren/ wußte, daß ich nicht sterben würde/ wollte aufmerksam machen/ Schrecken meinen Eltern/ Freundin angerufen, (ins Krankenhaus)/ (nach zwei Tagen entlassen)/ als ob nichts passiert ist/ wie neu geboren/ im letzten Abi-Jahr 10 Kilo zu dünn/ nichts gegessen/ wollte dünner aussehen als die anderen/ finde das heute noch schön/ (Gedanken ums Essen)/ vielleicht .. Leben nicht so genossen wie (andere)/ nie was getrunken..Kalorien/ nicht viel in Gesellschaft/ nie einen Freund/ bis heute Tage nicht/ wollte nicht erwachsen werden/ keinen Busen kriegen/ Disziplin jetzt verloren/ (überall wo sie sei, sei sie Ausländer)/ im Krankenhaus...Claustrophobie

---

40675 Die Biologiestudentin relativ gut/ hab das im Griff/ (Leben von außen betrachtet,) alles in geordneten Bahnen/ ich funktionier´ noch/ Job hingeschmissen, ..nicht ertragen.. (dazu mit Ex-Freund)/ oft Mauer um mich/ kann mich nicht mitteilen/ auf Minimum...(sich) abgeschaltet/ Phasen, Stunden bis 5 Tage/ Wortfindungsstörungen/ Gehirn leer/ verkrieche mich/ nächtelang wach/ Freßanfälle und Ausbrechen ... im Moment.. in Grenzen/ man merkt das kommen/ 'Heute.. so'n Tag, wo Du aufpassen mußt'/ vor Monaten schlimm,.. konnte nicht nachdenken, woher der Trieb kam/ beim Vater manchmal ..stottern/ Er benimmt sich manchmal so säuisch, daß ich ihn hasse, ... trotzdem komme ich immer wieder / erzähl ihm, was er hören möchte/ wichtig, daß er mich anerkennt, ...liebt/ meine (z.T.), mich nicht richtig darstellen zu können

40740 Die Grundschullehrerin nicht so ganz mit meiner Person an sich einverstanden/ (Worunter sie leide, sei schwer zu sagen)/ brauche das Gefühl der Anerkennung.. Geborgenheit.. des Vertrauens/ weiß, daß ich dünn aussehe/ (1,70m, 42 kg)/ möchte nicht dicker/ Kalium erniedrigt/ Leberwerte erhöht/ früher häufig Abführmittel/ noch sporadisch/ Appetit sehr unregelmäßig/ (ab 10. Lebensjahr innerlich von Eltern abgewendet)/ Vertrauen zu ihnen nicht/ Angst, irgendwas zu erzählen, womit sie nicht einverstanden waren/ (bis 20 sehr brav, nicht ausgegangen)/ Gefühlskälte ihnen gegenüber entwickelt/ worunter ich ein wenig leide/ (Kontakt heute angespannt, ..akzeptieren ihren Mann nicht unbedingt)/ eigene Kinder möchte ich nie/ ich finde keinen Einstieg (in solche Themen)/ Ehe..für mich zu gleichbleibend ..sachlich/ (könne sich nicht als vollwertige eigenständige Person akzeptieren)/ (ziehe sich wie ein Mäuschen zurück)/ bin sehr sensibel und feinfühlig/ total erschüttert durch die Fragebogen/

40866 Die Rehabilitandin vor 4 Monaten ins Krankenhaus wegen..Eßstörung/ vor allem nachts übermäßig/ nur ans Essen gedacht/ viel Süßigkeiten/ (im Krankenhaus Diätversuch)/ nicht geklappt/ will abnehmen/ mach' das..radikal/ letzte Woche kein Mittag, ...schmeckt zu gut/ mir schmeckt's nicht mehr/ im Moment besser, wo ich mich abgesondert habe/ reg' mich nicht mehr über die anderen auf/ fühl' mich nicht so (dick?) geliebt/ fühl' mich (im Übergangswohnheim) nicht mehr wohl/ (Mitarbeiter sagte, sie solle wegen Gespräch auf ihn zukommen, für sie 'Du brauchst keins.')/ konnte nicht (zu ihm)/ nachher so sauer,(dann greife sie zum Essen)/ Nutella ..löffelweise/ (Heimleiterin gefragt, ob Küche nachts abgeschlossen wird, sie ging nicht drauf ein)/ durchgedreht/ (Essensglocke) geschmissen/ Wutanfall/ hilflos/ (nicht gut geschlafen)/ (wenn Ängste), kann ich manchmal nicht aufstehen/ zieh' mich ins Bett zurück/ (Angst auf die Straße zu gehen, Leute so neugierig)/ in letzter Zeit oft starke Magenschmerzen/ fast täglich schlecht/ versucht, Finger in den Hals,..kann und will .. nicht/ unselbständig/ abhängig geworden... vom Essen... Faulheit/ bedrückt mich/ im Moment trau' ich mir keine Arbeit zu/ Abneigung gegen Vorschriften und Regeln/ Lyogen ... wegen Unruhezuständen/ schon mit 13 Süßigkeitensüchtig/ fühlte mich immer als Außenseiter/ Konzentrationsschwierigkeiten in der Aufbaurealschule/ mit 15 Magersucht/ kam von der Entwicklung her nicht mit/ (kein Interesse... an Freund)/ konnte mich nie so gut durchsetzen wie meine Schwester/ mit 22..Psychose/ nicht raus getraut/ nur gegessen/ Stimmen gehört/ Angstzustände/ Teller geschmissen/ (danach abgenommen)/ hohes Fieber/ (wieder gegessen)

40970 Die Musikerin vor drei Jahren Diät/ 15 Kilo in 6 Wochen/ hatte noch keinen Freund(die anderen alle)/ (danach) Bulimie/ wollte nicht wieder zunehmen/ immer schlimmer/ nach jedem Essen das Gefühl, daß das zuviel war/ innerer Zwang.. muß..was essen/ kommt ..wieder raus/ Wenn ich es mir nicht felsenfest vornehme, geht das durch/ Erbrechen.. in den letzten Wochen zwei- bis dreimal/ fühlte mich unwohl/ kann das nicht ertragen/ muß ständig an Essen denken/ ständig.. 'gefällst Du den anderen?'/ im Sommer konnte ich nichts mehr essen, .. fast Magersucht/ im 9. Schuljahr schlecht in der Schule geworden/ sollte mich bewerben, (wollte aber da schon Musik studieren)/ faul geworden..keine Lust

41072 **Die Diätberaterin** Bulimie seit 9 Jahren/ jeden Tag Eß-Brech-Anfall/ oft Gewohn-
heitssache/ wenn ich anfang', ..oft kein Stoppen/ ganz oder gar nicht/ (großer Teil meiner
Gedanken und Zeit)/ hauptsächlich abends/ plane/ wenn ich rational darüber nachdenke, geht
es mir gut/ (Essen ohne nachdenken geht nicht)/ vom Gefühl her ..sofort übergeben (selbst
nach Salat)/ (Tage des Ankämpfens zum Scheitern verurteilt, mehr gelitten als wenn sie dem
Brechen nachgebe)/ diese Leere/ Krankheit.. auf Sexualleben niedergeschlagen/ gehemmt/
nicht das Bedürfnis so stark/ Zahnprobleme/ keine Periode mehr/ einmal Probleme mit Haa-
ren/ chronische Sehnerventzündung,.. wahrscheinlich psychisch bedingt/ kann nicht akzeptieren, dicker zu werden/ mit 15 erste Diäten, auf und ab/ (später nach strenger Diät Hochzeit
des Bruders)/ gefressen/ nicht kontrollieren/ erste mal Finger in den Hals/ Möglichkeit 'kannst
essen..bleibst dünn'/ reingerutscht/ (ohne übergeben) Dicklichkeitsgefühl (zusammen mit
Unsicherheit)/ Schwierigkeiten, Leuten in die Augen zu gucken/ mich auszudrücken/ könnte
nicht sagen, daß ich Bulimie habe/ Fassade würde zusammenbrechen/ Pseudoselbstbewußtsein/
viele Hobbies aufgegeben... unter Leistungszwang gesetzt.. keinen Spaß

4117 **Die Raumpflegerin** nur zu Hause/ weil ich so viel Gewicht habe, wage ich mich nicht
unter Menschen/ nur zu Tochter (im Sauerland)...noch Kontakt/ kann fast nicht mehr laufen/
Probleme mit den Knien/ über 130 Kilo/ konnte.. Arbeit nicht richtig machen/ kann nicht
mehr helfen, auch bei mir nicht, baden..anziehen/ zu Hause schnell nervös/ schreie laut/ Gefühl, ich mache die Familie kaputt/ Angst/ Wut/ manchmal traurig,/ kann nicht schlafen/ eß,
egal was, bis alles weg ist/ dann .. schlecht, brech ich, drei- bis viermal am Tag/ Finger im
Hals/ besonders abends/ manchmal bin ich dann nervös'wer bin ich? was mach' ich jetzt?'/
esse sofort wieder/ führ' immer Gespräche mit mir/ manchmal..allein, weiß nicht, was ich
soll/ am weinen,.. sofort in die Küche/ essen ohne Hunger/

41274 **Die Technische Zeichnerin** Eßstörung, Bulimie/ in letzter Zeit nicht.. unter Kontrol-
le/ zwei-, dreimal am Tag, selten ausgeblieben/ dadurch viel abgenommen, vorher fast 70
Kilo, jetzt 48, 50/ Einstellung zum Leben .. nicht mehr..keine Lust/ nicht, daß ich sag', ich
bring mich um/ (Bulimie mache sie aggressiv)/ fühl' mich schlapp/ Sachen, die ich in dem
Moment nicht vertragen kann, .. sauer/ nicht die Kraft (z.B. für Fitness, auch für Sexualität,
manchmal wochenlang)/ hab' mich nicht mehr unter Kontrolle, werd´ aggressiv/ (vor kurzem
die schwer kranke Tante geschlagen)/ in dem Moment denk' ich nicht nach.. im Nachhinein/
dann tut mir das so weh/ Schuldgefühle/ in mir steckt es drin/ Angst, daß das noch mal pas-
siert/ konnte nie richtig über meine Gefühle reden/ ein dicker Kloß/ viele Freunde aufgegeben, was mir im Nachhinein auffällt/ wo ich nicht mehr bereit war zu sagen, 'o.k.'

„daß ich mich zu dick gefühlt habe, begann, als meine Mutter berufstätig wurde"
(*die Diätberaterin*). Der *Vater* erscheint fast durchgängig (9 x) schwach und problematisch; er ist angepaßt, „traut sich manchmal nicht, was zu sagen", (*die Musikerin*), ist arbeitslos, als Ausländer schlecht integriert, nur eingeschränkt leistungsfähig,
krank oder hat Alkoholprobleme. In drei Fällen wird er als aggressiv geschildert, in
drei Fällen lebt er von der Mutter getrennt, bei einer Patientin ist der Vater an Krebs
verstorben. 7 Patientinnen schildern Nähe zum Vater: Er „versuchte immer, für meine Wünsche einzutreten", was „meist nicht geklappt" (*die Schülerin*) hat. Eine Patientin erfuhr erst in der Grundschule, daß der Mann der Mutter nicht ihr leiblicher
Vater ist (*die Biologiestudentin*). Hinsichtlich *Kindheit und Jugend* berichtet ein Teil
der Patientinnen von einer gespannten Familienatmosphäre mit häufigen Streit-
situationen (5 x). Für die Mehrzahl der Patientinnen ist diese Zeit gekennzeichnet
durch Trennung, Isolierung und Desintegration, bedingt durch Verlassenwerden

Tabelle 24. Bulimische Patientinnen, Vergleich der 12 Fälle; Relevanzbereich *Biographie,* Kategorie *Mutter* (Paraphrasen in Klammern)

40168 **Die Schülerin**   ziemlich streng/ genaue Zeit gesagt, wann ich zu Hause sein sollte/ 5 Minuten später... Strafe oder wurde geschlagen/ ging morgens arbeiten, kam um drei nach Hause, war dann fast die ganze Zeit da/ das Sagen in der Familie/ Industriekauffrau/ (wenn die Patientin nachts weggbleibe, meint sie, sie schlafe mit einem Jungen)

40227 **Die Ernährungswissenschaftlerin**   44/ Einzelhandelskauffrau/ in den ersten Jahren meistens zu Hause/ (als die Patientin klein war, halbtags, nach Trennung der Eltern, sie war 8, ganztags gearbeitet)/ (blieb nach der Trennung bei ihr, im Grunde bei Oma)/ sehr fürsorglich/ Wenn sie mich nicht mindestens zweimal pro Tag spricht, ist sie nicht zufrieden/ starkes Bedürfnis, immer zu wissen, wie es mir geht/ arbeitet halbtags/ seit 4 Jahren verheiratet/ (zog aus, die Patientin blieb bei Oma)/ wir sehen uns jetzt öfter/(sie hätte ihrer Mutter niemals reingeredet, wäre aber auch niemals mit zu ihr gegangen, wenn sie heiratet)/ Sie hätte mich nicht zwingen können/ macht sich Vorwürfe, daß sie ausgezogen ist, darum will sie sich dauernd kümmern

---

40367 **Die Sozialarbeiterin**   (als die Patientin 12 war, gesagt,'ich gehe, wenn Ihr die Ausbildung fertig habt.')/(für die Patientin und ihre Schwester lieber eher)/(an dem Tag, wo die Patientin Anerkennungsjahr begann, weggegangen)/ stand seit Jahren auf Liste für Dienstwohnung/ Deutsche/ (mit Mutter schon kurz bevor die Patientin auszog nicht mehr gesprochen)/ihr Auszug war Kontaktabbruch/ für mich tot/ nicht gesprochen bis Anfang diesen Jahres/ aber was erzählt man den Kindern?/ in Therapie schon betrachtet/

40471 **Die Handwerkerin**   (immer Angst, daß Vater Mutter was antut)/ hat Mutter nicht angerührt/ (wenn Mutter nachher weinte, dazugesetzt)/ (Mutter holte die Patientin und deren Bruder nach Streit bei Freundin ab, furchtbar aufgeregt, daß Nachbarn das Problem mitkriegen)/ (nur Büro gemacht, nicht viel)/ immer für uns da/ (als die Patientin sagte, ich schlaf bei meinem Freund, sagte Mutter 'wenn Du jetzt drüben schläfst, kannst Du ausziehen.')/ Kampf meines Lebens/ (immer Thema, was sie ihr nicht gesagt hätte)/ gewünscht, ich könnte mit (ihr) mal reden wie mit einer Freundin, über sowas auch/ (war bei uns nicht drin)

40533 **Die Betriebswissenschaftlerin**   (Mutter in Brasilien geboren)/(Eltern Deutsche)/ immer zu Hause/ (um Haushalt gekümmert)/ (mit ihr konnte man reden)/ ganz normal

---

40675 **Die Biologiestudentin**   hat mich früh bekommen/ war 18/ meinen Vater nicht geheiratet/ (mit 12 habe die Patientin gefragt, ob ihre Mutter ihre Mutter ist, weil ein Mitschüler sagte, ihre Eltern wären nicht ihre Eltern)/ (schwierig, nur meine Mutter zu betrachten)/ ich finde sie toll/ sie kann ganz viel Power haben, andere mitreißen/ hat natürlich die gleichen Schwierigkeiten mit meinem Stiefvater wie ich/ mußte unsere Probleme zum Teil ausbaden/ hat keine Lust mehr, ihn bei Laune zu halten, (genau wie die Patientin)/ (sie finde toll, daß die Mutter seit einigen Jahren Gegenwehr aufbaut, auch wenn es zum Krach kommt)/ (findet es schade, wenn sie mehr Zuspruch bekommen würde, wäre viel mehr aus ihr herauszuholen)/ Hausfrau/ 43/ (keine Berufsausbildung)/ (fährt einmal die Woche Brötchen aus)/ (schmusen mit ihr sehr extensiv betrieben)/ heute noch gern

---

40740 **Die Grundschullehrerin**   (Mutter wußte nicht, daß es Zwillinge waren)/ (nach dem Tod des Bruders der Patientin war sie stärker als Vater)

40866 **Die Rehabilitandin**   Mutter ist eigentlich ziemlich normal/ muß immer schön sein/ macht sich chic/ ich find´ es mittlerweile ganz gut/ früher nicht/ (Verhältnis zur Mutter, schwer zu sagen, auseinandergelebt)/ (früher enges gutes Verhältnis)/ (zu Eigenschaften falle ihr nichts ein)/ (Vorsichtig nicht, stolz stimmt)/ fordert auch, nicht so intensiv wie Vater/ Mutter sagt immer 'noch ne verrückte Tochter' (bei Psychose)/

40970 **Die Musikerin** hat immer gesagt 'guck' mal, wie schlank Deine Freundin ist. Willst Du nicht abnehmen?'/ aber beim Essen 'iß den Teller leer'/ an ihr liegt wohl zum großen Teil mein Eßproblem/ (wollte sie zum typischen Vorzeigemädchen erziehen)/ das wollte ich nie/ Mutter hat bei uns das Sagen/ Hausfrau/ ganzen Tag da/ (als Kinder kamen, aufgehört zu arbeiten)/ (war Steuerfachgehilfin)/ von der Eßstörung weiß sie (länger)/ (manchmal Spruch beim Essen 'mach keine Dummheiten')/ als sie mitkriegte, daß ich gebrochen habe...'was machst Du denn da schon wieder?'/ (Schwester der Mutter hat ihr Adressen gegeben, wo die Patientin Hilfe bekommen könnte, die hat sie ihr nie gegeben.)/ (vielleicht gedacht, die Patientin müßte auf sie zugehen.)/ nur ... gefragt 'wie lange dauert das noch..?'/sie denkt immer, ich kann nichts alleine machen/ Zettel.., was ich nicht vergessen soll/ bin enttäuscht/ gewünscht, daß sie mich ... meinen Weg gehen läßt/ Verständnis fehlt.

41072 **Die Diätberaterin** Mutter war bis zu meinem 11. Lebensjahr zu Hause/ (mußte dann wegen wirtschaftlicher Probleme im Geschäft einspringen)/ sagt immer ..'Du bist zu dick'/ daß ich mich zu dick gefühlt habe begann, als meine Mutter berufstätig wurde/ (nach Rückkehr aus Urlaub, mit 18, sagte sie) 'Dich kann man ja rollen'/ einmal 'ne 5 geschrieben, meine Mutter hat totalen Terz gemacht/ stand dazwischen, die es allen recht machen wollte/ (war Vermittlerin für Gefühle des Vaters, sagte) 'er hat Euch gern'/ weiß heute noch nichts von der Eßproblematik/ könnte ich nie sagen

41173 **Die Raumpflegerin** Mutter war sowieso zu Hause/ (die Patientin war bei beiden Eltern das Lieblingskind)/

41274 **Die Technische Zeihnerin** Mutter ist schwer krank, sitzt im Rollstuhl/ hat mir sehr viel angetan/ bin viel geschlagen worden/ sie war Alkoholikerin/ Vater hat sich von meiner Mutter getrennt, als ich zwei war, weil er mit dem Alkohol (bei Mutter) nicht klar kam/ sie hat auch 'nen Tumor im Kopf, Schlaganfall/ dann bin ich mit 8 zu meiner Tante gekommen/ ich versuch' ..., alles zu vergessen/ Erinnerungen... sitzen noch im Kopf/ sie (Mutter) versucht regelmäßig, mich anzurufen/ ich möchte keinen Kontakt mehr/ für mich das beste/ (jetzt etwas abgebrochen, hat wohl gemerkt,) daß ich nichts mehr wissen will/ telefonisch ab und zu/ glaube, sie trinkt nicht mehr/ würde es ihr auch nicht mehr zutrauen/ seit vielen Jahren in einem Sanatorium/ vor 3,4 Jahren noch regelmäßig gesehen

(Vater, Mutter, Bruder, Freund) (5 x), Auszug zu Hause (2 x), Zeiten im Internat oder im Ausland (4 x), das Gefühl, „Außenseiterin" zu sein, „innerlich abgewandt" zu sein (5 x). Wichtig erscheint schulische Leistung, 6 Patientinnen betonen, in der Schule „gut" oder zumindest „normal" gewesen zu sein, eine weitere vertritt die Auffassung, „wir haben ein ziemliches Leistungsdenken bei uns zu Hause" (*die Diätberaterin*), in zwei Fällen wird das Nachlassen der Leistung, bzw. Nicht-Mitkommen in der Schule zum Thema. Bezüglich *Ausbildung und Beruf* ist zu erwähnen, daß 5 der Interviewten sich noch in Ausbildung befinden bzw. ihre Ausbildung gerade abgeschlossen haben. Drei weitere befinden sich auf der Suche nach einem Arbeitsplatz. 5 Patientinnen sind in sozialen und pädagogischen Berufen ausgebildet. In der Kategorie *jetzige Familie, Freundschaften und Partnerschaften* berichten alle Patientinnen über heterosexuelle Beziehungserfahrungen, 4 hatten zur Zeit des Interviews einen festen Freund, 4 sind verheiratet. Zwei Patientinnen berichten über die zeitliche Koinzidenz des Beginns einer Partnerschaft mit dem Beginn der Eßstörung, in einem Fall begann die Störung mit dem Ende einer Beziehung. Die wichtige Bedeutung der Kommunikation in der Beziehung betonen die meisten Patientinnen, indem sie diesbezüglich einen Mangel oder abrupten Abbruch beschreiben (5 x) oder aber darauf hinweisen, daß sie mit einem Angehörigen „gut sprechen" können, bzw. von diesem „angesprochen" wurden (6 x). An *einschneidenden Erlebnissen* werden die bereits erwähnten Trennungen der Eltern in der Kindheit berichtet, in einem Fall der Tod des Vaters sowie in zwei Fällen Suizidversuche.

Tabelle 25. Bulimische Patientinnen, Vergleich der 12 Fälle; Relevanzbereich *Persönlichkeitscharakteristik*, Gesamtübersicht der gefundenen Kategorien, in Klammern Anzahl der Probandinnen, bei denen die jeweilige Kategorie Einträge aufweist

---

für sich sein, sich zurückziehen (10x)
sich nach den Wünschen anderer richten (10x)
etwas verheimlichen (10x)
den eigenen Weg gehen wollen (10x)
reden, etwas anzusprechen, fällt schwer (9x)
sich kontrollieren oder nicht kontrollieren können, funktionieren (9x)
nicht normal, Außenseiter sein, normal sein wollen (9x)
Schwierigkeiten, Gefühle zu empfinden und zu beschreiben (8x)
bei anderen Verständnis finden (7x)
sich durch Beschäftigung Halt geben (7x)
den Kontakt abbrechen (6x)
Ärger nicht äußern können oder nicht unter Kontrolle haben (6x)
die Beste sein wollen (6x)
anerkannt und geliebt werden wollen (6x)
„Du mußt" (6x)
von anderen enttäuscht sein (6x)
kämpfen, es alleine schaffen (6x)
sich zurückgewiesen fühlen (5x)
beobachten bzw. beobachtet werden (5x)
Beziehungen nicht beschreiben bzw. verstehen können (5x)
sich unsicher fühlen, schüchtern sein (5x)
mit sich unzufrieden sein (4x)
vertrauen können vs. mißtrauen (4x)
als Frau benachteiligt sein (4x)
eine selbstbewußte Person spielen (3x)

Persönlichkeitscharakteristik. Die 25 induktiv gefundenen Kategorien zur Persönlichkeitscharakteristik lassen sich in 5 Gruppen zusammenfassen (Tabelle 25).

Ein erster Themenkomplex beschäftigt sich mit der Autonomieproblematik. 10 Patientinnen weisen darauf hin, daß sie *den eigenen Weg gehen wollen, eigene Vorstellungen verwirklichen und selbständig sein wollen* (Tabelle 26). Die Selbstverwirklichung erscheint einem Teil der Interviewten als ein *kämpfen, es alleine zu schaffen* (6 x), unter Aufbietung äußerster Reserven. Erklärbar erscheint diese Mühe aus den hohen Erwartungen an sich selbst. 6 Patientinnen betonen *Ehrgeiz, Leistungswillen und den Wunsch, die Beste sein zu wollen.* Arbeit und Anstrengung erfüllen dabei die Funktion einer Ablenkung im Sinne des Versuchs, *sich durch Be-*

schäftigung Halt zugeben (7 x): „Wenn ich viel zu tun habe, sind die Probleme dann weniger" (*die Betriebswissenschaftlerin*). Wichtig erscheinen in diesem Kontext auch Äußerungen von drei Patientinnen, die von „Pseudo-Selbstbewußtsein" und „Schauspielern" in bezug auf ihr Selbstbewußtsein sprechen. Diese Kategorie erhielt die Überschrift *eine selbstbewußte Person spielen*. Für die Mehrzahl erscheinen Disziplin und die Frage, ob sie sich *kontrollieren oder nicht kontrollieren können*, ob sie in bezug auf die gesetzten Ziele *funktionieren* (9 x), von großer Bedeutung, wobei sich diese Frage in erster Linie auf das Eßverhalten bezieht. Als weiteres Thema erscheint *mit sich unzufrieden sein*, hinsichtlich des eigenen Körpers oder der eigenen „Person an sich" (4 x).

Eine zweite Kategoriengruppe thematisiert die Beziehung zu anderen Personen. *Sich nach den Wünschen von anderen richten* spielt für 10 Patientinnen eine wichtige Rolle, wird aber auch eingeschränkt und kritisch relativiert: „(Ich) hätte von meinem Vater alles haben können, wenn ich ihn verwöhnt hätte" (*die Diätberaterin*). Die Nachbarkategorie *„Du mußt"* sammelt sehr ähnliche Äußerungen (6 x), die auf normativen Druck hinweisen, wie beispielsweise „als Diätassistentin mußt du schlank sein" (*die Diätberaterin*) oder „du mußt erst einen Beruf lernen" (*die Musikerin*). Die Kategorie *anerkannt und geliebt werden wollen* sammelt Äußerungen (6 x) wie „ich brauche das Gefühl von Anerkennung und Geborgenheit" (*die Grundschullehrerin*). Hier wird ebenfalls die Abhängigkeit von anderen thematisiert, ähnlich wie in den häufig (8 x) auftauchenden Hinweisen auf einzelne Bezugspersonen, die zu helfen versuchen und *Verständnis haben*. Schließlich ist hier noch die Kategorie *beobachten bzw. beobachtet-werden* (5 x) zu erwähnen, die Äußerungen mißtrauisch-observierenden Charakters zusammenfaßt.

In der dritten Gruppe finden sich Kategorien, die Benachteiligung, Isolierung und sozialen Rückzug zum Inhalt haben. 5 Patientinnen berichten über Situationen, in denen sie *sich zurückgewiesen fühlen, von anderen nicht wahrgenommen werden*. In 6 Fällen geht es darum, von anderen enttäuscht zu sein und neue Enttäuschungen zu fürchten, 4 der Interviewten meinen, *als Frau benachteiligt zu sein,* in der Kindheit, bei der Wahl einer weiterführenden Schule bzw. im Betrieb. Die Lebenssituation ist in der Mehrzahl der Fälle geprägt durch *für-sich-sein, sich-zurückziehen, isoliert-sein* (10 x), das als Alternative zur sozialen Anpassung erlebt wird: „(Ich habe) viele Freunde aufgegeben, wo ich nicht mehr bereit war, zu sagen o.k." (*die Technische Zeichnerin*). 9 Patientinnen schildern sich, vor allem hinsichtlich des Eßverhaltens, aber auch hinsichtlich anderer Bereiche, als *nicht normaler Außenseiter*, zum Teil gekoppelt mit dem Wunsch nach Normalität bzw. der Betonung von Normalität: „Nach außen hin war ja alles ganz normal" (*die Ernährungswissenschaftlerin*).

Die vierte Gruppe hat Kontakt- und Kommunikationsstörungen im engeren Sinne zum Gegenstand. Bei 10 Patientinnen ist es im Zusammenhang mit der Eßstörung, aber auch darüber hinaus, wichtig, *etwas zu verheimlichen*; nur bestimmte Personen sind eingeweiht, andere werden „belogen", ihnen gegenüber wurde „dieses schöne Bild aufrechterhalten" (*die Ernährungswissenschaftlerin*), bis sie es „rausgekriegt" haben. Ähnliches thematisiert die Kategorie *reden, etwas anzusprechen, fällt schwer,* die Hemmungen, sich anderen gegenüber verbal auszudrücken und durchzusetzen,

Tabelle 26. Bulimische Patientinnen, Vergleich der 12 Fälle; Relevanzbereich *Persönlichkeitscharakteristik*, Kategorie *Den eigenen Weg gehen wollen* (Paraphrasen in Klammern)

40168 Die Schülerin	auf einmal wollte ich auch ein- meinen Weg gehen/ wollte nicht zulassen, daß die mit mir rumkommandieren/ das Gefühl, ..daß ich ... mich nicht mehr anpassen könnte (im Heimatland)
40227 Die Ernährungswissenschaftlerin	schon bei der Scheidung meiner Eltern die Bedingung für mich, daß meine Mutter das Sorgerecht bekommt... daß ich auch im Haus meiner Oma wohnen bleiben kann/ ich wäre niemals mit ihr gegangen/ sie hätte mich nicht zwingen können
40367 Die Sozialarbeiterin	kann in mich reinstopfen/ er sagt da nichts zu/ 'das ist Deine Sache'/(wollte erstmals, daß ich vor dem Urlaub abnehme)/hat mich sehr verletzt.
40471 Die Handwerkerin	
40533 Die Betriebswissenschaftlerin	wenn ich glücklich bin ... und alles läuft, wie ich das gerne mag ... Problem weniger (Eßproblem)/ (würde am liebsten selbständig arbeiten)
40675 Die Biologiestudentin	
40740 Die Grundschullehrerin	(Voraussetzung für Therapie), daß ich nicht gedrängt werde
40866 Die Gärtnerin	so unselbständig bin ich geworden/ (das bedrücke sie)/ abhängig geworden/ würde viel lieber für mich selbständig leben/ich kann es nicht haben..., wenn mir jemand dauernd was vorschreibt/ (Essen besser, weil) ich kann selbst bestimmen, wann ich esse
40970 Die Musikerin	daß sie (Mutter) mich... meinen eigenen Weg gehen läßt/ ich habe meine eigene Einstellung zum Leben/ (Bruder) konnte machen, was er wollte (sie nicht)/ da hab ich mich schon immer gegen gesträubt/ ziemlich rebellisch
41072 Die Diätberaterin	Aggressionen, wenn ich gestört werde in meinen Freßattacken/ kann dann nicht so, wie ich es geplant hab/ ich konnte prima damit (Bulimie) leben
41173 Die Raumpflegerin	manchmal... egal/ die sollen essen, was sie wollen/ früher gab es bei uns so was nicht/ (seit 8 Jahren) nicht mehr so, wie ich das gerne hatte/ich war nicht einverstanden... immer gesagt/ dadurch hat mein Mann mich nicht gefragt
41274 Die Technische Zeichnerin	meine Vorstellung, wie ich's gerne haben möchte/ nur das tun, was ich gerne möchte

beinhaltet (9 x). In 4 Fällen wird eine innere Spaltung zwischen *vertrauen-können versus mißtrauen* beschrieben: „Ich mißtraue jemanden unheimlich oder ich vertraue jemanden viel zu viel" (*die Handwerkerin*). In 6 Fällen, hier stellt sich die Verbindung her zur vorangegangenen Kategoriengruppe, geht es um Kontaktabbruch, der von anderen oder der Betreffenden selbst initiiert wird. Schwerer einzuordnen erscheint die Kategorie *Ärger nicht äußern können oder nicht unter Kontrolle haben* (6 x), wobei in 4 Fällen aggressive Durchbrüche geschildert werden.

Bleibt noch eine kleine Gruppe von Äußerungen zu beschreiben, in denen Unsicherheit und mangelnder Zugang zu sich und anderen thematisiert werden. 8 Patientinnen schildern Schwierigkeiten, *Gefühle zu empfinden und zu beschreiben* bzw. beschreiben ein Gefühl innerer Leere. In 5 Fällen wird angegeben, *Bezugspersonen bzw. Beziehungen nicht beschreiben bzw. verstehen zu können*. Ebenfalls 5 x wird ein im Kontext dieser mangelnden Affektwahrnehmung verständlich erscheinendes *sich-unsicher-fühlen, schüchtern-sein* geschildert.

Tabelle 27. Bulimische Patientinnen, Vergleich der 12 Fälle; Relevanzbereich *Persönlichkeits-charakteristik*, Kategorie *Sich nach den Wünschen anderer richten* (Paraphrasen in Klammern)

40168 Die Schülerin
40227 Die Ernährungswissenschaftlerin
40367 Die Sozialarbeiterin (extremes Abnehmen) nur (für den Mann)/ um begehrenswert zu sein/ Vater hat sich 150% angepaßt, aber von der Sprache her nicht
40471 Die Handwerkerin (in der Therapie) wußte ich schon, was ich sagen mußte, damit sie das und das denkt
40533 Die Betriebswissenschaftlerin bin... sehr gut geworden in der Schule/ da war (Vater) sehr zufrieden
40675 Die Biologiestudentin ich hab ... nicht mehr eingesehen ... ständig auf ihn zuzugehen/ ihn irgendwie bei Laune zu halten/ wie wir (Mutter und Patientin) uns ... auf ihn einstellen/ ich erzähl ihm das, was er hören möchte
40740 Die Grundschullehrerin bis zu 20 ein sehr braves Mädchen zu Hause/ nicht ausgegangen/Trotzphase mit 14, 15/ wo ich ... sagte 'immer Rücksicht auf die anderen.'/ (zum Gespräch gekommen, weil Freundin den Termin für sie machte.)
40866 Die Rehabilitandin ich eß nicht so viel im Moment, ...weil ich fühl mich halt nicht so geliebt/ wieder eine Stelle als Gärtnerin gesucht... weil, die.. Ärztin befand das für richtig
40970 Die Musikerin daß ich viel mehr darum kämpfen muß, anerkannt zu werden/ mir nicht immer sagen muß .. 'Gefällst Du den anderen auch?'
41072 Die Diätberaterin nur wenn Du Leistung bringst, wirst Du ..geliebt/ bei meiner Mutter auch auf ... Körper (bezogen)...'Du bist zu dick'/ Ich hab auch eigentlich immer für andere gelernt/ hätte von meinem Vater alles haben können, wenn ich ihn verwöhnt hätte/ Leute, mit denen ich zu tun hab, .. wo ich .. perfekt sein möchte oder geliebt werden möchte, denen kann ich es (Bulimie) nicht sagen/ (der Freund habe ihr wegen Therapie) die Pistole auf die Brust gesetzt/ (ohne ihn) noch später
41173 Die Raumpflegerin (anfangs alle Wünsche der Schwester erfüllt)/ kann mich nur wertvoll fühlen, wenn ich geben kann/ Tochter braucht mich (deshalb zum Arzt gegangen)
41274 Die Technische Zeichnerin (an Therapeuten gerichtet: Weiß nicht, was ich) darauf sagen muß, soll/ Ich hab mich ziemlich gewandelt/ (bei der Tante) liebes nettes Mädchen geworden/ viele Freunde aufgegeben, wo ich nicht mehr bereit war zu sagen o.k./ (daß ich gekommen bin), da ... hat mich ... mein Freund eigentlich auch zu gebracht/ (er meinte) entweder versuch ich jetzt, was dagegen zu machen, oder (...)

Gesprächsablauf und Interviewerverhalten. In den meisten Interviews gelingt es dem Therapeuten rasch, die Patientinnen zum Erzählen ihrer Geschichte und zur Beantwortung seiner strukturierenden Fragen zu bewegen, wobei beide Beteiligten aktiv bemüht erscheinen; in zwei Fällen wirkt die Patientin sogar hektisch, redet schnell und erscheint überaktiv. In zwei Interviews ergeben sich hingegen bezüglich der Mitteilungsbereitschaft Schwierigkeiten, eine Patientin (*die Internatsschülerin*) wirkt ängstlich und zurückhaltend, da sie - wie sich herausstellt - befürchtet, gegen ihren Willen in die Klinik aufgenommen zu werden. In einem weiteren Interview (*die Grundschullehrerin*) steht die reduzierte Mitteilungsbereitschaft in Verbindung mit geäußerten allgemeinen Vorbehalten gegenüber Ärzten. In zwei Fällen kommt es zu kritischen Zuspitzungen in Form von Weinen der Patientin, einmal (*die Raumpflegerin*) beim Schildern der Eßstörungs-Symptomatik, im anderen Fall (*die Diätberaterin*) beim Bericht vom Tod des Vaters.

3.3.3 Quantitative Auswertungsergebnisse

Vergleicht man die Mittelwerte der 4 Gruppen, so erreichen die Patienten mit schweren Persönlichkeitsstörungen im Gießen-Test in den Skalen *Dominanz, Grundstimmung, Durchlässigkeit* und *Soziale Potenz* die höchsten Punktzahlen. Die neurotisch Depressiven finden sich in der Skala *Kontrolle* an erster Stelle und die phobisch-angstneurotischen Patienten in der Skala *Soziale Dominanz* (Tabelle 28).

Tabelle 28. Gießen-Test (GT-S); Mittelwerte und Standardabweichungen (in Klammern)

Skala	1. neurotisch-depressive Pat. (N=11)	2. phobisch-angstneurot. Pat. (N=12)	3. persönlich-keitsgestörte Pat. (N= 9)	4. bulimische Patientinnen (N=11)
1. Soziale Resonanz	43.45 (10.63)	45.33 (6.53)	41.11 (11.85)	42.55 (11.54)
2. Dominanz	46.45 (13.13)	40.67 (14.48)	47.33 (6.32)	39.55 (8.91)
3. Kontrolle	54.27 (8.80)	51.00 (12.33)	49.67 (10.23)	47.91 (6.96)
4. Grundstimmung	66.91 (10.66)	65.83 (11.02)	70.67 (10.37)	67.45 (8.09)
5. Durchlässigkeit	55.36 (11.43)	62.58 (13.26)	63.00 (15.90)	57.45 (11.02)
6. Soziale Potenz	57.55 (4.11)	51.08 (10.05)	61.56 (13.60)	55.18 (8.45)

Im Gießener Beschwerdebogen liegen die Angstpatienten in den Skalen *Herzbeschwerden, Magenbeschwerden, Gliederschmerzen* und hinsichtlich des *Beschwerdedrucks* an erster Stelle, in der Skala Erschöpfung zeigen die neurotisch Depressiven im Mittelwertvergleich die höchsten Werte, während die Patienten mit schweren Persönlichkeitsstörungen in allen 5 Skalen an zweiter bzw. dritter Stelle sind. Die

Tabelle 29. Gießener Beschwerdebogen (GBB); Mittelwerte und Standardabweichungen (in Klammern)

Skala	1. neurotisch-depressive Pat. (N=11)	2. phobisch-angstneurot. Pat. (N=12)	3. persönlich-keitsgestörte Pat. (N= 9)
1. Erschöpfungsneigung	70.58 (15.15)	66.31 (17.67)	58.91 (11.18)
2. Magenbeschwerden	55.80 (16.03)	64.45 (16.82)	56.38 (14.24)
3. Gliederschmerzen	56.32 (10.77)	60.04 (14.37)	49.86 (12.16)
4. Herzbeschwerden	57.70 (14.30)	78.25 (21.88)	60.33 (16.41)
5. Beschwerdedruck	62.61 (13.14)	70.32 (19.20)	57.30 (13.97)

Bulimie-Patientinnen sind hier nicht berücksichtigt (Tabelle 29). Die Varianzanalyse zeigt, daß die Mittelwertdifferenzen im Gießen-Test nur für die Skala *Soziale Potenz* signifikant sind, dies allerdings nur, wenn man von einem 10%-Niveau ausgeht. Legt man das strengere 5% zugrunde, so ergeben sich keine signifikanten Unterschiede (Tabelle 30).

Tabelle 30. Gießen-Test (GT-S); Varianzanalyse für neurotisch-depressive (N=11), phobisch-angstneurotische (N=12), persönlichkeitsgestörte (N=9) und Bulimie-Patienten/innen (N=11)

Skala	F (3, 39)	p	Signifikanz p ≤ 0.1
1. Soziale Resonanz	0.32	0.81	n.s.
2. Dominanz	1.25	0.31	n.s.
3. Kontrolle	0.82	0.49	n.s.
4. Grundstimmung	0.42	0.74	n.s.
5. Durchlässigkeit	0.92	0.44	n.s.
6. Soziale Potenz	2.25	0.10	+

Der varianzanalytische Vergleich der Ergebnisse im Gießener Beschwerdebogen ergab eine signifikante Differenz in der Skala *Herzbeschwerden*, in der die phobisch-angstneurotischen Patienten die höchsten Werte erzielten, wohingegen sich die übrigen Differenzen als nicht signifikant erwiesen (Tabelle 31).

Um größere Stichprobenumfänge zu erzielen, faßten wir in einem weiteren Schritt die im Sinne des Kernberg-Ratings als ich-strukturell höher anzusiedelnden neurotisch Erkrankten mit depressiver und Angstsymptomatik zu einer Gruppe zusammen, die wir den ich-strukturell stärker gestörten Patienten mit schweren Persönlichkeitsstörungen und bulimischer Symptomatik gegenüberstellten. Diese Prozedur ließ sich nur für die Gießen-Test-Resultate durchführen. Der Mittelwertvergleich ergab allerdings in keiner Skala deutlichere Unterschiede als beim Verleich der 4 Gruppen. Dementsprechend zeigte auch die Varianzanalyse keine Signifikanzen.

Tabelle 31. Gießener Beschwerdebogen (GBB); Varianzanalyse für neurotisch-depressive (N=11), phobisch-angstneurotische (N=12) und persönlichkeitsgestörte (N=9) Patienten/innen

Skala	F (3, 39)	p	Signifikanz p ≤ 0.05
1. Erschöpfungsneigung	1.47	0.25	n.s.
2. Magenbeschwerden	1.11	0.34	n.s.
3. Gliederschmerzen	1.68	0.20	n.s.
4. Herzbeschwerden	4.36	0.02	+
5. Beschwerdedruck	1.79	0.19	n.s.

4 Vergleich der Gruppen und Diskussion der Ergebnisse

Da in der qualitativen Forschung grundsätzlich interpretative Prozesse bereits bei der Datenerhebung und -auswertung unvermeidlich sind, besteht zwischen Ergebnisdarstellung und Ergebnisinterpretation ein fließender Übergang. Daher werden im folgenden der *Vergleich der Gruppen* und die *Diskussion der Ergebnisse* in einem Kapitel zusammengefaßt. Zunächst erfolgt der Gruppenvergleich mit dem Ziel der Entwicklung eines *Rasters*, das es erlaubt, idealtypische Beschreibungen sowie Kontraste in den untersuchten Relevanzbereichen und Kategorien in vereinfachter und überschaubarer Weise abzulesen.

Anknüpfend an unser im Anschluß an Max Webers Idealtypenkonzept entwickeltes Programm einer *qualitativen Diagnostikforschung* (vgl. Kapitel 2.2.3) sind die Ergebnisse der Gruppenvergleiche dann in Beziehung zu setzen zu *problemgeschichtlichen* und *subjekttheoretischen* Perspektiven. Dementsprechend sollen konzeptuelle Grundprobleme und problemgeschichtliche Kontroversen in bezug auf die 4 untersuchten Krankheitsbilder diskutiert werden. Dies kann allerdings in dem hier zur Verfügung stehenden Rahmen nur holzschnittartig erfolgen. Als *klinisch* relevantes Resultat ergeben sich 4 Typenbeschreibungen: der *neurotisch-depressive Typus*, der *phobisch-angstneurotische Typus*, der *Typus schwere Persönlichkeitsstörung* und der *Eßstörungs(Bulimie)-Typus*. Unter subjekt- und identitätstheoretischer Perspektive ist schließlich zu fragen, inwiefern zwischen diesen 4 Typologien innere Sinnzusammenhänge bestehen. Dabei wird zu diskutieren sein, in welcher Weise die untersuchten Syndrome als systematisch charakterisierbare unterschiedliche pathologische Abwandlungen basaler Formen des Selbst- und Objektbezugs verstehbar sind. Abschließend soll der Gewinn der vorliegenden Arbeit unter *methodischen* Gesichtspunkten betrachtet werden. Aufgabe dieser Erörterung ist es, den erkenntnistheoretischen Status unserer durch qualitativ-inhaltsanalytische Textanalyse gestützten Idealtypenkonstruktionen zu sichern unter Berücksichtigung von Fragen der Gültigkeit und Generalisierbarkeit der Ergebnisse.

4.1   Vergleich der Gruppen

4.1.1   Diagnosen, soziodemographische Daten, Textmaterial

Geht man vom *diagnostischen Urteil* der am Forschungsprojekt unbeteiligten Kliniker aus, so handelt es sich diagnostisch bei den depressiven Patienten um die
homogenste Gruppe. Nur in zwei Fällen wird von der Kategorie *depressive Neurose*
abgewichen im Sinne der Klassifizierung als depressives Syndrom bei hysterischer
Persönlichkeit (*die Sekretärin*) bzw. als depressive Persönlichkeitsstörung (*der
Lehramtsstudent*). Das ich-strukturelle Anpassungsniveau ist gleichmäßig auf den
höheren und mittleren Kernberg-level verteilt. Bei der Transformation in ICD 10-
Diagnosen geht diese Homogenität allerdings durch die veränderte Klassifizierung
depressiver Störungen tendenziell verloren.

Die Gruppe der phobisch-angstneurotischen Patienten erscheint zunächst auf der
Ebene der ICD 9-Diagnosen recht inhomogen, das Verbindende ist hier aber durchgängig das im Vordergrund stehende Angstsyndrom mit seinen psychovegetativen,
somatoformen und konversionsneurotischen Begleitsymptomen, was sich darin wi-
derspiegelt, daß das Spektrum entsprechender ICD 10-Diagnosen auf zwei zwei-
stellige (F 40 und F 41) Nummern eingegrenzt ist. Bezüglich der Persönlichkeit
werden in den klinischen Diagnosen sechsmal depressive Strukturanteile (bzw. in
einem dieser Fälle eine depressive Symptomatik) hervorgehoben, fünfmal zwang-
hafte, viermal hysterische sowie zweimal narzißtische Anteile. Nur in zwei Fällen
(*der Autofahrer, die Gekündigte*) erreichen diese pathologischen Strukturanteile jedoch die Dignität einer zusätzlichen ICD-Zweitdiagnose für die Persönlichkeitsstörungen. Im Kernberg-Rating weisen alle Patienten ein höheres bis mittleres
ich-strukturelles Anpassungsniveau auf.

Die Gruppe der schwer persönlichkeitsgestörten Patienten erscheint bezüglich der
klinischen Diagnosen gestreut: Nur in der Hälfte der Fälle wird eine *Borderline*-
Persönlichkeitsstörung bzw. ein Borderline-Niveau konstatiert. In drei Fällen wird
eine vorangegangene Psychose bzw. Psychosenähe beschrieben, zweimal ich-strukturelle Defizite. Drei Patienten erscheinen als narzißtische Persönlichkeitsstörungen,
jeweils eine als hysterische, schizoide (*der Maschinenbauer*) und paranoide (*der
Architekturstudent*) Persönlichkeit. Geht man von der dem DSM III zugrunde geleg-
ten Einteilung der Persönlichkeitsstörungen aus, so ist das Sample doch insofern
homogen, als die Patienten mit Ausnahme von zwei Fällen (schizoide und paranoide
Störung) der als „dramatisch, emotional und launisch" charakterisierten Hauptgrup-
pe B (Fiedler 1994, S. 37) zuzurechnen sind. Gemeint ist eine Subtypologie, die
Borderline-Störungen sowie narzißtische, histrionische und antisoziale Persönlichkeitsstörungen umfaßt, wobei der Mangel an psychischer Struktur sowie das
von den Patienten verbreitete „Chaos" als hervorstechendes Merkmal erscheinen.
Auch die ICD 10-Klassifizierung verdeutlicht diese Fokussierung zugunsten der
„emotional instabilen Persönlichkeitsstörung" (F 60.3). Dementsprechend unterscheidet sich diese Gruppe auch im Kernberg-Rating deutlich von den beiden Neurotiker-
gruppen: Alle Patienten werden auf dem unteren und mittleren Anpassungsniveau
verortet.

Die Gruppe der Bulimikerinnen erscheint zwar auf der Symptomebene homogen, was insbesondere durch die ICD 10-Diagnose (F 50.2 bzw F 50.3) präzise zum Ausdruck gebracht wird, in 8 der 12 Fälle finden sich jedoch deutliche Hinweise auf eine Persönlichkeitspathologie: Viermal werden depressive Strukturanteile oder Symptome erwähnt, dreimal Selbstwertprobleme bzw. Selbstunsicherheit, zweimal hysterische Anteile, jeweils einmal eine Borderline- bzw. narzißtische Persönlichkeitsstruktur, einmal Verwahrlosungstendenzen und einmal eine vorausgegangene psychotische Episode. In drei Fällen (*die Sozialarbeiterin, die Biologiestudentin, die Raumpflegerin*) wird eine Persönlichkeitsstörung als Erst- oder Zweitdiagnose verschlüsselt, in einem Fall (*die Rehabilitandin*) eine vorausgegangene Psychose. Der hier deutlich werdenden Heterogenität bezüglich der Persönlichkeitsstruktur entspricht auch die breite Streuung der Einschätzung des ich-strukturellen Anpassungsniveaus über alle drei levels mit Bevorzugung des mittleren Niveaus. Die sich in den klinischen Beurteilungen am besten abzeichnenden Überschneidungen der 4 Gruppen machen deutlich, daß es sich bei den Diagnosen eher um überlappende Typologien mit unscharfen Rändern und Übergängen handelt, als um sich gegenseitig ausschließende logische Klassen.

Die *Geschlechterverteilung* zeigt ein Überwiegen der weiblichen gegenüber den männlichen Patienten. Die Bulimiegruppe ist ausschließlich mit Patientinnen besetzt, in den übrigen drei Gruppen überwiegen die 7 bzw. 6 Patientinnen gegenüber den jeweils 5 Patienten leicht. Diese Verteilung entspricht für neurotisch-depressive, phobisch-angstneurotische und Bulimie-Patientinnen den Prävalenzdaten in der Bevölkerung (Fichter 1985, Schepank 1986, 1987). Außerdem wird diese Verbreitung der Tatsache gerecht, daß psychotherapeutische Institutionen zu ca. zwei Dritteln (Rudolf 1991) von Frauen konsultiert werden.

Hinsichtlich des *Durchschnittsalters* entsprechen neurotisch-depressive (Durchschnittsalter 36,7 J.) und phobisch-angstneurotische (Durchschnittsalter 38,2 J.) Patienten dem Klientel psychotherapeutischer Einrichtungen - die Patienten der Berliner Psychotherapiestudie wiesen z.B. ein Durchschnittsalter von 36 Jahren auf (Rudolf 1991). Unsere Patienten mit schweren Persönlichkeitsstörungen (Durchschnittsalter 30,8 J.) sowie die Bulimie-Patientinnen (Durchschnittsalter 26,8 J.) waren hingegen deutlich jünger.

Das *Bildungsniveau* der Patienten war relativ hoch. 46 % der Patienten gaben als Schulabschluß Abitur an gegenüber beispielsweise 28 % in der Berliner Psychotherapie-Studie (Rudolf 1991). Mindestens die Hälfte in der Gruppe der neurotisch-depressiven, der persönlichkeitsgestörten und der Bulimie-Patienten hatte Abitur, lediglich bei den phobisch-angstneurotischen Patienten überwog ein mittlerer (Mittlere Reife) bis niedriger (Volksschulabschluß) Bildungsstand.

28 der Interviews wurden von weiblichen, 19 von männlichen *Ärzten* bzw. *Psychologen* geführt, der größte Teil der Interviews stammt von Psychotherapeuten in fortgeschrittener psychoanalytischer Weiterbildung.

Die zwischen 20 und 87 Minuten langen Gespräche waren in den Gruppen mit neurotisch-depressiven, persönlichkeitsgestörten und bulimischen Patienten durchschnittlich zwischen 36 und 40 Minuten lang, etwas länger waren die Gespräche in der Gruppe der phobisch-angstneurotischen Patienten mit einer *Durchschnittslänge* von 45,4 Minuten, was der Beobachtung von König (1991) entspricht, daß manche Phobiker den Untersucher mit einem „Redeschwall" geradezu überschütten (Tabelle 32).

Tabelle 32. Vergleich der Gruppen; Diagnosen, soziodemographische Daten und Textmaterial

	1. neurotisch-depressive Pat. (N=11)	2. phobisch-angstneurot. Pat. (N=12)	3. persönlich-keitsgestörte Pat. (N=12)	4. bulimische Patientinnen (N=12)
ICD 9 Diagnosen	rel. homogen (300.4)	inhomogen (300.0, 300.2, 300.1, 306)	rel. homogen (301.8)	rel. homogen (307.5)
ICD 10 Diagnosen	inhomogen (F 32, F 33, F 34, F 43)	rel. homogen (F 40, F 41)	rel. homogen (F 60)	rel. homogen (F 50.2, F 50.3)
klinische Diagnosen	*depressive Neurose* homogen	Symptomdiagn. ergänzt durch Persönlich-keitsdiagnose	6x *Borderline*-pathologie	ergänzende Persönlich-keitsdiagn. machen Inhomogenität deutlich
Struktur-diagnose	level 1 u. 2	level 1 u. 2	level 2 u. 3	level 1, 2 u. 3
Geschl.	6 weibl./ 5 männl.	7 weibl./ 5 männl.	7 weibl./ 5 männl.	12 weibl.
Alter (Mittelw.)	36,7 J.	38,2 J.	30,8 J.	26,8 J
Bildung	überw. Hoch-schulreife (7x)	überw. Mittl. Reife (5x) bzw. Haupt-schule (5x)	überw. Hoch-schulreife (6x) bzw. Mittlere Reife	überw. Hoch-schulreife (7x)
Länge (Mittelw.)	36 Min.	45,5 Min.	37 Min.	39,8 Min.

4.1.2 Subjektive Krankheitsvorstellungen

Bei der *Schilderung der Beschwerden* stehen Angst, körperliche Angstäquivalente und depressive Symptome an erster Stelle: 7 Patienten in der Gruppe der neurotisch Depressiven berichten über Depressivität im engeren Sinne des Wortes, alle 11 Patienten beklagen ein für diese Gruppe charakteristisch erscheinendes Gefühl des Nicht-mehr-weiter-Könnens. In der Gruppe der Bulimikerinnen steht zwar die Eßproblematik ganz im Vordergrund, doch werden auch depressive Symptome vor allem im Sinne eines Gefühls der inneren Leere und Kraftlosigkeit (8 x) angegeben. 7 der Patienten mit schweren Persönlichkeitsstörungen erwähnen ebenfalls depressive Symptome. Bei den phobisch-angstneurotischen Patienten ist hingegen von Depressivität in engerem Sinne kaum die Rede: Nur eine Patientin (*die Studentin*), der auch bezüglich der Diagnose (Erythrophobie) eine Sonderstellung zufällt, schildert depressive Beschwerden.

Häufiger noch als Depressivität wird Angst thematisiert. Bei den phobisch-angstneurotischen Patienten stehen zwar körperlich erlebte Angstäquivalente im Vordergrund, doch wird darüber hinaus in 10 Fällen - wenn auch relativ undifferenziert - Angst als emotionaler Zustand beschrieben. Alle 12 Patienten mit schweren Persönlichkeitsstörungen berichten über Ängste, die in der Hälfte der Fälle als ungerichtete „Angst an sich" erscheinen. Auch 7 der depressiven und 6 der bulimischen Patienten erwähnen Angst als Symptom. Mit Ausnahme der bereits als atypisch identifizierten erythrophoben Patientin stehen bei den phobisch-angstneurotischen Patienten multiple körperliche Beschwerden im Vordergrund, die zum Teil der Reihe nach durchgegangen werden, wobei Abweichungen der normalen Herzfunktion durchgängig (11 x) Erwähnung finden. Von 7 der depressiven, 10 der persönlichkeitsgestörten und 11 der bulimischen Patienten werden ebenfalls körperliche Symptome geäußert, die allerdings weniger stark auf psychovegetative Entgleisungen hinweisen und in der letztgenannten Gruppe überwiegend als Folge der Eßstörung erscheinen.

Bei allen 12 Bulimikerinnen sind das Eßverhalten im Sinne bulimischer Attacken und provoziertem Erbrechen sowie Gewichtsprobleme zentrales Gesprächsthema, wobei in 7 Fällen diagnostische Fachtermini („Bulimie", „Magersucht") verwandt werden. Auch drei der persönlichkeitsgestörten Patienten (*die Friseurmeisterin, die Chefsekretärin, die MTA*) geben Eßstörungen an.

Während aggressive Impulse von den depressiven Patienten überwiegend bei anderen wahrgenommen und von einigen der phobisch-angstneurotischen Patienten als lediglich innere und allenfalls verbal geäußerte Affekte thematisiert werden, berichten die meisten (10 x) der persönlichkeitsgestörten Patienten über Impulsdurchbrüche mit aggressiven fremd- und selbstschädigenden Handlungen bis hin zur Suizidthematik (4 x). Auch 4 der Bulimiepatientinnen beschreiben die Befürchtung, die Kontrolle über sich zu verlieren, in drei Fällen (*die Rehabilitandin, die Raumpflegerin, die Technische Zeichnerin*) wird von aggressiven Durchbrüchen berichtet, zweimal von Selbstmordversuchen. In der Gruppe der depressiven Patienten berichtet eine Patientin (die Architektin) von Suizidversuchen, wohingegen dieses Thema in den Gesprächen mit den phobisch-angstneurotischen Patienten nicht in Erscheinung tritt.

Ein weiterer Themenkomplex betrifft schließlich Störungen des Ich-Erlebens und Bedrohung der eigenen Identität. Ein Teil der Patienten mit schweren Persönlichkeitsstörungen berichtet über abnorme und beunruhigend erscheinende Bedeutungserlebnisse (8 x), Wahrnehmungsstörungen (4 x) bzw. das Gefühl, „verrückt" zu werden oder „durchzudrehen" (6 x). Ähnliche gravierende Äußerungen finden sich in den übrigen Interviews mit Ausnahme einer Bulimikerin (*die Rehabilitandin*) nicht.

Bei der Schilderung der *Geschichte der Beschwerden* nennt ein Teil der depressiven Patienten (5 x) Trennungen und Veränderungen der Lebenssituation als auslösende Ereignisse, während bei der Mehrzahl der phobisch-angstneurotischen Patienten (9 x) ein zeitlicher Zusammenhang zwischen Erstmanifestation bzw. Verschlimmerung der Beschwerden und einer gravierenden Verletzung der gesundheitlichen Integrität bei sich selbst oder einem nahen Angehörigen auffällt. Die Bulimie-Patientinnen erwähnen häufig (8 x) innerfamiliäre Auseinandersetzungen im Zusammenhang mit der Symptomgeschichte. Bezüglich der Gesamt-Krankheitsdauer wird in allen Gruppen eine erhebliche Chronifizierung deutlich. 5 der depressiven, 9 der phobisch-angstneurotischen, 7 der persönlichkeitsgestörten und 9 der bulimischen Patienten berichten über eine Anamnese, die sicher oder höchstwahrscheinlich länger als 5 Jahre andauert, zum Teil mit beschwerdefreien Intervallen. 7 der depressiven, 6 der persönlichkeitsgestörten, zwei der bulimischen und keiner der phobisch - angstneurotischen Patienten berichten über vorangegangene ambulante oder stationäre Psychotherapien. Bei 6 der depressiven, drei der phobisch-angstneurotischen und jeweils einem Patienten in der Gruppe der persönlichkeitsgestörten und bulimischen Patienten spielen Psychopharmaka-Behandlungen aktuell eine Rolle. Stationär-psychiatrische Vorbehandlungen erwähnen 6 der persönlichkeitsgestörten und jeweils einer in der Gruppe der depressiven und bulimischen Patienten.

Psychische bzw. psychosoziale Ursachen vor allem im Sinne einer als schädigend empfundenen Abhängigkeit von einer anderen Person werden von allen 11 Patienten in der Gruppe der neurotisch Depressiven angegeben. Die phobisch-angstneurotischen Patienten ziehen mit einer Ausnahme (*die Studentin*) psychische Ursachen in Betracht, wobei Krankheit und/oder Tod (nahestehender) Personen, aggressive Auseinandersetzungen, Verselbständigung bzw. Trennung von Bezugspersonen sowie räumliche Veränderungen genannt werden. In den Interviews mit persönlichkeitsgestörten Patienten werden ebenfalls durchgängig psychosoziale Ursachen postuliert: Im Mittelpunkt stehen dabei Konflikte und Trennungserlebnisse in zwischenmenschlichen Beziehungen (Partner, Eltern), wobei sowohl zu große Nähe als auch zu große Distanz als beschwerdeverursachend erscheinen. Ähnliches gilt für die Bulimie-Patientinnen: Auch sie gehen alle von psychischen Ursachen aus und beschreiben zum Teil eindrucksvoll, daß ihre Eßstörung eng mit zu großer Nähe oder Distanz in zwischenmenschlichen Beziehungen korreliert.

Die Annahme von *organischen Ursachen* ist hingegen von geringerer Bedeutung. 4 der depressiven Patienten ziehen Erblichkeit oder Endogenität in Betracht. 6 der phobisch-angstneurotischen Patienten bringen eine tatsächlich erlittene oder befürchtete Erkrankung mit den Beschwerden in Beziehung, allerdings äußert keiner der Patienten die sichere Überzeugung einer alleinigen organischen Ursache. Ähnliches gilt für die persönlichkeitsgestörten Patienten, von denen 4 eine organische Mitursache in Erwägung ziehen. Unter den Bulimie-Patientinnen ist lediglich eine der Auffassung, daß ihre Störung zu einem geringen Anteil organisch mitverursacht ist.

Schicksalshafte *Ursachen im Zwischenfeld zwischen Organisch und Psychisch*, die eine gewisse Ratlosigkeit des Betreffenden hinsichtlich der Ursachenzuschreibung widerspiegeln, finden sich bei 5 der persönlichkeitsgestörten, 4 der depressiven und zwei der phobisch-angstneurotischen Patienten.

Beim *Umgang mit der Krankheit* spielt für die Depressiven das Auf-sich-gestellt-Sein eine entscheidende Rolle (9 x), während die Phobiker gehäuft untaugliche und wenig hilfreiche Interventionsmaßnahmen schildern. Für die Persönlichkeitsgestörten erscheint relevant, ob es gelingt, die Symptomatik durch Selbstkontrolle zu beherrschen (7 x) oder ob die Hilfe anderer Personen oder von Medikamenten in Anspruch genommen werden muß (7 x). Die Kontrolle zu behalten oder wiederzuerlangen, ist auch für das Krankheitsverhalten der Bulimikerinnen ausschlaggebend (9 x), wobei kognitiv-rationale Bewältigung und Geheimhalten (5 x) von wichtiger Bedeutung sind.

Als *Reaktionen anderer auf die Beschwerden* werden von den depressiven Patienten sowohl liebe- bzw. verständnisvolle Verhaltensweisen beschrieben (4 x) als auch ablehnendes Verhalten (3 x). Bei den phobisch-angstneurotischen Patienten stehen wirkungslose oder sogar symptomverschlimmernde frustrane Hilfsangebote im Vordergrund (10 x). Die persönlichkeitsgestörten Patienten beschreiben vornehmlich (10 x) Interventionen von Ärzten in Krisensituationen. Von den Bulimikerinnen sind einerseits Zuwendung in Form von Kontrolle (5 x), Ratschlägen (6 x) und Verständnis (4 x) beschrieben, andererseits werden aber auch gehäuft (8 x) Unkenntnis, Unverständnis und mangelndes Engagement bemängelt.

Als *Behandlungserwartungen* äußern 9 der depressiven Patienten den Wunsch nach Psychotherapie. Bei den phobisch-angstneurotischen Patienten stehen ebenfalls Psychotherapiewünsche im Vordergrund (10 x), allerdings zumeist begleitet von skeptischen und einschränkenden Bewertungen. Auch die meisten (9 x) der Patienten mit schweren Persönlichkeitsstörungen äußern den Wunsch nach psychotherapeutischer Behandlung. Schließlich tendieren auch 9 der Bulimikerinnen zu einer psychotherapeutischen Behandlung, wobei in dieser Gruppe allerdings gehäuft der Wunsch nach einem eher lockeren nicht-stationären und nicht-dyadischen Setting formuliert wird (Tabelle 33).

4.1.3 Biographie

Die Beziehung zur eigenen *Mutter* erscheint fast durchgängig als Thema in unseren Interviews. 7 der neurotisch-depressiven Patienten schildern einen einheitlichen Typus im Sinne einer selbst durch Lebensereignisse belasteten altruistischen Person, die wenig in der Lage ist, ihre eigenen Interessen zu vertreten. Die Beziehung zur Mutter wird zum Teil als sehr eng beschrieben. Von den phobisch-angstneurotischen Patienten wird hingegen in keinem Fall eine enge und harmonische Mutterbeziehung beschrieben. In 7 Fällen werden negative und belastende Erlebnisse in Beziehung auf die Mutter beschrieben, in drei Fällen wird die Mutter überhaupt nicht erwähnt. Auch in 4 Interviews mit persönlichkeitsgestörten Patienten finden sich keine Aussagen zur Mutter. Nur drei Patienten in dieser Gruppe berichten über eine vertrauensvolle Beziehung zur Mutter, während sie in 6 Fällen als nicht ausreichend zur Verfügung stehend, machtlos, abweisend, schuldzuweisend bzw. in einem Fall als gewalttätig beschrieben wird. Schließlich zeigen auch die Bulimikerinnen eine überwiegend kritische Einstellung zur eigenen Mutter, die zum Teil als streng, dominie-

Tabelle 33. Vergleich der Gruppen; subjektive Krankheitsvorstellungen (charakteristische Befunde *kursiv*)

	1. neurotisch-depressive Pat. (N=11)	2. phobisch-angstneurot. Pat. (N=12)	3. persönlich-keitsgestörte Pat. (N=12)	4. bulimische Patientinnen (N=12)
Schilderung d. Beschw.				
Depressivität	11x *Nicht-mehr-weiter-Können* (11x)	1x	7x	8x
Angst	7x	10x *multiple körperliche Angstäquivalente (12x), Herzthematik (11x)*	12x	6x
Eß-störungen	-	-	3x	12x *Eß-/Brech-attacken*
aggressive Impuls-durchbr.	-	-	10x *selbst- und fremdschädi-gende Impuls-handlungen*	3x
Identitäts-bedrohung	-	-	*abnorme und beun-ruhigende Bedeu-tungserlebnisse (8x), Wahrnehmungsstö-rungen, Gefühl, ver-rückt zu werden*	1x
Geschichte d. Beschw.				
auslösendes Ereignis	*Trennungen u. Veränderungen (5x)*	*körperliche Erkrankungen (9x)*	*innerfamiliäre Auseinander-setzungen (8x)*	-
Anamnese länger als 5 J.	5x	9x	7x	9x
Psycho-therapien	7x	-	6x	2x
psychiatr. Behandl.	1x	-	6x	1x

Psychische Ursachen	11x	11x	12x	12x
Organische Ursachen	4x	6x	4x	1x
Umgang mit der Krankheit	*Auf-sich-gestellt-sein (9x)*	*untaugliche Interventionen*	*Selbstkontrolle oder Abhängigkeit*	*Kontrolle, rationale bewältigung, Geheimhalten*
Reaktionen anderer auf d. Beschw.	heterogen	*frustrane Hilfsangebote (10x)*	*Interventionen in psychosoz. Krisen (10x)*	heterogen
Behandlungserwartungen Psychotherapiewunsch	9x	10x	9x	9x

rend und kontrollierend (5 x) erlebt wird, unter Betonung ihrer ständigen Präsenz (8 x). Andererseits werden aber auch Distanzierungen im Sinne von Berufstätigkeit der Mutter (4 x) und Kontaktabbruch (3 x) thematisiert.

Der *Vater* wird von den neurotisch-depressiven Patienten überwiegend als abwesend bzw. unerreichbar (7 x) beschrieben, von einem Teil der Patienten aber auch als leistungsorientiert (4 x) bzw. ungeduldig und aggressiv (5 x). Von den phobisch-angstneurotischen Patienten wird der Vater nur in 9 Fällen erwähnt. 6 Patienten betonen seine psychische und/oder physische Abwesenheit, 5 Patienten charakterisieren ihn als starre und autoritäre Persönlichkeit. Nur 8 der persönlichkeitsgestörten Patienten äußern sich zum Vater, wobei zum Teil das Bild eines aggressiv-unbeherrschten Menschen gezeichnet wird (3 x), 4 Patienten schildern aber auch positive Erlebnisse. Alle 12 Bulimikerinnen äußern sich zu ihrem Vater, der überwiegend (9 x) als mangelhaft sozial angepaßt charakterisiert wird: Er erscheint als mutlos, als Ausländer schlecht integriert, arbeitslos, nur eingeschränkt leistungsfähig oder hat Alkoholprobleme. In drei Fällen wird er als aggressiv beschrieben, 7 Patientinnen schildern aber auch Nähe und Verbundenheit mit dem Vater.

Kindheit und Jugend erscheinen bei den neurotisch-depressiven Patienten überschattet durch Ehestreitigkeiten der Eltern, Druck und hohe Leistungserwartungen (7 x), die den Betreffenden zum Teil erst im nachhinein bewußt wurden. In sechs Fällen werden positive Bindungen außerhalb der Primärfamilie als kompensierend und entlastend beschrieben. Bei den phobisch-angstneurotischen Patienten erscheinen schwerwiegende Erkrankungen oder Behinderungen (6 x) bei sich selbst oder nahen Angehörigen sowie Integrationsprobleme und aggressive Auseinandersetzungen in Familie, Schule, Gleichaltrigengruppe oder im gesellschaftlichen Umfeld (10 x) als Belastungsfaktoren. Die persönlichkeitsgestörten Patienten zeichnen ein eher kursorisches und weniger Gemeinsamkeiten aufweisendes Bild der eigenen Kindheit, wobei andeutungsweise mangelnde Möglichkeiten, sich zu entfalten, thematisiert werden. In der Gruppe der Bulimikerinnen wird gehäuft (5 x) auf eine gespannte Familienatmosphäre hingewiesen, außerdem tauchen Trennung, Isolierung und soziale Desintegration gehäuft als Thema auf, und zwar in Form von Verlassenwerden, Auszug aus dem Elternhaus, Zeiten im Internat und Ausland sowie einer Außenseiterposition.

Ausbildung und Beruf werden von allen 11 neurotisch Depressiven als Wechselspiel zwischen einem positiv bewerteten Berufsideal einerseits und einem belasteten, kräfteraubenden und entwertenden Berufsschicksal andererseits beschrieben. 4 der phobisch-angstneurotischen Patienten schildern eine durch Auseinandersetzungen und Mißerfolge gekennzeichnete Karriere über mehrere Stationen: 5 Patienten berichten, daß ihr eigentlicher Berufswunsch nicht in Erfüllung ging. Am deutlichsten wird der Kontrast zwischen hohen Zielen in bezug auf Leistung und Sozialprestige einerseits und einer frustrierenden Berufstätigkeit andererseits bei den persönlichkeitsgestörten Patienten, die durchgängig anspruchsvolle Berufswünsche äußern, die sich abgesehen von zwei Ausnahmen aber nicht realisiert finden. Von den Bulimikerinnen befindet sich ein Teil entsprechend ihrem niedrigen Durchschnittsalter noch in Ausbildung bzw. hat eine Ausbildung gerade abgeschlossen. Auffällig ist hier ein Trend zu sozialen und pädagogischen Berufen.

In der *Kategorie jetzige Familie, Freundschaften, Partnerschaften* werden von den depressiven Patienten überwiegend (9 x) Trennungen bzw. das Nicht-Zustande-Kommen von Beziehungen beklagt. 5 Patienten sind verheiratet, einer in fester Bindung lebend, 4 ledig-alleinlebend und zwei geschieden (davon einer wieder verheiratet). In 10 Fällen werden durch Mißverständnisse und tragische Momente gekennzeichnete Beziehungen beschrieben, in denen die Nähe-Distanz-Regulierung nicht gelingt, weil sowohl Annäherungen als auch Distanzierungen vom anderen sofort mit der gegenläufigen Tendenz beantwortet werden. Ganz anders stellt sich die Situation bei den phobisch-angstneurotischen Patienten dar: Alle 12 leben in einer Ehe (8 x) oder festen Partnerschaft (4 x), wobei allerdings gehäuft (7 x) ein Lebenspartner geschildert wird, der aufgrund eigener Krankheit, Abwesenheit, sozialen und ökonomischen Problemen bzw. distanziertem Verhalten nicht ausreichend als hilfreiche Person zur Verfügung steht. In zwei Fällen werden sexuelle Probleme thematisiert. Von den persönlichkeitsgestörten Patienten berichten nur drei über stabile Partnerschaftsbeziehungen, 7 leben unverheiratet alleine (6 x) oder sind geschieden (2 x), (davon einer wiederverheiratet),drei sind verheiratet,zwei leben in nicht-ehelichen Partnerschaften. In 4 Fällen erscheinen Schwangerschaft und Geburt eines Kindes als belastende Ereignisse. Die Bulimikerinnen leben überwiegend in einer festen Bindung, d.h. sind verheiratet (4 x) oder haben einen festen Freund (4 x); 4 Patientinnen sind ledig-alleinlebend. 5 Patientinnen schildern sexuelle Probleme bzw. Alibidinie. In zwei Fällen wird der Beginn der Eßstörung mit dem Anfang einer Partnerschaft in Beziehung gebracht (Tabelle 34).

Tabelle 34. Vergleich der Gruppen; Biographie (charakteristische Befunde *kursiv*)

	1. neurotisch-depressive Pat. (N=11)	2. phobisch-angstneurot. Pat. (N=12)	3. persönlich-keitsgestörte Pat. (N=12)	4. bulimische Patientinnen (N=12)
Mutter	*altruistisch-depressiv* (7x) enge Beziehung	*problematische Beziehung* (7x), keine Aussage (3x)	ihren Aufgaben als Mutter nicht gerecht werdend (6x), keine Aussage (4x)	*ständig präsent*, (8x), kontrollierend
Vater	*abwesend, un-erreichbar* (7x) aggressiv (5x)	*abwesend* (6x), autoritär (5x), keine Aussage (3x)	heterogen keine Aussage (4x)	*Probleme bezgl. d. sozialen Anpassung* (9x), Verbundenheit (7x)
Kindheit u. Jugend	*Streitigkeiten d. Eltern, Leistungs-druck*	*Integrations-probleme*	heterogen	Streitigkeiten d. Eltern
Ausbildung u. Beruf	*positives Berufs-ideal, Enttäu-schungen* (11x)	Auseinandersetzun-gen, unerfüllte Wünsche	*anspruchsvolle Berufswünsche in krassem Miß-verhältnis zum Berufsalltag* (10x)	z. T. noch in Ausbildung, soz. Berufe
Jetzige Fam., Freundschaf-ten, Partner-schaften	*Nicht-Zustande-Kommen v. Bezie-hungen* (9x)	*Partner erfüllt nicht ausreichend Ansprüche* (7x)	heterogen	sexuelle Probleme (5x)
In stabiler Partnerschaft lebend	6x	12x	3x	8x

4.1.4 Persönlichkeitscharakteristik

Bei der vergleichenden Beschreibung der Charakterisierungen der eigenen Persönlichkeit wenden wir uns in Anlehnung an die Diskussion der vorliegenden Theorien in Kapitel 2.1.4 zunächst den Bereichen *Affekt und Antrieb* zu: Aggressive Affekte werden von den neurotisch-depressiven Patienten zwar mehrheitlich (10 x) thematisiert, jedoch überwiegend bei anderen Personen lokalisiert, sich selbst sehen die Patienten diesbezüglich eher als Opfer. Sie fühlen sich willkürlich herabwürdigend und schlecht behandelt (7 x) und unter Druck gesetzt (10 x). Bedürfnisse nach liebevoller Zuwendung bleiben unerfüllt (9 x), einige Patienten erleben sich als gefühlsmäßig nicht ansprechbar, ohne Zugang zu sich selbst. Mehrere meinen, daß sie sich selbst schaden.

Bei den phobisch-angstneurotischen Patienten fällt nicht nur auf, daß in dieser Gruppe die niedrigste Anzahl von Kategorien im Relevanzbereich Persönlichkeitscharakteristik gefunden wurde, sondern auch geringere Häufigkeiten bei der Besetzung der einzelnen Kategorien. Bezüglich der Beschreibung der eigenen Affekte fällt ein diffus erscheinendes Beunruhigt- und Aufgeregt-Sein (7 x) auf. Nur wenige Patienten gestehen sich zu, sich gegen andere zur Wehr zu setzen (3 x) und auch (verbal) wütend und jähzornig werden zu können (4 x), während die Mehrzahl (7 x) betont, sich in entsprechenden Situationen nicht zu wehren.

Anders als in den beiden Neurotiker-Gruppen stellt sich die Situation bei den persönlichkeitsgestörten Patienten dar: Hier erscheint als wichtiges Thema, eigene - vor allem aggressive - Impulse nicht oder kaum unter Kontrolle halten zu können. Nur zwei Patienten sprechen hingegen davon, etwas in sich hineinzufressen. 4 Patienten dieser Gruppe beschreiben ein freudloses So-dahin-Leben. In der Gruppe der Phobiker und in der der Persönlichkeitsgestörten wird von einigen Patienten (3 x) Sensibilität als Selbstcharakterisierung verwendet.

Auch für die Bulimiepatientinnen erscheint es wichtig, sich kontrollieren bzw. sich nicht kontrollieren zu können (9 x). Der Umgang mit Ärger fällt insofern schwer, als aggressive Affekte nicht geäußert werden können oder aber sich unkontrolliert Ausdruck verschaffen (6 x). Ähnlich wie die depressiven Patienten schildern auch die Bulimikerinnen Schwierigkeiten, Gefühle zu differenzieren bzw. beschreiben ein Gefühl innerer Leere (8 x) sowie Selbstunsicherheit und Schüchternsein (5 x).

Die Mehrzahl der Selbstcharakterisierungen bezieht sich auf die eigene Person im Spiegel *interpersoneller Beziehungen*. Hier sind für die depressiven Patienten Wünsche nach enger Bindung von großer Bedeutung, verbunden mit dem Bedürfnis, akzeptiert und verstanden zu werden (10 x). Fast genauso wichtig erscheint es, sich um andere zu kümmern, Verantwortung zu übernehmen (9 x). Kontrastierend erscheint die der eigenen Person zugeschriebene Größe und Dominanz (9 x) gegenüber dem Gefühl von Unterlegensein und Minderwertigkeitsgefühlen (6 x), Hemmungen (7 x) sowie Anpassung an die Vorstellungen anderer (9 x). Fast durchgängig werden in dieser Gruppe die bereits erwähnten Schwierigkeiten in Kontakten mit anderen Personen geschildert, die zu Rückzug und Alleinsein führen (10 x), wobei offensichtlich Vertrauensverlust, Enttäuschung und Schuldzuweisungen (7 x) eine Rolle spielen.

In der Gruppe der Phobiker berichten die meisten der Patienten (9 x) zum einen darüber, von einer anderen Person, auf die sie angewiesen waren oder von der sie abhängig sind, in einer schwierigen Situation allein gelassen bzw. zum Außenseiter gemacht zu werden, andererseits schildern sie aber auch eigene Vorbehalte, sich gegenüber anderen zu öffnen, ihr inneres Erleben anderen mitzuteilen (9 x). Die zwischenmenschlichen Beziehungen erscheinen strukturiert durch Leistungskampf, in dem eigenes Versagen droht (7 x). Dementsprechend fühlen sich die Patienten von anderen falsch verstanden (7 x) bzw. ausgenutzt und nicht ernstgenommen, dabei nicht ausreichend in der Lage, sich adäquat zu wehren. Angesichts dieser problematischen subjektiven Beziehungserfahrung erstaunt die Selbsteinschätzung eines Teils der Patienten als jemand, der auf andere zugeht.

Die persönlichkeitsgestörten Patienten thematisieren die Orientierung an anderen Menschen als Wunsch, etwas mit Freunden zu unternehmen (4 x) bzw. zu werden wie eine bestimmte Person (4 x). In Beziehungen spielen Bravsein (3 x), bevormundet bzw. bedrängt werden (5 x) eine Rolle: Tendenzen, Konflikten aus dem Weg zu gehen (5 x), sich zurückzuziehen (4 x) und alleinzusein (6 x) werden thematisiert.

Die Orientierung an den Wünschen und Vorstellungen anderer Personen (10 x) ist in der Gruppe der Bulimikerinnen zentrales Thema. Die Patientinnen wollen anerkannt und geliebt werden (6 x), hoffen auf Verständnis (8 x). Andererseits werden aber auch mißtrauisches Beobachten und Beobachtet-Werden (5 x), sich zurückgewiesen fühlen (5 x), als Frau benachteiligt sein (4 x), sowie Sich-zurückziehen in Isolation (10 x) und Außenseiterdasein (9 x) thematisiert. Als Ursache hierfür erscheinen Kontakt- und Kommunikationsstörungen: Den meisten Patientinnen erscheint es wichtig, bestimmte Dinge zu verheimlichen (10 x), etwas anzusprechen fällt ihnen schwer (9 x); Mißtrauen bzw. die Unfähigkeit, andere Personen zu verstehen, werden zum Thema.

Als weiterer thematischer Bereich sind schließlich die *strukturellen Persönlichkeitsbestände* im Sinne von Wert- und Normorientierungen sowie leitenden und identitätssichernden Einstellungen zu betrachten: Für die neurotisch-depressiven Patienten stehen diesbezüglich Wertorientierung und Rollenerwartungen ganz im Mittelpunkt. Sie versuchen, feststehenden Werten im Sinne von Altruismus und Verantwortungsübernahme gerecht zu werden (8 x), messen der Arbeit einen hohen Stellenwert zu (11 x), beschäftigen sich aber auch mit der Distanzierung von Pflichten und Verpflichtungen (10 x), versuchen, zu vergessen und zu verdrängen (4 x), was ihnen, wie die Distanzierung von Pflichten und Verpflichtungen (10 x) und Veränderungen überhaupt, schwerfällt. Angesichts dieser hohen moralischen Erwartungen erscheint es nicht verwunderlich, daß sich die Patienten unter Druck gesetzt und angestrengt fühlen (10 x), und daß sie fürchten, sich zu schaden oder andere zu belasten. Bezüglich des Selbstwertgefühls wird ein Schwanken zwischen Überlegenheits- und Unterlegenheitsgefühlen anderer Personen gegenüber deutlich.

Ein wesentlich weniger konflikthaft geprägtes Bild der eigenen Persönlichkeit zeichnen die phobisch-angstneurotischen Patienten. Mehrfach wird hier betont, keine Probleme im Sinne intra- und interpersoneller Konflikte zu haben; Normalität (7 x), Ordentlichkeit, Stolz auf Fleiß und Leistung (7 x), aber auch Aufgeschlossensein gegenüber Neuem und die Fähigkeit, auf andere zuzugehen, werden der eigenen Person zugeschrieben, ungeachtet der hierzu zum Teil im krassen Widerspruch stehenden Aussagen über Schwierigkeiten im zwischenmenschlichen Umgang. Das Selbstwertgefühl ist bei diesen Patienten geprägt durch Unterlegenheitsgefühle im Leistungskampf mit anderen. Außerdem werden Schuldgefühle (5 x) thematisiert.

Weit krasser noch als die neurotisch Depressiven thematisieren die persönlichkeitsgestörten Patienten eine Diskrepanz zwischen Anspruch und Wirklichkeit: Dabei steht die Konstatierung eines umfassenden Versagens bei der Bewältigung von Lebensaufgaben im Vordergrund: Es gelingt nicht, gesteckte Ziele zu erreichen (11 x), die Mehrzahl fühlt sich unsicher und nicht in der Lage, sich in wichtigen Fragen zu entscheiden (9 x). Daneben wird ein Schwanken zwischen Extremen (4 x) beschrieben. Weiter schreiben sich die Patienten zu, nicht gut genug zu sein, die Schuld zu

Ergebnisse

haben (5 x). Die Arbeit wächst über den Kopf (8 x), bereits Erarbeitetes wird verloren, obwohl sich die Patienten stark einsetzen (6 x), sich bemühen, es entsprechend den eigenen Vorstellungen besonders gut zu machen (5 x). Ausweichen (5 x) und sozialer Rückzug (5 x) sind für einige Patienten Ausweg aus dieser Situation.

Tabelle 35. Vergleich der Gruppen; Persönlichkeitscharakteristik (charakteristische Befunde *kursiv*)

	1. neurotisch-depressive Pat. (N=11)	2. phobisch-angstneurot. Pat. (N=12)	3. persönlich-keitsgestörte Pat. (N=12)	4. bulimische Patientinnen (N=12)
Affekt u. Antrieb	schlecht behandelt werden (7x), *unter Druck gesetzt werden* (10x), *unerfüllte Bedürfnisse nach liebevoller Zuwendung* (9x), kein Zugang zu Gefühlen (5x)	*Beunruhigt-sein* (7x), sich wehren bzw. zumeist nicht wehren (7x)	eigene (vor allem aggressive) *Impulse kaum unter Kontrolle halten können* (10x)	sich *kontrollieren bzw. nicht. kontrollieren können* (9x), Schwierigkeiten, Gefühle zu beschreiben (8x)
Interpersonelle Beziehungen	*Wünsche nach enger Bindung und Verständnis* (10x), *Verantwortung übernehmen* (9x), *Größe u. Dominanz* (9x) *versus Unterlegenheit u. Hemmungen, Anpassung* (9x), *in aggressive Auseinandersetzungen geraten* (10x), *soz. Rückzug* (10x), *Schuldzuweisungen*	*von jemandem, auf den man angewiesen ist, alleine gelassen werden* (9x), *Vorbehalte, sich zu öffnen* (9x), *Leistungskampf mit drohendem Versagen* (7x), *falsch verstanden werden* (7x)	etwas mit Freunden unternehmen (4x), werden, wie eine andere Person (4x), bevormundet werden (5x), sozialer Rückzug (6x)	*Orientierung an den Wünschen anderer* (10x), *Wünsche nach Anerkennung und Verständnis, Enttäuschungen* (6x) *soz. Rückzug* (10x) *Verheimlichen* (10x), *Hemmungen, Dinge anzusprechen* (9x), *nicht normaler Außenseiter* (9x)
strukturelle Persönlichkeitsbestände	*feststehenden Werten gerecht werden* (8x), *hoher Stellenwert d. Arbeit* (11x), *Distanzierung von Pflichten* (10x),	*keine Probleme haben, Normalität* (7x) *Stolz auf Fleiß und Leistung* (7x),	*es gelingt nicht, gesteckte Ziele zu erreichen* (11x), *Entscheidungsunfähigkeit* (9x), *Arbeit wächst über den Kopf* (8x), sich für etwas stark einsetzen (6x)	*den eigenen Weg gehen* (10x), *kämpfen, die Beste sein wollen* (6x), *„Du mußt"* (6x), *sich durch Beschäftigung Halt geben* (7x), eine selbstbewußte Person spielen

Erfolgreicher erscheinen die Bulimie-Patientinnen in ihrem Leistungs- und Autonomiebestreben: Sie betonen mehrheitlich, daß sie den eigenen Weg gehen wollen (10 x), kämpfen, es alleine zu schaffen (6 x), die Beste sein wollen (6 x). Die

Bulimikerinnen stehen dabei unter dem normativen Druck eines „Du mußt" (6 x). Kontrastierend wird aber auch eine gewisse Fassadenhaftigkeit dieser Eigenschaften deutlich, insofern die Patientinnen betonen, daß sie sich durch Beschäftigung Halt geben (7 x), eine selbstbewußte Person spielen und Probleme haben, in bezug auf die gesetzten Ziele zu funktionieren. Ferner wird Unzufriedenheit mit der eigenen Person zum Thema, vor allem in bezug auf die eigene Weiblichkeit. Damit empfinden sich die Patientinnen trotz eines zum Teil äußerlich hohen Anpassungsniveaus als „nicht normale Außenseiter" (9 x) (Tabelle 35).

4.2 Diskussion der Ergebnisse

4.2.1 Klinische und nosologische Aspekte

4.2.1.1 Der neurotisch-depressive Typus

Die unbestreitbaren Fortschritte der modernen Depressionsforschung werden relativiert durch zwei bisher ungelöste Probleme: Erstens ist die nosologische Einteilung sowohl in verschiedene Arten depressiver Störung als auch bezüglich der Abgrenzung des depressiven Spektrums gegenüber anderen Formen psychischer Erkrankung heute unklarer denn je; und zweitens existieren ganz unterschiedliche Vorstellungen hinsichtlich des Verhältnisses von Depression und Persönlichkeitsstruktur. In nosologischer Hinsicht (Schmidt-Degenhard 1983) galt vor allem im deutschsprachigen Raum über lange Zeit die Einteilung in *somatogene, endogene* und *psychogene (neurotische und reaktive) Depression* unumstritten (Kielholz 1965). Gleichwohl waren bereits früh Übergangsformen und Mischbilder wie sekundäre Vitalisierung bei zunächst reaktiver Erkrankungsform (Schneider 1932), Einmündung einer endogenen Depression in eine neurotische Entwicklung (Voelkel 1959) oder *endoreaktive Dysthymie* (Weitbrecht 1952) postuliert worden.

Seit Beginn der 70er Jahre häuften sich nun vor allem im angelsächsischen Sprachraum auch empirische Befunde, die die kategoriale Einteilung zugunsten einer dimensionalen Betrachtung mit kontinuierlichen Übergängen allmählich in den Hintergrund drängten (Kendell 1978; Angst 1987). Bei kritischer Durchsicht der vorliegenden Studien erscheint es aber dennoch nach wie vor sinnvoll, einen *Typ A (endogen-psychotisch)* von einem *Typ B (neurotisch-reaktiv)* zu unterscheiden (Steck 1988) und die psychopathologische Differenzierung zwischen psychotischer Entgleisung und „ubiquitäre Depressivität" (Janzarik 1991) nicht vorschnell aufzugeben. In diesem Sinne fand Matussek (1982) clusteranalytisch als charakteristische Symptome der *neurotischen Depression* die durch Umwelteinflüsse veränderbare depressive Verstimmung, Hypochondrie sowie Reizbarkeit und offene Aggression. Gegenüber endogen-depressiv Erkrankten dominieren außerdem psychosoziale subjektive Krankheitsvorstellungen gegenüber biologischen Krankheitstheorien bei neurotisch Depressiven weitaus stärker (Wiegand u. Matussek 1991). Als weitere Kriterien erscheinen charakteristische Symptome, auffällige Persönlichkeit, Lebensereignisse als mitbedingende Faktoren, schleichender Beginn vor dem 40. Lebensjahr und chronischer Verlauf (Bronisch 1992).

Da aber auf der Ebene operational-verhaltensorientierter Kriterien eine befriedigende Abgrenzung nicht aussichtsreich erschien (Klerman et al. 1979), wurde im DSM III, III-R und nachfolgend auch in der ICD 10 die *neurotische Depression* als eigenständiges Konzept aufgegeben zugunsten einer *dimensionalen Einteilung* rezidivierender Depressionen (leicht, mittelgradig, schwer) sowie der Zusatzkategorie *Dysthymie* für kontinuierliche leichtere depressive Verstimmungen (WHO 1993). Die bereits erwähnte Forschungskriterienstudie (vgl. Kapitel 2.2.2) erzielte aber gerade für die der neurotischen Depression nahestehende Dysthymie mit 32 % Raterübereinstimmung nur eine geringe Reliabilität, was die Autoren im Anschluß an Vaillant (1984) zu der Forderung nach einer Wiederaufnahme der neurotischen Depression als diagnostischer Kategorie veranlaßt, verbunden mit dem Hinweis auf die Notwendigkeit einer Ergänzung der symptomorientierten Diagnostik durch eine persönlichkeitszentrierte Berücksichtigung der individuellen Lebensentwicklung (Schüßler u. Köhl 1993).

Durch die Dominanz verhaltensorientierter Ansätze in der neueren Depressionsforschung hat die traditionelle Annahme eines charakteristischen zugrundeliegenden Persönlichkeitstypus ihre Selbstverständlichkeit verloren. Die auf Kretschmers (1940) *Zyklothymie*-Konzept zurückgehende Annahme einer sich in den subklinischen Bereich kontinuierlich verdünnenden konstitutionell bedingten Affektpathologie (Akiskal 1983) wurde ebenso der empirischen Überprüfung unterzogen wie beispielsweise Tellenbachs (1983) *Typus melancholicus*-Konzept, welches das Zurückbleiben hinter den selbst gesetzten Ansprüchen (*Remanenz*) und das Eingeschlossen-Sein in einer gewohnten Umgebung (*Inkludenz*) als zentrale Persönlichkeitscharakteristika Depressiver betrachtet. Die Ergebnisse (z.B. Möller u. v.Zerssen 1987; Tölle et al. 1987; v.Zerssen 1991; Peters 1991) sind uneinheitlich und können hier nicht referiert werden. Die zahlreichen Modelle über den Zusammenhang von Depression und Persönlichkeit sind von Klein, Wonderlich und Shea (1993) unlängst wie folgt eingeteilt worden: *Unabhängigkeit* (Depression und Persönlichkeit haben völlig verschiedene Ursachen); *gemeinsame Ursache* (Depression und Persönlichkeitseigenschaften haben *eine* Ätiologie); Annahme eines *Spektrums* bzw. subklinischer Formen (Persönlichkeitseigenschaften werden als prodromale, subklinische oder abgemilderte Manifestation einer depressiven Erkrankung verstanden); *Prädisposition* oder *Vulnerabilität* (Depression und spezifische Persönlichkeitseigenschaften sind als Risikofaktor füreinander zu betrachten); *pathoplastischer oder exazerbationsbedingender Zusammenhang* (bestimmte Persönlichkeitseigenschaften fördern das Auftreten der Erkrankung); *Komplikations- oder „Narben"-Modelle* (Residualveränderungen nach Ablauf einer Erkrankungsphase beeinflussen die weitere Entwicklung).

In der psychoanalytischen Diskussion (Eicke-Spengler 1977) wurde entsprechend der Grundannahme kontinuierlicher Übergänge zwischen pathologischen Abwandlungen und Normalität stets ein enger Zusammenhang zwischen Depression und Persönlichkeit postuliert. Wenig beachtet wird, daß die frühen, dem psychodynamischen Verstehen der Erkrankung gewidmeten Arbeiten von Abraham (1912), Freud (1917), Kant (1928) und anderen nicht der - damals noch unbekannten - Krankheitseinheit *neurotische Depression* gewidmet waren, sondern der schweren Melancholie. Dabei stand die Annahme einer tiefen Verdrängung libidinöser Triebe mit konsekutiver Unfähigkeit, die Liebe anderer Menschen zu erfahren und selbst zu lieben, ebenso im Vordergrund wie die Annahme einer Ambivalenz zum Liebesobjekt (Abraham 1912). Freud (1917) nennt Objektverlust, Ambivalenz und Rückzug der Libido ins Ich als zentrale Mechanismen. Später erkannte er die Bedeutung eines zerstörerischen Über-Ichs in Relation zu einem hilflosen Ich als pathogenetisch relevant (Freud 1923). Die projektive Verarbeitung aggressiver Impulse steht für Melanie Klein im Mittelpunkt der Pathogenese depressiver Psychosen (Klein 1960/61). Im

Gegensatz zu den Objekten erlebt sich der Kranke selbst als gefügig, nachgiebig, opfer- und verzichtbereit (Schultz-Hencke 1951), seine Selbstachtung erscheint labilisiert und gefährdet (Bibring 1952/53). Während der Abhängigkeits-Ambivalenz-Konflikt bei der psychotischen Depression intrapsychisch stattfindet, wird er - so unterscheidet Fenichel (1945) nun - bei der neurotischen Depression auf die interpersonelle Bühne verlagert.

Zusammenfassend hält Benedetti als gemeinsames Merkmal der verschiedenen psychoanalytischen Hypothesen zur Genese fest, „daß die späteren seelischen Kranken in der frühen Kindheit eine intensive Bindung an ihr erstes Liebesobjekt hatten, welche durch frühe Enttäuschung zerbrochen wurde" (1981, S. 622). Aus dieser Erfahrung resultieren sowohl Ambivalenz als auch Abhängigkeit in bezug auf den verloren gegangenen Idealzustand (Loch 1972). Im Verlauf der weiteren Persönlichkeitsentwicklung wird dieser Konflikt internalisiert (Jacobson 1983). Dem entspricht nun die „Diskrepanz zwischen dem durch Selbstaggression entwerteten Selbstbild und dem Selbst- oder Ich-Ideal" (Benedetti 1981, S. 623). Diese Diskrepanz macht den Kranken abhängig von äußerer Bestätigung, was nicht nur in sympathetisch-symbiotischen Beziehungen (Lang 1990) seinen Niederschlag findet, sondern auch in einer Überidentifikation mit sozialen Rollen, insbesondere der Berufsrolle, mit entsprechendem selbstwertstabilisierendem *hypernomischen* Leistungsverhalten (Kraus 1977). Jede Veränderung im Sinne auftauchender emotionaler oder kognitiver Ambivalenzen ist dabei potentiell destabilisierend im Sinne einer globalen, der Identitätsunsicherheit korrespondierenden *Ambiguitätsintoleranz* (Kraus 1987).

Beziehen wir nun die eigenen Ergebnisse (Frommer et al. 1994; 1995a) auf diesen Diskussionszusammenhang: Unsere depressiven Patienten schildern vielgestaltige Beschwerdebilder; Depressivität, Angstgefühle und körperliche Symptome werden genannt, sind jedoch wenig charakteristisch. Spezifischer erscheint das in allen Gesprächen geschilderte Gefühl des *Nicht-mehr-weiter-Könnens*, das das Zusammenbrechen hypernomischer Kompensation zum Ausdruck bringt. Bezüglich der Ursachenvorstellungen dominieren, wie in der Literatur generell für neurotische Erkrankungen (Zepf u. Weidenhammer 1988; Wilke 1992) einschließlich neurotischer Depressionen (Wiegand u. Matussek 1991) beschrieben, psychische Ursachenvorstellungen, wobei die innerhalb der psychoanalytischen Literatur seit Freud (1917) diskutierte Verknüpfung von Ambivalenz und Abhängigkeit Bestätigung findet im Sinne der Vorstellung, *daß das Determiniertsein oder die Abhängigkeit von einer nahestehenden Person schädigenden bzw. beschwerdeverursachenden Einfluß auf die eigene Person hat.*

Bei den Biographieschilderungen fällt unabhängig vom Geschlecht in der Mehrzahl der Fälle eine mit ihrer sozialen Rolle überidentifizierte Mutter auf, die ebenfalls depressive Züge trägt. Einige Patienten schildern eine enge Bindung zur eigenen Mutter. Charakteristisch im Sinne der oben zitierten, von Benedetti (1981) zusammengefaßten psychoanalytischen Überlegungen zur Genese erscheinen auch die von mehreren Patienten geschilderten Enttäuschungen und Desillusionierungen im Sinne eines Zerbrechens der harmonischen Familienatmosphäre. Bei den Kategorien zur Persönlichkeitscharakteristik steht an erster Stelle die zentrale Bedeutung von

Wertorientierungen und Rollenerwartungen im Sinne eines inneren Fixiertseins und
Nicht-abrücken-Könnens. Allerdings wirkt die hypernomische Anpassung nicht in
der für endogen Depressive charakteristischen Weise als fraglos gegeben, sondern
erscheint als Konfliktthema, d.h., daß sich die Patienten auch intensiv beschäftigen
mit der Distanzierung von Pflichten sowie „Locker-Sein" in bezug auf Leistungsbereitschaft, Ehrlichkeit und Treue. Weiterhin sind Wünsche nach *enger Bindung und
gegenseitiger Akzeptanz* im Sinne „sympathetisch-symbiotischer Kommunikation"
(Lang 1990, S. 310) für die Patienten wichtig. Kontrastierend werden aber auch
ambivalente Einstellungen anderen gegenüber deutlich: Sie können im Zusammenhang gesehen werden mit Unsicherheiten in der Selbstwertregulation im Sinne der
oben beschriebenen Diskrepanz zwischen realem und Ideal-Selbst: Vorstellungen
eigener Dominanz und Größe können nicht befriedigend in das soziale Handeln
eingebracht werden, scheitern an Hemmungen, Minderwertigkeitsgefühlen sowie
Tendenzen zur Anpassung und Unterordnung. Über diese mehr innerpsychischen
Konfliktsituationen hinaus werden massive Konflikte in realen zwischenmenschlichen Beziehungen geschildert; hier werden projektive Mechanismen insofern deutlich, als sich die Patienten als Opfer böswilliger, aggressiver Unterdrückung erleben,
während eigene aggressive Regungen als gehemmt beschrieben werden. Schließlich
wird ausführlich eingegangen auf resignative Konsequenzen im Sinne eines *Rück-
zugs aus zwischenmenschlichen Beziehungen, begleitet von unerfüllten Bedürfnissen nach liebevoller Zuwendung,* wobei diesbezügliche Schuldzuweisungen auch
die eigene Person mit einbeziehen.

Die zum Teil sehr plastischen Schilderungen der Patienten deuten einen Unterschied zur Persönlichkeit endogen-depressiver an, der darin liegt, daß Zeichen der
Gefühlsentfremdung (Glatzel 1974) bzw. alexithyme Persönlichkeitszüge (Heerlein
et al. 1989) im Sinne eines verarmten Phantasielebens und der Unfähigkeit in der
Erfahrbarkeit und Kommunikation von Affekten, nicht in gleicher Weise zu verzeichnen sind. Zwar ergeben sich auch bei unseren Probanden Hinweise auf mangelnden Zugang zu den eigenen Gefühlen und Hemmungen im Affektausdruck, aber
ebenso wie die hypernomische Rollenorientierung erscheint die Gefühlshemmung
nicht - wie bei endogen-depressiven - als etwas unhinterfragbar gegebenes, sondern
als sowohl intra- als auch intersubjektiv ausgetragenes Konfliktthema, mit dem sich
die Patienten intensiv und kontrovers beschäftigen. Das könnte bedeuten, daß sich
die oben beschriebene Selbstwert- und Identitätsunsicherheit beim endogen Depressiven auf einer basaleren Stufe ereignet, d.h. überwiegend im vorsprachlichen Bereich, während sie beim neurotisch Depressiven Sprachfähigkeit erlangt und deshalb
im Narrativ diskursiv ausgetragen werden kann.

4.2.1.2 Der phobisch-angstneurotische Typus

Angst ist als natürliche Bedingung des Menschen (Bowlby 1976; Schmidt-Degenhard 1986) ein ubiquitäres Phänomen und stellt in unseren 47 Interviews das am
häufigsten genannte Symptom dar. Auch hier gelten für die Beziehungen zwischen
Persönlichkeit und Angsterkrankung die im Anschluß an Klein, Wonderlich und Shea
(1993) beschriebenen grundsätzlichen Möglichkeiten potentieller Zusammenhänge

und ebenso wie bei den depressiven Symptomen herrscht auch hier eine bezüglich nosologischer Einteilungen verworrene Situation. Dabei erscheint die klassische Einteilung in *disproportionierte objektgebundene Ängste (Phobien)* und *wahrnehmungsfreie Ängste (Angstneurose)*, ergänzt durch *Ängste infolge realer Bedrohungen und vitaler Gefährdungen* als dritter Kategorie (Strian 1983), sowohl durch neuere psychiatrische Forschungsergebnisse und Modelle in Frage gestellt als auch durch Entwicklungen innerhalb des psychoanalytischen Spektrums.

Das von Klein (1980), Sheehan (1982) und andere entwickelte *biologische Modell* der Angsterkrankungen nimmt für Panikattacken Auslöseunabhängigkeit und unterschiedliche Ansprechbarkeit auf Psychopharmaka an (Margraf et al. 1986; Heinrich u. Bogerts 1988). Kritisiert wurde an diesem Modell insbesondere, daß klinisch spontane Angstattacken höchst selten vorkommen (Hoffmann 1994) und umgekehrt beispielsweise drei Viertel aller Agoraphobien von Panikanfällen begleitet sind (Angst u. Dobler-Mikola 1985).

Ein anderes nosologisches Problem ergibt sich durch die häufige Überlappung von *Angst und Depression:* 40 - 90 % der Angstkranken haben bereits einmal eine depressive Episode durchlaufen oder leiden gleichzeitig an depressiven Symptomen (Helmchen u. Linden 1986), andere Studien kommen hingegen zu dem Schluß, daß Depressionen und Angsterkrankungen hinsichtlich Querschnittsbild und Verlauf klar zu trennen sind (Roth u. Mountjoy 1982). In einer aktuellen Übersichtsarbeit spricht Roth (1992) von einem 25 - 30 %igen Überlappen beider Erkrankungsformen. Ausgehend von diesen Befunden schlägt Tyrer (1989) vor, Neurosen als einheitliche nosologische Kategorie (*General Neurotic Syndrome*) zu betrachten, innerhalb derer sich die einzelnen Fälle entlang eines Kontinuums zwischen den beiden Polen *depressive Symptome* und *Angstsymptome* einordnen lassen.

Bei den idealtypischen Konzepten *Angstneurose und Phobie* handelt es sich keinesfalls um klar definierte und voneinander abgegrenzte Konstrukte, vielmehr spiegeln diese historisch gewachsenen Konzepte paradigmatisch die Geschichte der psychoanalytischen Theorie wieder: Freuds (1895b) ursprüngliche, durch *triebpsychologische* und affektökonomische Aspekte geprägte Auffassung verstand Angst als Ausdruck eines Erregungsstaus, als Transformationsprodukt nicht abgeführter libidinöser Energie. Später, mit der Abgrenzung der neurotischen Angst von der Realangst, änderte er seine Theorie dahingehend, „daß das Ich die eigentliche Angststätte ist" (Freud 1926, S. 119; Haas u. Knebusch 1981). Diese *ich-psychologische* Auffassung wurde schließlich ergänzt durch *objektbeziehungspsychologische* Gesichtspunkte. Vor allem Karl König (1991) hat auf ein für Phobiker charakteristisches gyroskopisches (Stierlin 1971) Verhalten anderen Personen gegenüber hingewiesen: Als Ersatz für mangelhaft ausgebildete Ich-Funktionen, vor allem im Bereich der Affektsteuerung, suchen diese Patienten steuernde Objekte, d.h. Dinge oder Personen, an die sie sich eng binden und in deren Gegenwart die Symptomatik gemindert ist.

Vor dem Hintergrund dieses Diskussionszusammenhangs unterscheiden sich Angstneurotiker vor allem durch das größere Ausmaß der zugrundeliegenden Ich-Störung von Phobikern: „Je mehr Angstbewältigung sich im Symptom darstellt, desto besser ist die zugrundeliegende Ich-Struktur. Gegenüber der präpsychotischen 'Angst, ver-

rückt zu werden', sind isolierte Angstattacken eine deutlich bessere Organisations-
form hinsichtlich der Angstbewältigung - mögen sie im Einzelfalle auch noch so
unangenehm und von Krankheitswert sein und gegenüber isolierten Angstattacken
stellt eine isolierte Phobie, bei der sich der Betroffene durch Vermeidung des Gegen-
stands seiner Ängste weitgehend angstfrei halten kann, natürlich eine noch bessere
Form der Angstbewältigung dar" (Hoffmann 1994, S. 28).

Diese unter ich- und objektpsychologischen Gesichtspunkten einleuchtende Gra-
duierung weist nun aber auf eine Überlappung von Angststörungen und ich-strukturellen Defiziten im Rahmen von Persönlichkeitsstörungen hin und erhebt damit die
Frage, ob die überkommene Bezeichnung *Angstneurose* sich nicht partiell mit der
neueren Diagnose *Borderline-Syndrom* deckt oder zumindest ebenso nahe nosologische Verwandtschaft zu ihr aufweist wie zu den Phobien.

Ebenso problematisch wie das Verhältnis von Angstneurose und Phobie ist die
Subklassifizierung der letztgenannten Kategorie. Marks (1987) unterscheidet durch
äußere Reize ausgelöste *isolierte Phobien, soziale Phobien* sowie die gehäuft bei
Frauen auftretende *Agoraphobie* einerseits sowie *Krankheitsphobie* und *Zwangs-
phobie* andererseits. Die so gewonnene begriffliche Schärfe, die beispielsweise nach
Art des phobischen Objektes noch weiter ausdifferenziert werden kann, täuscht allerdings über die unbeantwortete Frage hinweg, ob es sich hier tatsächlich um
nosologisch relevante Differenzierungen handelt, oder aber nur um Facetten klinisch eng zusammengehöriger und auch im Einzelfall verknüpft auftretender
Symptomkonstellationen. Dies trifft insbesondere für die aus der internistischen
Psychosomatik stammende Annahme der *Herzneurose* als eigenständigem noso-
logischem Syndrom zu. Eine pointierte Abgrenzung hinsichtlich der Persönlichkeitsstruktur dieser Kranken ist zwar gegenüber der Herzinfarktpersönlichkeit (Hahn
1972) sinnvoll; mit der Symptomatik der Panikattacken, die wiederum bei der Mehrzahl aller Phobiker zu verzeichnen sind, ist die Herzneurose jedoch weitgehend iden-
tisch (Kriebel et al. 1993). Problematisch ist die Abgrenzung von Angstneurosen
und Phobien weiterhin gegenüber den im ICD 10 als eigenständigen Diagnosen
vertretenen *hypochondrischen* und *somatoformen* Störungen (Heuft u. Schüßler
1993).

Wesentlich einheitlicher als der verworren erscheinende Stand der Forschung erwarten läßt, stellt sich die Situation in unseren klinischen Interviews dar (Frommer
et al. 1995b): Mit Ausnahme der erythrophoben Patientin, die ein eher depressives
Beschwerdebild schildert, stehen hier funktionell-körperliche Beschwerden im Vordergrund, wobei das Herz als Manifestationsorgan *durchgängig* in Erscheinung tritt.
Dem entspricht die gehäufte Nennung von Herzbeschwerden im Gießener Beschwerdebogen als einzigem signifikanten Testergebnis. Dieser Befund läßt darauf schließen, daß das Herz eine bedeutsame Metapher (Buchholz 1994) im Krankheitserleben
der Patienten darstellt. Regelhaft beschreiben unsere Patienten situative Steigerungen bis hin zu Panikattacken. Psychische Beschwerden und Konflikte im zwischenmenschlichen Bereich treten demgegenüber zurück. Das Auftreten der Symptome
ist auffallend häufig zeitlich korreliert mit einer gravierenden *Verletzung der gesundheitlichen Integrität* bei sich selbst oder nahen Angehörigen. Dies bestätigt die
Einschätzung von Richter und Beckmann, daß diese Patienten „bei jedem Unheil in

der Umgebung oder bei Störungen am eigenen Körper die komplette Selbstzerstörung fürchten" (1969, S. 91). Psychosoziale Ursachenvorstellungen dominieren auch in dieser Gruppe, jedoch imponiert stärker als bei den Depressiven das Bild einer Ambivalenz zwischen ganz unterschiedlichen und zum Teil auch widersprüchlichen Annahmen, wobei psychische Ursachenvorstellungen mit organisch-naturalistischen und schicksalshaften Zuschreibungen konkurrieren.

Im Verhältnis zu den Eltern werden häufig belastende Erlebnisse thematisiert oder eine Beschreibung der Beziehung wird vermieden, positive Charakterisierungen tauchen kaum auf. Der Vater wird gehäuft als autoritär und/oder abwesend geschildert, ihm gegenüber dominiert eine kritische Einstellung. In einem Drittel der Fälle werden der Mutter den eigenen Symptomen ähnliche Beschwerden zugeschrieben, die aus der Literatur (z.B. Richter u. Beckmann 1969) zu vermutende Schilderung einer *symbiotischen* Beziehung findet sich hingegen nicht. Eher werden die Ergebnisse der inhaltsanalytischen Untersuchung von Studt (1984) bestätigt, der für Phobiker eine als *schlecht erlebte Beziehung zu Mutter und Vater* sowie eine *durch Rivalitätskonflikte gekennzeichnete Kindheit und Adoleszenz* beschreibt. Anders als in jener Studie ergeben sich aus unseren Ergebnissen keine Hypothesen für wesentliche Unterschiede zwischen phobischen und angstneurotischen Patienten. Erkrankungen, Verlusterlebnisse und aggressive Auseinandersetzungen im psychosozialen Umfeld überschatten bei der Mehrzahl der Patienten Kindheit und Jugend sowie Berufskarriere. In Übereinstimmung mit den Befunden von Richter und Beckmann fällt im Gegensatz zu den übrigen Gruppen unseres Samples auf, daß alle phobisch-angstneurotischen Patienten in einer Ehe oder festen Partnerschaft leben. Gleichwohl erlebte ca. die Hälfte ihren Lebenspartner nicht ausreichend als hilfreich und stützend, was allerdings eher beiläufig thematisiert wird.

Die im Vergleich mit den anderen Gruppen weniger differenziert erscheinenden Kategorien zur Persönlichkeitscharakteristik zeigen zunächst ein *klischeehaft wirkendes positiv gezeichnetes Bild der eigenen Persönlichkeit*, in dem Normalität, Ordentlichkeit, Stolz auf Fleiß und Leistung, aber auch Aufgeschlossensein gegenüber Neuem und die Fähigkeit, aktiv auf andere zuzugehen, eine entscheidende Rolle spielen. Weiterhin ist für die Mehrzahl der Patienten die Erfahrung bedeutsam, sich nicht ausreichend dagegen wehren zu können, von anderen Personen *falsch verstanden, ausgenutzt und nicht ernstgenommen zu werden*. Von anderen Personen fühlen sich die Patienten in schwierigen Situationen *allein gelassen bzw. zum Außenseiter gemacht*, andererseits schildern sie aber auch *Hemmungen, sich gegenüber anderen zu öffnen*, ihr inneres Leben anderen mitzuteilen. Schließlich schildert ein Teil der Patienten die eigene Person als sensibel, beunruhigt und reizbar in einer Situation, in der es bei nachlassenden Kräften *nicht mehr gelingt, im Kampf um Leistung mit anderen mitzuhalten*.

Erstaunlich ist, daß die von Richter und Beckmann (1969), König (1991) und anderen beschriebene starke Abhängigkeit von der eigenen Mutter bzw. einem steuernden Objekt in der subjektiven Sicht der Patienten aus einem anderen Blickwinkel erscheint. Diese Abhängigkeit wird in den Interviews tendenziell verleugnet im Sinne einer klischeehaft anmutenden Selbstattestierung von „Normalität" und Problemvermeidung, wobei in der Hälfte der Fälle aktiv-extrovertierte Verhaltensweisen (Typ B) eine bedeutsame Rolle spielen, während die erythrophobe Patientin sowie 5 weitere Patienten eher ängstlich-gehemmt, introvertiert und reduziert auf die stereotype Behauptung von Normalität wirken (Typ A im Sinne von Richter und Beckmann 1969). Vor dem Hintergrund der bei diesen Patienten bestehenden Angst vor Zerstörung der körperlichen Integrität müssen destruktive und aggressive Impulse gefährlich erscheinen. Sie werden als ichdyston empfunden (Shear et al. 1993), abgewertet, verdrängt und verleugnet sowie durch eine stets vom Versagen bedrohte (Willi 1972; König 1991) Leistungsbereitschaft kompensiert.

Während der psychosoziale Bereich auf diese Weise entlastet erscheint, rückt die Beschäftigung mit der Dysfunktion von Körperorganen in den Mittelpunkt: „So wird das Herz zu einer Art Partner, von dem man tyrannisiert wird, ohne dessen Schutz man indessen vollkommen wehrlos wäre. Es bleibt nichts anderes übrig, als sich zu unterwerfen" (Fürstenau et al. 1964, S. 184 f.). Diese Verschiebung des Autonomie-Abhängigkeits-Konfliktes erlaubt es den Patienten, sich im psychosozialen Bereich stärker abzugrenzen und zu betonen, daß sie eben nicht nur von steuernden Objekten abhängig sind, sondern diesen Objekten gegenüber kritisch, abgegrenzt und mit Vorbehalten gegenübertreten.

4.2.1.3 Der Typus schwere Persönlichkeitsstörung

Die Diskussion konzeptueller Unklarheiten und Probleme kann sich für den Bereich schwerer Persönlichkeitsstörungen kurz fassen. Sie stützt sich auf die Darstellung der Bedeutung des ich-strukturellen Anpassungsniveaus für die Diagnostik im Erstinterview (vgl. Kapitel 2.1.2), auf die Beschäftigung mit Persönlichkeits- und Persönlichkeitsstörungskonzepten (vgl. Kapitel 2.1.4), auf bereits diskutierte Aspekte der diagnostischen Klassifikation von Persönlichkeitspathologien (vgl. Kapitel 2.2.2) sowie auf die Beschreibung der Kernberg-levels (vgl. Kapitel 3.2.2.3).

Zusammengefaßt ergab sich unter problemgeschichtlicher Perspektive eine Ablösung des traditionellen, den konstitutionellen Aspekt überbetonenden Psychopathiebegriffs (Tölle 1986) durch moderne, ätiologisch neutralere und psychodynamische Gesichtspunkte stärker berücksichtigende Konzeptualisierungen des Grenzbereiches von Neurose und Psychose (Rudolf 1979), wobei dem Grad der Integration der persönlichen Identität für Klassifikation und Therapieindikation zentrale Bedeutung zukommt (Kernberg 1991). In diesem Kontext erscheint der Begriff *Borderline-Persönlichkeit* von zentraler Bedeutung, wird aber zugleich wegen seiner Vagheit mit dem Argument kritisiert, „daß es gegenwärtig weder allgemein verbindliche Termini für Borderline-Störungen noch eine generell akzeptierte Konzeptualisierung oder eine zugrundeliegende Theorie gibt, auch sind Auffassungen über die Kontinuität der Störungen, mögliche Subtypen, ihre diagnostischen Kriterien und damit ihre Lokalisation in den klassifikatorischen Systemen sehr unterschiedlich" (Saß u. Koehler 1983, S. 221). Diese inzwischen über 10 Jahre alte Einschätzung zweier psychopathologisch orientierter Psychiater kann keinesfalls als überholt angesehen werden, bestätigt doch L.S. Benjamin aus sozialpsychologischer und psychodynamischer Sicht in ihrer unlängst erschienenen Monographie bezüglich antisozialen, hysterischen, narzißtischen und Borderline-Störungen: „Individuals eligible for these labels inspire chaos both in their lives and in the professional literature" (1993, p. 113). Besondere Verwirrung entsteht dabei durch die unterschiedliche begriffsgeschichtliche Tradition des Borderline-Konzepts im psychiatrischen und psychoanalytischen Kontext.

Von psychiatrischer Seite ist im Anschluß an Bleulers latente Schizophrenien der Begriff *Borderline-Schizophrenie* (Kety et al. 1968) geprägt worden. Hierunter werden Fälle mit leichten Denkstörungen, Affektstörungen, instabilen zwischenmenschlichen Beziehungen, multiplen neurotischen Symptomen und mikropsychotischen Symptomen verstanden. Diese Symptomatik wird als quasi „verdünnte" schizophrene Symptomatik interpretiert, wobei enge biologisch-genetische Beziehungen zur manifesten Schizophrenie postuliert werden. Ende der 70er Jahre war dann ein Umschwung im Borderline-Konzept von einer *subschizophrenen* zu einer *subaffektiven* Störung zu verzeichnen (Stone 1979), dem unter dem Einfluß von Spitzer et al. (1979) die dichotomisierende Unterteilung in eine *emotional instabile bzw. Borderline-Persönlichkeitsstörung* auf der einen und eine *Borderline-Schizophrenie bzw. schizotypische Persönlichkeitsstörung* auf der anderen Seite folgte (Saß u. Koehler 1985).

Mit der Akzeptanz einer nicht als subklinische Form der Schizophrenie betrachteten Borderline-Störung fand das psychoanalytische Konzept der *Borderline-Neurose* (Stern 1938) Eingang in die die operationalen Klassifikationsschemata vorbereitende Diskussion. Entscheidend ist in diesem Kontext vor dem Hintergrund ich- und objektbeziehungstheoretischer Modelle die Annahme gestörter Ich-Funktionen sowie defizienter Identitätsentwicklung und Beziehungsgestaltung, woraus sowohl die Symptomatik (diffuse Ängste, multiple Phobien, Zwangssymptome, bizarre Konversionssymptome, dissoziative Phänomene, depressive Verstimmungen, polymorph-perverse Sexualität, Impulskontrollverluste) erklärt werden, als auch die zur Anwendung kommenden primitiven Abwehrmechanismen (Spaltung, primitive Idealisierung, Entwertung, projektive Identifizierung, Verleugnung, Omnipotenz) (Kernberg 1991; Rohde-Dachser 1983).

Die durch die Annahme einer überwiegenden Anlagebedingtheit abgestützte resignative therapeutische Haltung wird von psychoanalytischer Seite mit ungünstigen, den primitiven Abwehrmechanismen korrespondierenden Gegenübertragungsreaktionen in Verbindung gebracht, deren Berücksichtigung vom Therapeuten spezielle Kompetenzen erfordert (Strupp u. Binder 1984; Tress u. Frommer 1995). Modellhaft sind dabei folgende Wünsche und Beziehungsangebote des Borderline-Patienten zu berücksichtigen: „There is a morbid fear of abandonment and a wish for protective nurturance, preferably received by constant physical proximity of the rescuer (lover or caregiver). The baseline position is friendly dependency on a nurturer, which becomes hostile control if the caregiver or lover fails to deliver enough (and there is never enough). There is a belief that the provider secretly if not overtly likes dependency and neediness, and a vicious introject attacks the self if there are signs of happiness or success" (Benjamin 1993, p. 395).

Die Problematik der Krankheitskonzepte kann in dem hier zur Verfügung stehenden Rahmen nur für die Borderline-Persönlichkeit, der die meisten persönlichkeitsgestörten Patienten in unserer Studie zugehören, diskutiert werden, während die benachbarten Konzepte *hysterische Persönlichkeitsstörung, narzißtische Persönlichkeitsstörung, schizoide Persönlichkeitsstörung* usw. unberücksichtigt bleiben. Wie stellen sich nun die Ergebnisse unserer Studie (Frommer et al. 1996) im Lichte dieses Diskussionszusammenhangs dar? Zunächst fällt - wie in der Literatur beschrieben - die *Vielfalt der Beschwerden* auf. Ängste und aggressive Entgleisungen stehen im Vordergrund, begleitet von körperlichen Symptomen, Eßstörungen, innerer Unruhe, Schlafstörungen und depressiven Verstimmungen sowie Erlebnissen des Realitätsverlustes und Wahrnehmungsstörungen. Als Hinweis auf die Schwere der Erkrankung finden sich häufig *psychiatrische Diagnosen und Interventionen* in der Vorgeschichte. Konflikte in zwischenmenschlichen Beziehungen werden als Hauptursache der Erkrankung gesehen, organische Ursachenvorstellungen finden sich hingegen kaum.

Die Biographie ist in der Mehrzahl der Fälle gekennzeichnet durch eine *problematische Beziehung zur Mutter*, die als nicht ausreichend zur Verfügung stehend erlebt wird, während die Vaterbilder uneinheitlich wirken. Auf einen Mangel an positiver Elternbeziehung könnte auch die Tatsache hinweisen, daß in 4 Fällen die Eltern überhaupt nicht erwähnt werden. Darüber hinaus bleibt die Schilderung von Kindheit und Jugend blaß. Bei der Schilderung von Ausbildung und Beruf fällt der Kontrast auf zwischen hochidealisierten Zielen und einer hierzu krass im Widerspruch stehenden Alltagsrealität.

Bezüglich der Charakterisierung der eigenen Persönlichkeit ist zunächst das *Versagen der eigenen Person bei der Bewältigung von Lebensaufgaben* zu erwähnen. Als Grund hierfür erscheinen *Selbstunsicherheit* und *mangelndes Selbstvertrauen*. Andererseits berichten die Patienten aber auch über *hochgespannte Ziele*, Ehrgeiz, Streben nach Selbstverwirklichung und Tendenzen zur Selbstüberforderung. Die *Beziehungen zu anderen Menschen erscheinen überwiegend problematisch*, beschrieben werden *Tendenzen, sich an anderen zu orientieren*, sich ihnen unterzuordnen und dominiert zu werden. Im Umgang mit Schwierigkeiten und Problemen steht die *mangelnde Fähigkeit, Impulse unter Kontrolle halten zu können*, im Vordergrund. Der Provokation von Verlusten der Impulskontrolle versuchen die Patienten aus dem Weg zu gehen, indem sie ausweichen, *sich isolieren* und zurückziehen.

Unsere Befunde bestätigen die zitierte Annahme von Benjamin, daß die für diese Gruppe als charakteristisch gefundenen zwischenmenschlichen Konflikte damit in Verbindung stehen, daß die Patienten aufgrund ihres mangelnden Selbstvertrauens einerseits massive Abhängigkeitswünsche erleben, es andererseits aber in den realen Beziehungen nicht gelingt, die überzogenen hochgespannten Wünsche und Erwartungen zu befriedigen. Die aus dieser Diskrepanz resultierende Frustration kann nur ungenügend ertragen werden und führt zu auto- und fremdaggressiven Impulsdurchbrüchen. Unsere Ergebnisse korrespondieren auch mit den Befunden von Öhman und Armelius (1990; 1993) dahingehend, daß die Patienten eine negative Beziehung zur eigenen Mutter und ein überwiegend negatives und durch mangelnde Selbstkontrolle gekennzeichnetes Bild der eigenen Persönlichkeit beschreiben. Nicht bestätigt findet sich hingegen die Auffassung dieser Autoren (Öhman u. Armelius 1993), daß die Patienten sich selbst als freundlich und ohne Aggression schildern.

Diese Charakteristika legen nahe, als Ursache von Impulsdurchbrüchen und insta-bilen zwischenmenschlichen Beziehungen eine Identitätsproblematik mit mangeln-der Fähigkeit zur Selbst-Objekt-Differenzierung anzunehmen, worauf auch die Ergebnisse einer neueren Studie von Ardjomandi und Leichsenring (1993) hinwei-sen. Narzißtisch hochgespannte und ehrgeizig verfolgte Ziele, die das Bild der eige-nen Persönlichkeit auch in unserer Untersuchung bestimmen, können aufgrund ungenügender sozialer Kompetenz und mangelnder Selbständigkeit im Sinne der Abhängigkeit von versorgenden Objekten nur unzureichend verwirklicht werden. Es resultiert eine für den Betreffenden schwer erträgliche Spannung mit Reduktion der Toleranz für interne und externe Stimuli und ständiger Gefahr des Durchbruchs frustrationsbedingter Impulse. Wie weit diese charakteristische Konfliktstruktur auch über den Bereich der Borderline-Störung im engeren Sinne des Wortes hinaus Rele-vanz besitzt, kann aufgrund der geringen Anzahl der anderen Formen schwerer Persönlichkeitsstörungen in unserer Gruppe nicht beurteilt werden. Die Verteilung der gefundenen Merkmale auf die Fälle macht aber zumindest deutlich, daß auch hier eher mit fließenden Übergängen zu rechnen ist, wobei sich hysterische, narziß-tische, paranoide und schizoide Persönlichkeiten nicht so sehr im Grundkonflikt von den Borderline-Fällen im engeren Sinne unterscheiden, sondern eher durch spe-zifische Formen der Bewältigung im Sinne der Vermeidung von Impulsdurchbrüchen.

4.2.1.4 Der Eßstörungs(Bulimie)-Typus

Als wesentlicher Fortschritt der modernen operationalen Diagnoseschemata für die psychosomatische und psychotherapeutische Medizin kann die Aufnahme der in den westlichen Industriegesellschaften zunehmend an Bedeutung gewinnenden *Bulimia nervosa* gelten (Ehlers et al. 1993). Die sich begrifflich und hinsichtlich der Operationalisierung an Russel (1979) anlehnende Definition im DSM III und nach-folgend in der ICD 10 löst zahlreiche Verwirrung stiftende Synonyma (Fichter 1985, S. 263) ab und beschreibt ein auf der Symptomebene durch Eßattacken, gewichts-kontrollierendes Verhalten (selbstinduziertes Erbrechen, Laxantienabusus) und eine krankhafte Furcht, dick zu werden, gekennzeichnetes relativ klar umrissenes Bild.

Gleichwohl wird in der Literatur zu Recht nicht von einer homogenen Gruppe ausgegangen (Paul et al. 1987). Dies dokumentiert sich bereits darin, daß die Stö-rung in unterschiedlichen Kontexten als psychiatrische Erkrankung bzw. Verhaltens-auffälligkeit, Psychosomatose, Persönlichkeitsstörung sowie als gesellschaftlich-kulturell determinierte Identitätsstörung abgehandelt wird. Außerdem sind Eßattacken und provoziertes Erbrechen auch außerordentlich häufig bei Gesunden, insbesonde-re Adipösen, zu beobachten (Brand-Jacobi 1984).

Von psychiatrischer Seite werden neben anderen biologischen Auffälligkeiten (Ziolko 1985) das gleichzeitige Vorkommen depressiver Symptome, die Häufung affektiver Erkrankungen bei Familienangehörigen, das Ansprechen auf Antide-pressiva sowie begleitende endokrine Dysfunktionen als Argumente dafür gewertet, die Bulimie als *Variante affektiver Erkrankungen* einzuordnen. (Pope et al. 1983). Fichter (1991) verweist im Gegenzug auf Unterschiede zwischen Bulimie und De-pression, gesteht aber zu, daß die hohe Konkordanz für Bulimia nervosa bei eineiigen gegenüber zweieiigen Zwillingen für einen biologischen Vulnerabilitätsfaktor spricht (Fichter u. Nögel 1990). Eng verbunden mit biologisch-psychiatrischen Konzepten sind unterschiedliche verhaltenstherapeutische Therapiemodelle (z.B. Fichter 1985). Andere Autoren (z.B. Brisman u. Siegel 1984) postulieren eine enge ätiologische Verwandtschaft mit *Suchterkrankungen.*

Für die Psychosomatische Medizin (Feiereis 1989; 1990) ist relevant, daß sich *fastende Anorexie und normalgewichtige Bulimie* zwar hinsichtlich zahlreicher Merkmale (z.b. weibliches Körperideal, gelungenere Autonomieentwicklung, attraktiveres Kontakt- und Kommunikationsverhalten bei der Bulimie) *idealtypisch* (Habermas u. Müller 1986) differenzieren lassen, andererseits jedoch klinisch zahlreiche Übergänge existieren, wobei zu unterscheiden ist zwischen Bulimikerinnen, die typische Persönlichkeitszüge von Magersüchtigen tragen (Leistungsorientiertheit, Ehrgeiz, Hyperaktivität, Bemühen um Kontrolle), Bulimikerinnen mit Magersucht in der Vorgeschichte und Anorektikerinnen mit bulimischen Attacken.

Innerhalb der psychoanalytischen Diskussion war zunächst die Abgrenzung gegenüber der als Konversionssyndrom zu verstehenden *Brechneurose* ohne primäre Sorge um das Körpergewicht (Bruch 1973; Garfinkel et al. 1983) von Bedeutung. Im Gegensatz hierzu handelt es sich nach Auffassung zahlreicher Autoren bei den meisten Bulimien nicht um Psychoneurosen, sondern um *Persönlichkeitsstörungen* (z.B. Senf 1989) bzw. *Borderline-Pathologien* (z.B. Hirsch 1989). Im Anschluß an Sugarman et al. (1981; Sugarman u. Kurash 1981) wird davon ausgegangen, daß bei den Patientinnen Störungen in der frühen Loslösungs- und Individuationsphase (Phase der Differenzierung nach Margret Mahler et al. 1980) vorliegen. Eine überkontrollierende Mutter verhindert erste Ansätze der Autonomieentwicklung durch Aufrechterhaltung der Mutter-Kind-Symbiose. Damit wird die Herausbildung der Mutterrepräsentanz auf symbolischer Ebene verhindert, die Bulimikerinnen bleiben auf die Anwesenheit eines konkreten nährenden Objektes angewiesen. An die Stelle symbolisierter und verinnerlichter mütterlicher Funktionen muß der Körper bzw. der handelnde Umgang mit Nahrung (Hirsch 1989) im Sinne eines (primitiven) Übergangsobjektes oder im Sinne autoerotischer Stimulation entsprechende Aufgaben übernehmen. Nicht entwickelte Ich-Funktionen, insbesondere im Bereich der Spannungstoleranz, müssen durch die Symptomatik kompensiert werden (Willenberg 1989; Diebel-Braune 1991; Hußmann 1993).

Dieser prädipale Störungsanteile favorisierenden entwicklungs- und objektbeziehungspsychologischen Auffassung widerspricht Diebel-Braune (1991) im Anschluß an Schwartz (1988), indem sie unter Hinweis auf die mangelnde empirische Absicherung der Frühstörungshypothese eine größere Heterogenität der Bulimie hinsichtlich des ich-strukturellen Störungsniveaus postuliert und gestützt auf eine klinisch-qualitative Studie an 40 Patientinnen die *spezifisch-weibliche Adoleszenzproblematik* in den Mittelpunkt rückt: Zentrale Aufgabe der Früh-Adoleszenz ist es ihrer Auffassung zufolge, dem regressiven Sog zur prädipalen Mutter (Blos 1973) mittels einer phallischen Identifizierung zu entgehen. Zeigen die Mütter in dieser Phase ein überstimulierendes Beziehungsangebot und erweisen sich zugleich die Väter aufgrund emotionaler Bedürftigkeit oder bedrängendem Verhalten als ungeeignetes temporäres Identifikationsobjekt, so werden die Mädchen in die Bindung der Mutter zurückgetrieben. In dieser pathogenen Situation dient die Eßstörung dann der Regressionssteuerung im Sinne einer Verschiebung der oralen Abhängigkeit. Die Mädchen geben „dem regressiven Sog nicht zur Mutter, aber zum Essen nach" (Diebel-Braune 1991, S. 302).

Auf Arbeiten, die die Bulimie in einem umfassenderen kulturhistorischen Zusammenhang interpretieren (z. B. Habermas 1990) kann nur verwiesen werden. Auch die mit qualitativen Methoden durchgeführten Voruntersuchungen von Klotter und Stein (1990) (Komparative Kasuistik), Klotter (1994) (idealtypisches Verstehen), Reich (1992) (vergleichende psychoanalytische Interpretation), Köhler (1993) (Strukturlegetechnik), Zierer (1993) (problemzentriertes Interview) können hier nicht im Detail referiert werden.

Wie ordnen sich die Ergebnisse unserer Untersuchung (Frommer u. Hucks-Gil Lopez 1994) in diesen Kontext ein? Bemerkenswert erscheint der breite Raum, den die *Symptomschilderung* als eine Art Bindeglied zwischen verschiedenen Aspekten der eigenen Persönlichkeit und zwischenmenschlichen Beziehungen einnimmt. Wie in der Literatur beschrieben, stehen dabei anfallsartige, willkürlich nicht beherrschbare Eßattacken, provoziertes Erbrechen und Probleme mit dem Körpergewicht im Vordergrund. Desweiteren finden sich, wie von Brand-Jacobi (1984) als typisch beschrieben, Depressivität im Sinne innerer Leere und Kraftlosigkeit, (anamnestisch) Suizidalität, vereinzelt Schlafstörungen sowie vielfältige, zumeist als Folge des Eßverhaltens zu interpretierende körperliche Beschwerden. Außerdem werden von einigen Patientinnen aggressive Impulskontrollverluste und Alkoholmißbrauch erwähnt.

Alle Patientinnen geben psychosoziale Ursachenvorstellungen an, wobei sowohl Trennung und Distanzierung als auch bedrängendes Zu-nahe-Treten im Sinne von „Mißachtung der Intimschranken" (Reich 1992, S. 126) genannt werden. Organische Ursachenvorstellungen spielen keine Rolle.

Die Biographieschilderungen bestätigen das Bild stets präsenter *„überkontrollierender Mütter"* (Diebel-Braune 1991, S. 294), die aber keineswegs typischerweise als depressiv, schwach und verachtenswert erscheinen, wie dies aus der Literatur (Brand-Jacobi 1984, Reich 1992) zu vermuten wäre. Zum Teil erscheinen die Mütter eher als der lebenstüchtigere Partner in der konflikthaften Elternehe. Auch ist die Annahme einer „durch den idealisierten Vater vertretenen, absolut gesetzten Ideologie der 'Stärke'" (Reich 1992, S. 121) vor dem Hintergrund unserer Befunde differenziert zu betrachten: Einerseits herrscht in der als typischerweise *konflikthaft geschilderten Primärfamilie* durchaus ein *durch den Vater getragenes hohes Leistungsideal*, mit dem sich die Patientinnen mit einigem Erfolg identifizieren; andererseits *erscheint der Vater aber als gehemmt, sozial schlecht angepaßt oder körperlich beeinträchtigt*. Zum Teil werden Impulshandlungen beim Vater geschildert.

Die Charakterisierung der eigenen Persönlichkeit läßt die als typisch beschriebene „Zweischichtung der Identität" (Reich 1992, S. 121) mit *Spaltung in „ein öffentliches, perfektionistisches und ein heimlich gieriges, verabscheutes Selbst"* (Habermas u. Müller 1986, S. 324) erkennen, wobei hinter einer „fassadenhaften Stärke ... eine enorme Selbstunsicherheit deutlich" (ebd.) wird. Eine Vielzahl von Kategorien betonen Autonomie, Bemühen um Kontrolle, Kampf- und Leistungswillen, Ehrgeiz sowie kognitiv-rationale Bewältigungsversuche, andererseits wird aber auch deutlich, daß diese auf „phallische Identifizierung" (Diebel-Braune 1991, S. 302) hinweisenden Eigenschaften nur unzureichend in die eigene Identität integriert sind, d.h. als Unterwerfung unter normativen Zwang erlebt werden, die einerseits Halt gibt, andererseits aber auch fassadenhaft und unecht erscheint. Die andere Seite der eigenen Identität ist repräsentiert durch Unzufriedenheit mit der eigenen Rolle als Frau, sexuellem Gehemmtsein, Abhängigkeit von Anerkennung durch andere Personen, Rückzugsverhalten und Verheimlichungstendenzen. Neben diesen Befunden, die auf „widersprüchliche Identifikation" (Reich 1992, S. 121) bezüglich der Elternpersonen im Sinne der von Diebel-Braune (1991) beschriebenen Adoleszenzproblematik hinweisen, zeugt ein Teil der Kategorien aber auch von Frühstörungsanteilen, d.h. einer *ungenügenden Herausbildung von präverbaler Affektwahrnehmung und Affektdifferenzierung* (Krüger 1988): Innere Leere, Selbstunsicherheit, mangelnde Fähigkeit, Affekte wahrzunehmen, sowie das Gefühl, daß andere die eigene Person nicht adäquat wahrnehmen, deuten in diese Richtung.

Unsere Befunde bestätigen die referierten psychoanalytischen Beiträge zur Persönlichkeitsentwicklung und Psychodynamik der Bulimie zum Teil, differenzieren und erweitern sie aber auch beispielsweise bezüglich der Mutter- und Vaterbilder.

4.2.2 Theoretische und methodische Aspekte

4.2.2.1 Neurose und Persönlichkeitsstörung als Identitätsproblem: ein zweidimensionales Modell psychischer Störung

Die Beschäftigung mit der aktuellen Konzeptdiskussion führt bei allen 4 untersuchten Krankheitsbildern zu Fragen der Störung von Entwicklung und Struktur des Gefüges der *persönlichen Identität*. Dieser Kernbereich der Persönlichkeit bietet sich damit als Achse einer vergleichenden Einordnung der Störungsformen an. Identität wird dabei nicht monadologisch verstanden im Sinne eines von der sozialen Welt abgetrennten privaten Für-sich-Seins. Vielmehr ist im Anschluß an soziologische und sozialpsychologische Konzepte von Rollenidentifikation und Identität (Mead 1934; Parsons 1979; Dreitzel 1980; Döbert et al. 1980) eine enge Verwobenheit von Persönlichkeit einerseits und zwischenmenschlichen Beziehungen sowie gesellschaftlich und kulturell vorgegebenen Wert- und Normorientierungen andererseits anzunehmen. Eine enge Verwandtschaft zu den entwicklungs psychologische Aspekte miteinbeziehenden interpersonellen Ansätzen in der Psychoanalyse beruht nicht nur auf der Psychoanalyse-Rezeption soziologischer Autoren (z.B. Parsons 1975) und dem Einfluß der psychoanalytischen Sozialpsychologie (Erikson 1980; 1982; Lorenzer 1973), sondern auch umgekehrt auf der Bedeutung G.H. Meads für die interpersonelle Theorie Sullivans (1983), die wiederum beispielsweise Kernberg (1991) nachhaltig beeinflußte. Paralleles Gedankengut wurde in der psychoanalytischen Objektbeziehungspsychologie (vgl. Kapitel 2.1.4) (Frommer u. Tress 1993) entwickelt.

Kernbestand dieser Theorieansätze ist die Annahme, daß sich menschliche Identität weder aus bedingungsfreiem Selbstbezug noch aus fremddeterminierten Bestimmungsmomenten allein befriedigend ableiten läßt (Henrich 1982; Frommer 1983). Vielmehr kann die exzentrische Position (Plessner 1975) des Menschen unter identitätsphilosophischer Sicht verstanden werden aus dem im Sinne psychischer Strukturleistung stets neu zu bewältigenden *Spannungsverhältnis einer spontanen*, durch privilegierten Zugang zu den eigenen Bewußtseinszuständen und eine individuelle persönliche Geschichte gekennzeichneten *Subjektperspektive* zur *Existenz als Person*, die formal (z.B. durch Sprache) und inhaltlich durch zwischenmenschliche Beziehungen und Bezug auf soziale Normen bestimmt ist.

Unter psychopathologischen und psychodynamischen Gesichtspunkten sind die Störungen dieses *Grundverhältnisses* von Subjekt- und Personperspektive systematisch zu beschreiben und auf nosologische Kategorien zu beziehen. Dies ist an anderer Stelle (Frommer 1992; 1993a) für die schizophrenen Psychosen versucht worden und kann für die hier untersuchten Krankheitsbilder nur aufrißartig diskutiert werden. Dabei sind zwei Aspekte zu unterscheiden:

1. Verwerfungen und Brüche können sich daraus ergeben, daß *biologisch (mit)determinierte dynamische Bestände (Affekt und Antrieb)* oder *kulturell und gesellschaftlich vorgegebene Wert- und Normvorstellungen* nicht ausreichend ichsynton in die Identitätsorganisation integriert werden können. In beiden Richtungen sind jeweils unterschiedliche psychopathologische Symptome als Ausdruck nicht-integrierter Bestände zu gewärtigen. Unsere Annahme ist, daß *depressiven Symptomen* vor allem eine Überidentifikation mit Wertvorstellungen und normativem Zwang im Sinne eines Übermaßes an Unterdrückung von Trieb und Affekt zugrundeliegt, während *Angst und Impulshandlungen* auf ein Übergewicht dynamischer Faktoren bei gleichzeitigem (partiellem) Unvermögen, Normen und Werte tatsächlich einheitlich und durchgängig handlungssteuernd einsetzen zu können, hinweisen.

2. Störungen können darauf beruhen, daß es aufgrund biologisch-genetischer Faktoren oder einer defizienten Primärsozialisation vor allem in den ganz frühen Stadien der Persönlichkeitsentwicklung nicht zu einer ausreichend integrierten *psychischen Strukturbildung* kommt. Kulturell und gesellschaftlich vorgegebene Werte und Normen können dann nicht ausreichend in konkrete handlungsleitende Regeln umgesetzt werden bzw. bilden kein einheitliches System, so daß Erleben und Handlungssteuerung von *heterogenen Identitätsfragmenten* und *unkontrollierten dynamischen Beständen* beherrscht werden. Neben einer multiplen und wechselnden Symptomatik resultiert eine *mangelhafte Autonomieentwicklung*, die entweder in einer starken Abhängigkeit von der Realpräsenz stützender Personen verhaftet bleibt, oder aber relative Unabhängigkeit um den Preis überstarker Abgrenzung und sozialer Isolierung erreicht (Abbildung 1).

Beide Aspekte sind eng miteinander verknüpft und bezeichnen zwei quer zueinander liegende *Dimensionen*. Diese Dimensionen sind definiert durch polar entgegengesetzte Eigenschaften, wobei zwischen den Polen Übergangsreihen bestehen. Die *erste* der beiden Dimensionen ist durch die Pole *depressive Symptomatik einerseits und Angst- und Impulshandlungen andererseits* definiert.

Für die melancholische Depression hat Kraus (1977, 1987) im Anschluß an Tellenbach (1983) die pathogenetische Bedeutung einer Schwäche der Ich-Identität gezeigt, die an folgenden Kriterien zu erkennen ist: „1. An einer Verminderung kreativer Ich-Leistungen, 2. an einer Verminderung der sogenannten Rollendistanz, die sich in hypernomischem Verhalten als einem undistanzierten Eingehen auf normativ legiti-

Abbildung 1. Zweidimensionales Modell für Neurosen und Persönlichkeitsstörungen

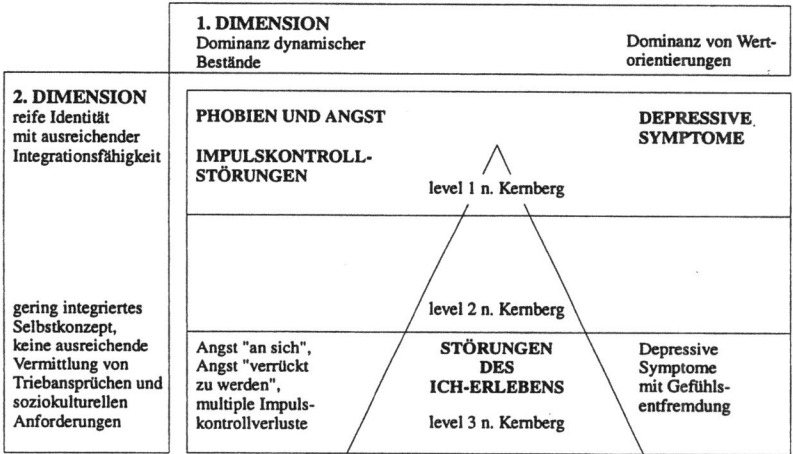

mierte Rollenerwartungen äußert und 3. an einer eingeschränkten Fähigkeit des Rollenwechsels und hohen Empfindlichkeit für Rollenverlust" (Kraus 1982, S. 111). Im Sinne G.H. Mead's Identitätstheorie, die die Konstituierung eines einheitlichen Selbst aus spontan-subjektiven („I") und sozial determinierten („me") Anteilen postuliert, läßt sich für Depressive eine Überidentifikation mit den im „me" repräsentierten Identitätsinstanzen feststellen (Kraus 1985). Der Depressive wird so ideal-typisch zu einem an das „stahlharte Gehäuse" (Weber 1920) der modernen okzidentalen Gesellschaftsordnung überangepaßten Rollenträger, bei dem gelungene Unterdrückung destruktiver und libidinöser Triebe korrespondieren mit Anhedonie, Vitalitätsverlust bis hin zur Aufgabe des Lebenswillens (Frommer u. Frommer 1993).

Der andere Pol unseres ersten Kontinuums ist, sofern eine ausreichend stabile Strukturbildung vorliegt, durch thematische und/oder situativ gebundene Angst gekennzeichnet. Während depressive Affekte als die Kehrseite überzogener Wertorientierung verstanden werden können, erscheint Angst als Kehrseite und zugleich Ausdruck von Affekten und Triebansprüchen, deren Abwehr nicht ausreichend gelingt. Eng verknüpft mit phobischen Symptomen ist dementsprechend die Furcht vor Verletzung der körperlichen Identität durch biologische Dysfunktionen, die nicht beherrscht bzw. „normalisiert" werden kann. Kontraphobische Bewältigungsmechanismen versuchen, die Angst vor dem körperlichen Desaster zu überspielen und zu verdrängen.

Die zweite, quer zur ersten liegende Dimension, hat den *Grad der psychischen Strukturbildung* im Sinne einer einheitlichen und den Anforderungen der Bewältigung von innerer und äußerer Realität gewachsenen reifen Identität zum Thema. Entsprechend den von Kernberg (1983; 1991) vorgeschlagenen levels lassen sich dabei stabile, durch verläßliche Repräsentanzen der sozialen Welt und gut integrierte bzw. sicher verdrängte Affekte gekennzeichnete Selbstkonzepte abgrenzen von Selbstkonzepten mit Ich-Funktionsdefiziten in Teilbereichen und schließlich gering integrierten Selbstkonzepten, in denen sich Affekte und Triebansprüche einerseits sowie Rollenerwartungen und Wertorientierungen andererseits mehr oder weniger unvermittelt gegenüberstehen, mit entsprechenden Defizienzen in der Realitätsbewältigung.

Sowohl Angst als auch depressive Symptome erscheinen auf allen Niveaus jedoch in einer für das jeweilige Identitäts-Integrationsniveau spezifischen Charakteristik: Die depressive Symptomatik ist auf den niedrigeren Niveaus der Identitätsintegration gekennzeichnet durch eine unrelativierte totale Beherrschung der Identitätsorganisation durch starre und archaische Wertvorstellungen sowie völlige Repression libidinöser und aggressiver Impulse, die allenfalls projektiv verarbeitet werden können. Bei reiferer, d.h. integrierterer Identität, das zeigt unsere Untersuchung, ist die Gefühlsentfremdung weniger ausgeprägt, verpönte Affekte und Impulse sind der Vorstellung zugänglicher, die hypernome Überidentifizierung mit Rollenerwartungen wird zum kontrovers ausgetragenen Konfliktthema. Auch bezüglich der Angstthematik sind Unterschiede festzustellen. Als Hinweis auf einen höheren Grad der Identitätsintegration können hier thematische und situative Bindung im Sinne phobischer Ausprägung gelten. Multiple und ungerichtete Ängste sowie Ängste, die den Verlust der Identität direkt zum Thema haben, zeigen hingegen eine geringere Angstbewältigung im Symptom (Hoffmann 1994) und weisen daher auf schwerere Identitätsstörungen hin.

Letzteres gilt auch für Impulskontrollverluste, bei denen dynamische Bestände nicht nur im Vorstellungserleben und in funktionell-vegetativen Körperreaktionen sich Ausdruck verschaffen, sondern in realen Handlungen, die im Normalfall der Willkürkontrolle unterliegen. Wie bei der Angst scheint es auch hier sinnvoll, Schweregrade nach den Kriterien „inhaltliche und situative Begrenztheit" sowie nach den sozialen Konsequenzen zu unterscheiden. In beiden Fällen erscheint die Verschiebung und Kanalisierung der nicht beherrschbaren Affekte und Triebimpulse auf ein inhaltlich begrenztes Gebiet (Phobie, Impulskontrollverlust nur in einem Bereich, z.B. Eßverhalten) als Bewältigungsleistung und ist unreiferen Formen mit multiplen Durchbrüchen auf verschiedenen Gebieten gegenüberzustellen. Geht man von diesen Überlegungen aus, so wird deutlich, daß die durch unbeherrschbare oral-libidinöse Impulse bedingte bulimische Eßstörung in Verbindung mit ganz unterschiedlichen Integrationsniveaus der Identität auftreten kann, je nachdem, ob die impulsartig gesteigerte Nahrungsaufnahme begleitet ist von Impulskontrollverlusten anderer Art (Sucht, aggressive Durchbrüche, dissoziale Verhaltensweisen). Das Ausmaß der Symptomatik ist dabei unter identitätstheoretischen Überlegungen davon abhängig, wie ausgeprägt die für diese Gruppe besonders pathognomonisch erscheinende Widersprüchlichkeit von mütterlichen und väterlichen Identifikationen ist, d.h. ob und inwiefern Integrationsmöglichkeiten bestehen von öffentlichem perfektionistischem Selbst einerseits und heimlichem verabscheuungswürdigem Selbst andererseits. Depressive Symptome erscheinen in dieser Gruppe als Ausdruck einer gelingenden Unterdrückung libidinöser Impulse durch normativ gebundene Selbstanteile.

Bleibt zuletzt die Gruppe der schweren Persönlichkeitsstörungen einzuordnen. Hier kommt die ganze Breite psychopathologischer Symptomatik zwischen den Polen Angst und Verlust der Kontrolle über Trieb und Affekt einerseits und depressive *baisse* andererseits (1. Dimension) zum Vorschein, weil es nicht ausreichend gelingt, unintegrierte Bestände in einem Symptom stabil zu binden. Damit ist die mangelnde Identitätsintegration (2. Dimension) angesprochen, wobei zumeist bei ein- und demselben Patienten Persönlichkeitsbereiche und Symptome, die auf ein höheres Niveau hinweisen, in Verbindung mit solchen Vorkommen, die stärkere Fragmentierung und weniger Bewältigung erkennen lassen.

Die beschriebenen Störungen der Identität sind nicht nur in ihren psychogenetischen Ursachenkomponenten als Folge (früherer) interpersoneller Interaktionen zu verstehen, sondern - das zeigen unsere Interviews eindrücklich - sie manifestieren sich auch in der aktuellen *Beziehungsgestaltung*. Dabei werden in allen 4 Gruppen eine Unfähigkeit zur befriedigenden Gestaltung von familiären und Partnerschaftsbeziehungen mit Einschränkungen der Autonomieentwicklung und Persönlichkeitsentfaltung sowie konsekutive resignative Rückzugstendenzen geschildert. Eine gewisse Ausnahme stellen hier lediglich die phobisch-angstneurotischen Patienten dar, von denen Unzufriedenheit und Kritik weniger deutlich thematisiert bzw. eher auf Personen verschoben werden, zu denen aktuell eine distanziertere Beziehung besteht. Die Art und Weise der Beziehungsstörungen zeigt in den einzelnen Gruppen aber durchaus spezifisches Gepräge. Bei den depressiven Patienten scheinen Beziehungsschwierigkeiten und -abbrüche zu resultieren aus der enttäuschten Hoffnung, daß es in der harmonisch-symbiotischen Verbindung mit einer anderen Person gelinge, die unterdrückte Affektivität wiederzugewinnen. Bei den phobisch-angstneurotischen Patienten werden tendenziell unbefriedigende Aspekte der eigenen Beziehungsgestaltung nur ungenügend wahrgenommen. Die Partner erscheinen funktionalisiert im Sinne einer der Abwehr von Bedrohungserleben dienenden Aufrechterhaltung von „Normalität". Bei den Bulimikerinnen ist eine Spaltung in den Objektbeziehungen festzustellen mit der Unterteilung in Personen, denen gegenüber distanzlose Nähe und wenig Abgrenzung besteht und solchen, denen gegenüber Scheinautonomie und Leistungsvermögen demonstriert werden. Den persönlichkeitsgestörten Patienten schließlich sind ihre zwischenmenschlichen Beziehungen in der Selbstschilderung am wenigsten zugänglich. Im Gegensatz zu den Bulimikerinnen, die ihre Impulskontrollverluste eher schamhaft verheimlichen, tangieren die Impulsdurchbrüche der persönlichkeitsgestörten Patienten in höherem Maß die Beziehung zu anderen Menschen direkt und konterkarieren zugleich bestehende Bemühungen um Anpassung und soziale Integration.

4.2.2.2 Qualitativ-inhaltsanalytisch gewonnene Idealtypen als Instrument in der Psychotherapieforschung: methodische Fragen

Gegenstand der vorliegenden Arbeit ist die Entwicklung und Erprobung einer Forschungsmethode. Aus dem aktuellen Diskussionsstand innerhalb der psychotherapeutischen und psychiatrischen Diagnostikforschung wurde im theoretischen Teil (vgl. Kapitel 2.2.3) die Notwendigkeit einer auf klinisch-diagnostische Beurteilungen und historisch gewachsene Krankeitsbegriffe zielenden *qualitativen Diagnostikforschung* begründet. In methodischer Hinsicht ist es Aufgabe dieser Forschung, drei Forderungen gerecht zu werden: Erstens der Forderung nach *empirischer Begründung diagnostischer Urteile*, zweitens derjenigen nach begrifflicher *Klärung der historisch gewachsenen* und vom Kliniker eher implizit und unsystematisch vorausgesetzten *Krankheitsbegriffe* und schließlich drittens der nach einer systematischen *Berücksichtigung des intersubjektiv eingebundenen handlungssteuernden Kernbereichs der Persönlichkeit* des Patienten bei der Konzeptualisierung von Krankheitsbegriffen. Erst die Berücksichtigung dieser drei Aspekte erlaubt die Formulierung von idealtypisch gefaßten begrifflichen Modellen psychischer Störung, von denen zu erwarten ist, daß sie sich besser als ausschließlich operational-verhaltensorientierte diagnostische Kategorien eignen für die Erforschung von Prädiktoren für Verlauf und Ausgang psychotherapeutischer Behandlungen.

Weitgehend als forscherisches Neuland erwies sich die Forderung nach einer gegenstandsadäquaten empirischen Begründung klinisch-diagnostischer Typologien. Hier kamen neuere Ansätze aus dem Bereich der *qualitativen Inhaltsanalyse* (Mayring 1983; 1985) und dem der differentiell-psychologischen Einzelfall- und *komparativ-kasuistischen* Forschung (Jüttemann 1990) bei der Entwicklung einer eigenen Methode zu Hilfe. Ergänzt wurden sie durch Einflüsse der *gegenstandsnahen Theoriebildung* (Strauss 1991), deren Prinzip eines *offenen* Textkodierens insbesondere das Dilemma einer Konfundierung unserer Befunde mit Persönlichkeits- und Persönlichkeitsstörungs-Theorien löste.

Das so entwickelte schrittweise abstrahierende und verdichtende Auswertungsverfahren gliedert sich in drei Schritte: auf *inhaltsanalytische Einzelfalluntersuchungen* folgen zunächst *komparativ-kasuistische Vergleiche innerhalb syndromal homogener Gruppen* und schließlich *Vergleiche zwischen syndromal unterschiedlichen Gruppen*. Resultat der Auswertungen ist eine *Vielzahl mosaiksteinartiger Einzelbefunde* für die 4 untersuchten Syndrome, die sich nicht rein additiv aneinanderreihen. Vielmehr sind bereits auf dieser Stufe der Auswertung Charakteristika und innere Sinnzusammenhänge erkennbar. Kontraste zwischen den Gruppen und der Grad der Homogenität innerhalb der Gruppen werden deutlich. *Syndromale Kernbestände* der subjektiven Krankheitsvorstellungen, Biographieschilderungen und Charakterisierungen der eigenen Persönlichkeit heben sich *rasterartig* (Tabellen 32-35) ab von eher ubiquitären Merkmalen.

Zu Syndrom-*Typen* werden die gewonnenen Ergebnisse schließlich im letzten „Auswertungs"-Schritt, der sie in Beziehung setzt zu historisch gewachsenen Wissensbeständen. Auf diese Weise wurde in Bezug auf die 4 untersuchten Syndrome versucht, *Krankheitsbegriffe zu reformulieren und zu präzisieren*, um so einer sich aus dem „Zerfall" der Nosologie (Hoffmann 1986a) zwangsläufig ergebenden klinischen und wissenschaftlichen Entdifferenzierung entgegenzutreten. Die Sichtung der historisch bedeutsamen und der aktuell diskutierten Konzepte - die im Rahmen dieser Arbeit nur ansatzweise erfolgen konnte - zeigte deutlich, daß bei allen 4 untersuchten Syndromen *Störungen der Entwicklung einer integrierten persönlichen Identität* im Mittelpunkt des Krankheitsgeschehens stehen. Es wurde gezeigt, in welcher Weise sich diese Annahme auch durch unsere Befunde stützen läßt. Diese Konvergenz gab schließlich Anlaß zu Vorüberlegungen für ein allgemeines Modell der Neurosen und Persönlichkeitsstörungen unter subjekt- und identitätstheoretischer Perspektive (Abbildung 2).

Das hier entwickelte und bereitgestellte methodische Inventar erlaubt auch die Untersuchung anderer als der in unsere Untersuchungen einbezogenen Krankheitsbilder. Erst dann kann sich zeigen, ob sich die vorläufigen Leerstellen unseres Modells wie erwartet füllen lassen. Zu wünschen ist die Untersuchung weiterer Neuroseformen, die Subdifferenzierung der Persönlichkeitsstörungen, die Einbeziehung von Anorexia nervosa und von Psychosomatosen. Genau so wichtig erscheint es aber auch, die 4 Krankheitsbilder unserer Studie weiterzuverfolgen, um die gebildeten Grobraster auszudifferenzieren und zu verfeinern.

Abbildung 2. Allgemeines Modell einer *qualitativen Diagnostikforschung*

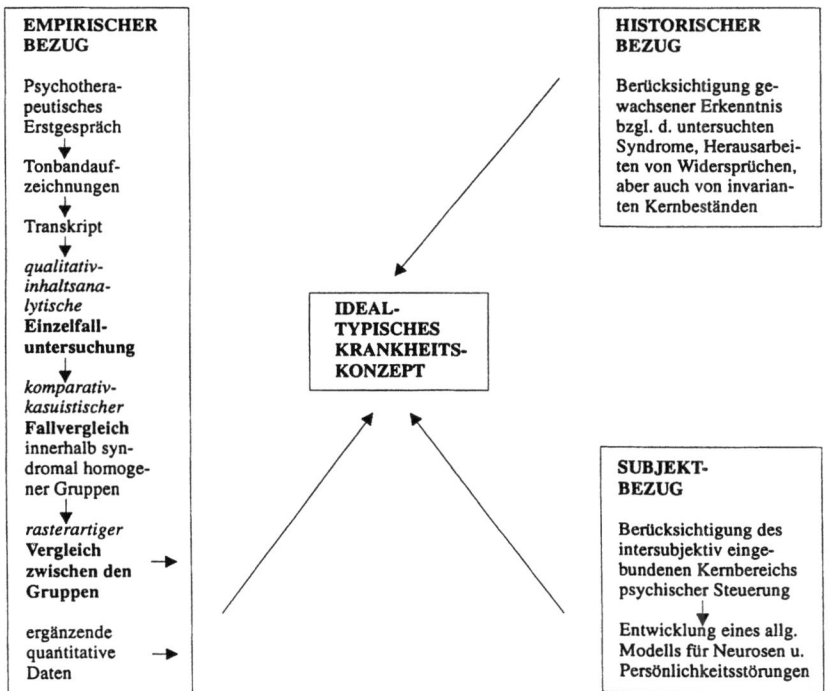

Eine andere Frage beschäftigt sich mit Problemen der Gültigkeit unserer Ergebnisse. Zunächst ist in Erinnerung zu rufen, daß wir den Kernbereich unseres Interesses, die subjektiven Krankheitsvorstellungen, Biographieschilderungen und Charakterisierungen der eigenen Persönlichkeit von persönlichkeitsgestörten und neurotischen Patienten nicht an sich, sondern unter dem eingeschränkten Blickwinkel des psychotherapeutischen Erstinterviews betrachten. Die hohe Anzahl von Patienten mit langer Krankheitsanamnese und therapeutischer Vorerfahrung sowie die Beteiligung des Interviewers am Gespräch verunmöglichen die Erhebung einer „nativen", durch Expertenwissen unberührten subjektiven Sichtweise. Doch ist hier kritisch zu fragen, ob es sich dabei nicht um eine grundsätzlich unerreichbare Fiktion handelt angesichts der prinzipiellen Situations-, Kontext-, Prozeß- und Methodenabhängigkeit subjektiver Krankheitsvorstellungen (Verres 1989; Faller et al. 1991). Streng genommen gelten unsere Aussagen also nicht für bestimmte Patienten(Gruppen) an sich, sondern für *bestimmte Erstgespräche bestimmter Patienten mit bestimmten Interviewern in einer bestimmten Poliklinik zu bestimmten Zeitpunkten.*

Die Aufzeichnung und Transkription des Materials bedingt einen weiteren Informationsverlust im Sinne der reduktiven Ausblendung eines Teils der sprachinhaltlich nicht zum Ausdruck kommenden szenischen und paraverbalen Information (Alberti 1994). Weitere Einschränkungen ergeben sich durch spezifische Charakteristika des Inanspruchnahmeklientels der untersuchten Poliklinik im Vergleich mit anderen Institutionen (Rudolf 1991) bzw. dem überwiegenden Anteil psychogen Erkrankter in der Normalbevölkerung, die das Expertensystem überhaupt nicht konsultieren (Schepank 1986; 1987). Auch die für qualitative Forschungsansätze notwendigerweise geringen Stichprobenumfänge lassen, wie die Ergebnisse der ausgewerteten Testinstrumente zeigen, kaum statistische Verallgemeinerungen über Mittelwertvergleiche etc. zu.

Diesen unvermeidbaren Einschränkungen stehen solche gegenüber, die speziell in der qualitativen Auswertungsmethode gründen. Hier können die klassischen Gütekriterien nomologisch-quantitativer Forschung, z.B. Reliabilitätsmessung, nicht zur Anwendung kommen, da kein hypothesentestendes Design vorliegt, sondern interpretative Schritte bei der Datenauswertung unvermeidlich sind (vgl. Kapitel 3.1). Für qualitative Forschung sind daher eigene Gütekriterien zu entwickeln.

Mayring (1990) gibt zusammenfassend sechs zu berücksichtigende Kriterien an, von denen uns das erstgenannte, die *Verfahrensdokumentation* (1) am wichtigsten erscheint. Während bei quantitativer Forschung in der Regel der Hinweis auf die verwendeten standardisierten Techniken und Meßinstrumente ausreicht, ist das Vorgehen in qualitativen Studien viel spezifischer auf den jeweiligen Gegenstand bezogen, die Methoden werden meist speziell für diesen Gegenstand entwickelt oder modifiziert. Um den Forschungsprozeß für andere nachvollziehbar werden zu lassen, ist es daher notwendig, das Vorverständnis zu explizieren (vgl. Kapitel 2), die Zusammenstellung des Analyseinstrumentariums zu begründen (vgl. Kapitel 3.1) und die Durchführung und Auswertung der Datenerhebung exakt zu dokumentieren. Das betrifft Probanden und Untersuchungsmaterial (vgl. Kapitel 3.2.2) ebenso wie Auswertungsmethoden (vgl. Kapitel 3.2.3). Vor allem aber ist bei der Ergebnisdarstellung zu berücksichtigen, daß die *Transparenz der einzelnen Interpretations-*

schritte für den Rezipienten der Studie in der qualitativen Forschung nicht nur ein Darstellungsproblem ist, sondern ein Gütekriterium (Kirk u. Miller 1987; Frommer u. Tress 1994). Die Präsentation der Auswertungsergebnisse ist so anzulegen, daß dem Leser die Möglichkeit bleibt, verdichtende und ordnende Interpretationsschritte durch Rückgriff auf die „Rohdaten" zumindest partiell (durch Wiedergabe im Forschungsbericht) und potentiell (durch Zugänglichmachung nicht wiedergegebenen Materials) zu überprüfen. Dieser Forderung versuchten wir in der vorliegenden Arbeit durch eine stufenweise Ergebnisdokumentation gerecht zu werden. Bezüglich der *Interviewtranskripte*, die zusammen über 700 engzeilig beschriebene Seiten umfassen, war eine Wiedergabe aus Platzgründen nicht möglich. Die Transkripte sind jedoch auf Anfrage zugänglich. Ähnliches gilt für die fast ebenso umfangreichen *Einzelfallauswertungen*, von denen nur exemplarisch ein kurzer Ausschnitt abgedruckt werden konnte (vgl. Kapitel 3.3.1). Ausführlicher werden die in unserer Arbeit im Zentrum des Interesses stehenden *Fallvergleiche* dokumentiert. 16 der 143 Komparationstabellen werden wiedergegeben, die übrigen Tabellen können auf Anfrage eingesehen werden. Der schrittweise verdichtende und zusammenfassende Vergleich innerhalb (vgl. Kapitel 3.3.2) und zwischen den Gruppen (vgl. Kapitel 3.3.4) erfolgt nach dem Prinzip der *Minimalinterpretation* (Thomae 1988) und ist bis hin zur nochmaligen Verdichtung in der Diskussion (vgl. Kapitel 4) ausführlich dokumentiert. Dies macht zahlreiche Redundanzen, die sich aus den iterativen Durchgängen durch das Material ergeben, unumgänglich.

Auch den Gütekriterien *argumentative Interpretationsabsicherung* (2), *Regelgeleitetheit* (3) und *Nähe zum Gegenstand* (4) versuchten wir durch minimalinterpretierendes Vorgehen und detaillierte Verfahrensdokumentation gerecht zu werden.

Eine *kommunikative Validierung* (5) war zwar nicht im Sinne einer Diskussion der Ergebnisse mit den Beforschten (Lauer u. Sohns 1994) möglich, jedoch versuchten wir, idiosynkratische Tendenzen einzelner Auswerter durch ein *Gruppendiskussionsverfahren* (Dreher u. Dreher 1991) auszuschließen.

Schließlich maßen wir der von Flick (1987; 1990; 1991) im Anschluß an Denzin (1970) vorgeschlagenen Erkenntnissicherung durch systematische *Triangulation* besondere Bedeutung bei. Gemeint ist damit die Verbindung mehrerer unterschiedlicher Lösungswege und Analysegänge für ein- und denselben Fragenkomplex mit anschließendem Vergleich der aus den unterschiedlichen Perspektiven stammenden Ergebnisse. In unserem Fall wurden drei verschiedene Arten von Datenquellen berücksichtigt: Das *Erstinterviewtranskript*, die durch den untersuchten Kliniker dokumentierten *Diagnosen und soziodemographischen Daten*, sowie *Fragebogendaten*. Wichtiger noch als die Triangulation bezüglich Datenquellen erscheint uns die *Triangulation innerhalb der komparativen-kasuistischen Fallvergleiche*, die sich daraus ergibt, daß die sich gegenseitig überlappenden Themenkomplexe subjektive Krankheitsvorstellungen, Biographie und Chrakterisierung der eigenen Persönlichkeit mittels mehr als 30 Komparationstabellen in jeder Gruppe erhoben wurden. Da sich auch die Themen der einzelnen Tabellen innerhalb der jeweiligen Relevanzbereiche überlappen, kann so geprüft werden, ob in den verschiedenen Relevanzbereichen und Kategorien kompatible oder widersprüchliche Sachverhalte beschrieben werden. Statt einer Gesamtinterpretation „im großen Wurf" entschieden wir uns damit für *Analyseschritte „kurzer Reichweite" und jeweils unterschiedlicher Generalisierbarkeit*. So entstehen zunächst eher *mosaikartig zusammengesetzte Bilder* mit Hinweisen auf Zusammenhänge, aber auch unverbundenen Details und offenen Fragen.

Trotz dieser subtilen Bemühungen um gegenstandsnahe Interpretation und Vermeidung idiosynkratischer Einflüsse unterscheiden sich die Ergebnisse der hier vorgelegten Untersuchungen grundsätzlich von den Resultaten quantitativ-hypothesentestender Forschung. Zum einen haben sie den Status einer *theorievorbereitenden Empirie* (Jüttemann 1990) mit dem Ziel, gegenstandsadäquate Hypothesenbildung vorzubereiten. Im Sinne einer dualistischen Position (vgl. Kapitel 3.1) handelt es sich bei unseren Ergebnissen darüber hinaus um *empirisch gestützte idealtypisch gefaßte Einsichten in subjektive implikative Sinnzusammenhänge*, denen insofern eigenständiger Erkenntniswert zuzusprechen ist, als der hier intendierte Gegenstandsbereich von hypothesentestenden und über Mittelwerte generalisierenden Verfahren grundsätzlich nicht vollständig und adäquat erfaßt werden kann (Kvale 1991).

5   Zusammenfassung

Die vorliegende Untersuchung ist der Erfassung und Beschreibung der sprachlich-kommunikativen Inhalte von 47 psychotherapeutischen Erstgesprächen gewidmet. Die hier verhandelten Themen und Inhalte stehen in enger Relation zu Diagnostik, Indikationsstellung sowie Verlaufs- und Ausgangsprognostik in der psychotherapeutischen Medizin. Diesbezüglich versucht unsere Studie, syndromtypische Charakteristika herauszufiltern und vergleichend zu analysieren.

Mit dieser Fragestellung ist die Verbindung hergestellt zu zwei Forschungstraditionen: *Erstinterviewforschung* und *Diagnostikforschung*. Psychotherapeutische, psychoanalytische und psychosomatische Konzepte haben den diagnostischen Aspekt der in der Regel dichten und informationsreichen ersten Begegnung zwischen Arzt und Patient bisher nicht systematisch untersucht. Wichtiger erschienen Indikatoren des Aufbaus einer vertrauensvollen Arzt-Patient-Beziehung als Voraussetzung der weiteren therapeutischen Beziehung. Erst allmählich setzt sich eine stärkere Berücksichtigung syndromtypischer Unterschiede und Charakteristika durch. In diesem Zusammenhang stehen zwei neuere Erkenntnisse: Erstens zeichnet sich zunehmend die Bedeutung des Ich-Funktionsniveaus, d.h. des Grades der Identitätsintegration, für Differentialindikation und Prognose ab; ebenso bedeutsam erscheint zweitens die Art und Weise der subjektiven Interpretation der Beschwerden, beispielsweise im Sinne eines überwiegend organisch-naturalistischen Krankheitskonzeptes bei psychosomatischen Erkrankungen im engeren Sinne. Diese Befunde verweisen auf die Bedeutung der Persönlichkeitsdimension, deren Erforschung dadurch erschwert ist, daß es weder in der akademischen Psychologie, noch in Psychopathologie und Psychoanalyse derzeit *ein* allgemein anerkanntes Persönlichkeitskonzept gibt. Vielmehr existieren eine Vielzahl konkurrierender Modelle, wobei Konvergenzen eines Teils der Ansätze hinsichtlich zwei Gesichtspunkten zu verzeichnen sind: Erstens der Differenzierung in einen *dynamischen* (Emotionalität, Affekt und Antrieb), einen *interpersonellen* und einen *strukturellen* (Kognition, Intentionalität, Norm- und Wertorientierungen) Aspekt und zweitens das zunehmende Interesse für den allen instrumentellen Fähigkeiten und Fertigkeiten zugrundeliegenden, als *Identität* oder *Selbst* bezeichneten, Kernbereich der Persönlichkeitsorganisation.

Medizinische Diagnostik bewegt sich stets im Spannungsfeld zwischen *diagnostischer Klassifikation* und *individueller Krankenbeurteilung*. Die Diskussion um die modernen operationalen Diagnoseschemata (DSM III, III-R, IV, ICD 10) zeigt, daß eine ausschließlich an beobachtbaren Symptomen orientierte logisch-operationale Kategorisierung dem Problem, daß in der Psychiatrie generell und bei Persönlichkeitsstörungen und Neurosen in ganz besonderer Weise objektive Validierungsparameter fehlen, nicht ausreichend gerecht wird. Inhaltlich wird die Vernachlässigung von therapie- und prognoserelevanten Persönlichkeitsmerkmalen und subjektiven Vorstellungen der Kranken kritisiert, methodisch erscheint die Orientierung am Modell der logischen Klassen problematisch, handelt es sich doch bei *klinischen* Diagnosen eher um Typologien mit unscharfen Rändern. Die Erforschung der zum Teil quer zu den operationalen Diagnosen liegenden *idealtypischen Konstrukte (Max Weber)* des klinischen Alltags ist Aufgabe einer *qualitativen Diagnostikforschung*, die sich durch drei Merkmale auszeichnet: Erstens handelt es sich um empirische Forschungsstrategien, die *quantitative*, stärker aber noch auf „subjektiv gemeinten Sinn" zentrierte *qualitative* Methoden zum Einsatz bringen; zweitens sind die vom Kliniker zur Anwendung gebrachten Krankheitsbegriffe und diagnostischen Einheiten *problem- und begriffsgeschichtlich* zu untersuchen bezüglich heterogener Bedeutungsinhalte, aber auch bezüglich invarianter Grundbestände; und drittens sind die empirisch und problemgeschichtlich gewonnenen Erkenntnisse zu beziehen auf die *intersubjektiv eingebundene Subjekthaftigkeit und Individualität* der beforschten Individuen.

In diesem Sinne konzipierten wir eine Untersuchung an 4 syndromal verschiedenen Patientengruppen. Einbezogen wurden 11 neurotisch-depressive Patienten, 12 phobisch-angstneurotische Patienten, 12 Patienten mit schweren Persönlichkeitsstörungen und 12 Bulimie-Patientinnen. Die überwiegend von erfahrenen Psychotherapeuten in fortgeschrittener psychoanalytischer Weiterbildung geführten Routineinterviews wurden zunächst transkribiert, das Material umfaßt insgesamt ca. 700 engzeilig beschriebene Seiten.

Die nachfolgenden *qualitativ-inhaltsanalytischen (Mayring) Einzelfallauswertungen* gingen von einer quasi-"kartographischen" inhaltlichen *Zusammenfassung* (1) aus und erarbeiteten nachfolgend textnah und minimalinterpretierend die *Äußerungen des Interviewers* (2), den *Gesprächsablauf* (3), die im Interview geäußerten *subjektiven Krankheitsvorstellungen* (4), die Informationen zur *Biographie* (5) und die *Persönlichkeitscharakteristik* (6) im Sinne der Eigenschaften, die sich der Patient selbst zuschreibt. Stärker interpretierend sind die hier nicht weiter verfolgten Auswertungsschritte *auftauchende Hypothesen* (7) und *Kernthema* (8).

Nächster Schritt unserer Auswertung waren *komparativ-kasuistische (Jüttemann) Vergleiche* der 12 bzw. 11 Fälle innerhalb der jeweiligen Gruppen. Die Vergleiche erfolgten mittels *Komparationstabellen* und konzentrierten sich auf drei Relevanzbereiche. Zur Erfassung der *subjektiven Krankheitsvorstellungen* wurden Komparationstabellen in bezug auf Patientenäußerungen zu folgenden Gesichtspunkten erstellt: Schilderung der Beschwerden (1), Geschichte der Beschwerden (2), psychische Ursachen (3), organische Ursachen (4), Ursachen im Zwischenfeld von Organisch und Psychisch (5), Umgang mit der Krankheit (6), Reaktionen anderer auf die Beschwerden (7), Behandlungserwartungen (8). Die *biographische Dimension* wurde mit folgenden Kategorien abgedeckt: Mutter (1), Vater (2), Kindheit und Jugend (3), Ausbildung und Beruf (4), jetzige Familie, Freundschaften, Partnerschaften (5),

einschneidende Erlebnisse (6). Bezüglich des dritten untersuchten Relevanzbereiches, der *Persönlichkeitscharakteristik*, ergaben sich besondere Probleme daraus,
daß es uns angesichts des kontroversen Diskussionsstandes arbiträr erschienen wäre,
einem bestimmten Modell den Vorzug zu geben und aus ihm Kategorien zu deduzie-
ren. Daher entschlossen wir uns zu einer rein induktiven Kategorienfindung im Sinne eines *offenen Kodierens (Strauss)*. Dabei werden in iterativen Durchgängen durch
das Material (Punkt 6 der Einzelfallauswertungen) charakteristische Aussagen herausgefiltert und nach Ähnlichkeit auf den fallübergreifenden Komparationstabellen
zusammengestellt. Diese Tabellen erhalten dann erst in einem nachfolgenden
Bearbeitungsschritt Überschriften, die möglichst zitatnah das Gemeinsame der jeweiligen Äußerungen kondensiert wiedergeben.

    Die Auswertung der Komparationstabellen liefert eine Vielzahl mosaiksteinartiger
Befunde, die dem Prinzip der *Perspektiventriangulation* entsprechend die genann-
ten Relevanzbereiche in einander ergänzender und überschneidender Weise abbil-
den. Ziel der hier vorgelegten Arbeit war es nun nicht, die Einzelfälle als solche im
Sinne kontrastierender Fallbetrachtung, Herausarbeitung von Negativfällen,
Subtypologiebildung etc. weiterzuverfolgen. Vielmehr benutzten wir die Kompara-
tionstabellen zur Konstruktion einer empirisch gestützten idealtypisch zugespitzten
Globaltypologie für jede der vier Gruppen.

    Bei den Symptomschilderungen stehen dabei *Angst* und *Depressivität* im weite-
ren Sinne des Wortes nahezu unabhängig von der diagnostischen Einordnung ganz
im Vordergrund, ergänzt durch eher syndromtypische Beschwerden. Für die Depressiven erscheint das Gefühl eines Nicht-mehr-weiter-Könnens im Sinne des Versagens soziokultureller Anpassungsleistungen charakteristisch. Bei den phobisch-
angstneurotischen Patienten stehen körperliche Funktionsstörungen im Zentrum,
wobei dem Herz als Manifestationsorgan besondere Bedeutung zukommt. Bei den
Bulimikerinnen erstaunt das Ausmaß, in welchem die Eßstörung das Gespräch als
zentrales Thema beherrscht. Bei den Persönlichkeitsgestörten fällt die Vielgestal-
tigkeit der Symptomatik auf, wobei aggressive *Impulskontrollverluste* und psychiatrische Interventionen in der Vorgeschichte auf die Schwere und die mit der Erkrankung verbundenen sozialen Komplikationen hinweisen.

    Ganz überwiegend interpretieren die Patienten aller vier Gruppen ihre Beschwerde-
bilder im Kontext *psychischer und psychosozialer Ursachenvorstellungen* und unterscheiden sich damit deutlich von den für psychosomatisch Kranke charakteristischen organisch-naturalistischen Konzepten.

    Bei der *Charakterisierung der eigenen Persönlichkeit* ergaben sich folgende Bilder:
Die neurotisch-depressiven Patienten betonen die hohe Bedeutung von Wertorientierungen und Rollenerwartungen. Sie schildern ein Determiniert- und Abhängig-
Sein von einer nahestehenden Person, die zugleich schädigenden und beschwerdeverursachenden Einfluß ausübt. Außerdem werden Selbstwertprobleme, Hemmungen und Bedürfnisse nach liebevoller Zuwendung thematisiert. Bei den Biographieschilderungen fällt unabhängig vom Geschlecht in der Mehrzahl der Fälle das Bild
einer mit ihrer sozialen Rolle überidentifizierten Mutter auf. Bezüglich der
hypernomischen Überidentifizierung mit Rollenerwartungen erscheint allerdings
erwähnenswert, daß diese Eigenschaft von den Patienten selbst durchaus konflikthaft erlebt wird.

Bei den phobisch-angstneurotischen Patienten erscheint das Bild der eigenen Persönlichkeit klischeehaft positiv gezeichnet. Zugleich wird das Gefühl geschildert, von anderen falsch verstanden, ausgenutzt und nicht ernstgenommen zu werden, alleine gelassen und zum Außenseiter gemacht zu werden. Gleichzeitig werden Hemmungen beschrieben, sich zu öffnen und das Erleben, daß es bei nachlassenden Kräften nicht mehr gelingt, im Kampf um Leistung mit anderen mitzuhalten. Für die Biographieschilderungen erscheint eine als schlecht erlebte Beziehung zu Mutter und Vater sowie eine durch Rivalitätskonflikte gekennzeichnete Kindheit und Adoleszenz charakteristisch. Die in der Außenperspektive als Abhängigkeit von steuernden Objekten imponierende Beziehungsgestaltung erscheint in der subjektiven Sicht der Patienten in einem anderen Licht: Ihnen ist es wichtig, den stets vom Mißlingen bedrohten Kampf um Autonomie zu betonen, wobei als bedrohlich erlebte körperliche Dysfunktionen die eigene Entfaltung behindern.

Der bei den Patienten mit schweren Persönlichkeitsstörungen gefundene Persönlichkeitstypus ist gekennzeichnet durch hochgespannte Ziele, Ehrgeiz und Streben nach Selbstverwirklichung bei gleichzeitigen Tendenzen zur Selbstüberforderung und dem Gefühl des Versagens der eigenen Person bei der Bewältigung von Lebensaufgaben. Weiter wird über die mangelnde Fähigkeit berichtet, Impulse unter Kontrolle halten zu können, sowie über Tendenzen, sich an anderen zu orientieren, sich ihnen unterzuordnen und dominiert zu werden. Andererseits schildern sich die Patienten aber auch als jemand, der ausweicht, sich isoliert und zurückzieht. Diese Befunde lassen die Schwierigkeiten der Persönlichkeitsgestörten in ihren zwischenmenschlichen Beziehungen verständlich werden als Ausdruck unrealistisch hochgespannter Erwartungen anderen Personen gegenüber bei gleichzeitiger mangelnder Fähigkeit zur Abgrenzung sowie ungenügender Impulskontrolle.

Bei den Bulimie-Patientinnen imponiert schließlich eine Spaltung der Selbstcharakterisierungen in zwei wenig miteinander vereinbare Teilaspekte. Einerseits wird eine selbstunsichere, gehemmte Persönlichkeit geschildert, die heimlich triebhafte Wünsche vor allem oraler Natur befriedigt, andererseits schildern sich die Patientinnen als leistungsfähig und ehrgeizig, selbstbewußt und autonom. In den Biographieschilderungen wird von den meisten Patientinnen eine stets präsente Mutter geschildert, die zum Teil als kontrollierend und dominant erlebt wird. Sie lebt in einer konflikthaften Beziehung mit dem Vater, der zwar leistungsorientiert erscheint, jedoch zugleich soziale Integrationsschwierigkeiten aufweist.

Diese aus den Komparationstabellen extrahierten Typologien werden durch quantitative Daten ergänzt: Unabhängig von unserem Forschungsprojekt wurden im Rahmen der Routinedokumentation *klinische Diagnosen, ICD 9-Diagnosen, soziodemographische Daten, Kernberg-Rating, Gießen-Test (GTS)* und (bei einem Teil der Patienten) *Gießener Beschwerdebogen (GBB)* dokumentiert und ausgewertet. Von den zahlreichen Befunden ist zum einen zu erwähnen, daß bei den neurotisch-depressiven und phobisch-angstneurotischen Patienten des Samples ein oberes bis mittleres Ich-Funktionsniveau (Kernberg-level, vgl. Kapitel 3.2.2.3) vorliegt, während die persönlichkeitsgestörten Patienten ein mittleres bis unteres Niveau aufweisen. Die Befunde der Bulimikerinnen verteilen sich über alle drei levels mit Bevorzugung des mittleren. Von den Testergebnissen ist lediglich ein signifikant höherer

Durchschnittswert der phobisch-angstneurotischen Patienten in der GBB-Skala Herz-beschwerden erwähnenswert.

Diese Ergebnisse werden im Kontext der historisch gewachsenen nosologischen Neurosen- und Persönlichkeitsstörungskonzepte diskutiert. Dabei erscheint es durch-aus sinnvoll, an einer sowohl von den endogenen Depressionsformen als auch von den phobischen Entwicklungen querschnittspsychopathologisch unterscheidbaren Typologie *neurotische Depression* entsprechend den in unserer Untersuchung expli-zierten und in den Selbstschilderungen der Patienten fundierten klinischen Gewohn-heiten festzuhalten. Bezüglich des phobisch-angstneurotischen Spektrums ergibt sich eine relativ einheitliche Typologie für *Störungen mit phobisch gerichteter Angst unter Ausschluß ich-strukturell schwer gestörter Patienten*. Vor dem Hintergrund unserer Ergebnisse erscheint die gegenwärtig zu verzeichnende starke nosologische Auf-splitterung hier von fraglichem Nutzen, erscheinen doch phobische Symptome in verschiedenen thematischen Bereichen und regelmäßige Steigerungen zu Angstan-fällen eng miteinander verwoben. Zu diskutieren ist, inwiefern Depression und phobische Störung als die beiden Pole einer Übergangsreihe zu verstehen sind, wo-bei depressive Symptome eine überzogene Unterdrückung dynamischer Bestände indizieren, während Angstsymptome ebenso wie Störungen der Impulskontrolle eine Labilisierung der Affektabwehr mit partieller Verselbständigung von Triebimpulsen anzeigen.

Als *schwere Persönlichkeitsstörungen* wird in unserer Untersuchung eine hetero-gene und sicherlich noch weiter aufzuschlüsselnde Gruppe von Patienten zusam-mengefaßt, deren gemeinsames Merkmal in stärker als bei den neurotischen Ent-wicklungen ausgeprägten Störungen der Identitätsintegration zu sehen ist. Sowohl depressive Symptome als auch Angst und vor allem Impulskontrollverluste treten hier in symptomatologisch vielgestaltigen Syndromen nebeneinander auf, wobei das niedrige ich-strukturelle Anpassungsniveau diesen Symptomen ein charakteristisches Gepräge gibt. Daneben treten Symptome auf, die direkt auf die Identitätsstörung hinweisen. Störungen der sozialen Anpassung und Autonomieentwicklung sind hier stärker ausgeprägt als bei den Neurosen. Eine Zwischenstellung nimmt die Gruppe der *bulimischen Patientinnen* ein, deren Homogenität zwar auf der Symptomebene einleuchtet, wohingegen der Grad der Identitätsstörung variiert.

Zusammengefaßt sprechen diese Überlegungen für ein *typologisches Raster*, das Neurosen und Persönlichkeitsstörungen unter zwei Gesichtspunkten beurteilt: Zum einen hinsichtlich des *Gewichts depressiver Symptome im Verhältnis zu Angst-symptomen und Störungen der Impulskontrolle*; und zum anderen hinsichtlich des *Grades der zugrundeliegenden Identitätsstörung*. Diese beiden Gesichtspunkte ent-scheiden nicht nur darüber, ob es sich um eine Neurose oder um eine Persönlichkeits-störung handelt, sondern auch über subtypologische Zuordnungen in jeder der bei-den nosologischen Gruppen.

Literatur

Abraham K (1912) Ansätze zur psychoanalytischen Erforschung und Behandlung des manisch-depressiven Irreseins und verwandter Zustände. In: Ders Klinische Beiträge zur Psychoanalyse. Internationaler Psychoanalytischer Verlag, Leipzig (1921), S 95-111

Adler R (1990) Anamneseerhebung. In: Adler R, Herrmann JM, Köhle K, Schonecke OW, Uexküll Th v, Wesiack W (Hrsg) Uexküll Psychosomatische Medizin. 4. Aufl. Urban & Schwarzenberg, München, S 212-220

Adler R, Hemmeler W (1992) Anamnese und Körperuntersuchung. 3. Aufl. Fischer, Stuttgart

Adorno Th W (1973) Studien zum autoritären Charakter. Suhrkamp, Frankfurt

Ahrens S (1981) Empirische Untersuchungen zum Krankheitskonzept neurotischer, psychosomatischer und somatisch kranker Patienten (Teil II). Med Psychol 7: 175-190

Ahrens S, Elsner H (1981) Empirische Untersuchung zum Krankheitskonzept neurotischer, psychosomatisch und somatisch kranker Patienten (Teil I). Med Psychol 7:95-109

Akiskal HS (1983) Dysthymic disorder: Psychopathology of proposed chronic depressive subtypes. Am J Psychiatr 140: 11-20

Alberti L (1994) Von quantitativer zu qualitativer Forschung. In: Faller H, Frommer J (Hrsg) Qualitative Psychotherapieforschung. Asanger, Heidelberg, S 53-56

Alberti L, Kruse J, Wöller W (1991) Subjektive Krankheitstheorien bei chronischen Krankheiten. In: Nippert RP, Pöhler W, Slesina W (Hrsg) Kritik und Engagement. Festschrift für Ch von Ferber zum 65. Geburtstag. Oldenbourg, München, S 277-288

Alexander F (1977) Psychosomatische Medizin. 3. Aufl. De Gruyter, Berlin

American Psychiatric Association (1980) Diagnostic and statistical manual of mental disorders. APA, Washington DC

Angst J (1987) Begriff der affektiven Erkrankungen. In: Kisker KP, Lauter H, Meyer J-E, Müller C, Strömgren E (Hrsg) Psychiatrie der Gegenwart. 3. Aufl. Bd 5. Springer, Berlin, S 1-50

Angst J, Dobler-Mikola A (1985) The Zürich study. Anxiety and phobia in young adults. Eur Arch Psychiatry Neurol Sci: 235: 171-178

Ardjomandi ME, Leichsenring F (1993) Empirische Befunde zur Persönlichkeitsstruktur von Borderlinepatienten. Nervenarzt 64: 187-192

Argelander H (1970) Das Erstinterview in der Psychotherapie. Wissenschaftliche Buchgesellschaft, Darmstadt

Argelander H (1973) Überlegungen zum Konzept des Sprechstundeninterviews. Psyche 27: 1002-1011

Argelander H (1976) Im Sprechstunden-Interview bei Freud. Psyche 30: 665-702

Argelander H (1978) Das psychoanalytische Erstinterview und seine Methode. Psyche 32: 1089-1095

Arieti S (1959) Schizophrenia. In: Ders (ed) American Handbook of Psychiatry. Vol 1. Basic Books, New York, pp 455-507

Avenarius R (1968) Die diagnostische Anfangssituation. Über die Bedeutung des Verstehens in der initialen diagnostischen Situation. Nervenarzt 39: 51-56

Balint E, Norell JS (Hrsg) (1975) Fünf Minuten pro Patient. Eine Studie über die Interaktion in der ärztlichen Allgemeinpraxis. Suhrkamp, Frankfurt

Balint M (1960) Angstlust und Regression. Rowohlt, Reinbek

Balint M, Balint E (1962) Psychotherapeutische Techniken in der Medizin. Huber, Bern, Klett, Stuttgart

Bastiaans J (1981) Das erste Gespräch mit dem psychosomatischen Patienten. In: Jores A (Hrsg) Praktische Psychosomatik. Huber, Bern, S 77-91

Bastine R (1981) Adaptive Indikationen in der zielorientierten Psychotherapie. In: Baumann U (Hrsg) Indikation zur Psychotherapie. Urban & Schwarzenberg, München, S 158-168

Bateson G, Jackson DD, Lidz Th, Wynne LC u.a. (1969) Schizophrenie und Familie. Suhrkamp, Frankfurt

Beck AT (1962) Reliability of psychiatric diagnosis: a critique of systematic studies. Am J Psychiatry 119: 210-216

Beck U, Bonß W (Hrsg) (1989) Weder Sozialtechnologie noch Aufklärung? Analysen zur Verwendung sozialwissenschaftlichen Wissens. Suhrkamp, Frankfurt

Becker H (1984) Die Bedeutung der subjektiven Krankheitstheorie des Patienten für die Arzt-Patient-Beziehung. Psychother Psychosom Med Psychol 34: 313-321

Beckmann D, Brähler E, Richter H-E (1983) Der Gießentest (GT). Handbuch, 3. Aufl. Huber, Bern

Bellak L, Meyers B (1975) Ego function assessment and analyzability. Int Rev Psycho-Anal 2: 413-426

Benedetti G (1981) Zur Psychodynamik der Depression. Nervenarzt 52: 621-628

Benjamin LS (1974) Structural Analysis of Social Behavior. Psychol Rev 81: 392-425

Benjamin LS (1993) Interpersonal diagnosis and treatment of personality disorders. Guilford, New York

Bergold J, Breuer F (1987) Methodologische und methodische Probleme bei der Erforschung der Sicht des Subjekts. In: Bergold J, Flick U (Hrsg) Einsichten. Zugänge zur Sicht des Subjekts mittels qualitativer Forschung. DGVT, Tübingen, S 20-53

Bibring E (1952/53) Das Problem der Depression. Psyche 6: 81-101

Blanck G, Blanck R (1978) Angewandte Ich-Psychologie. Klett-Cotta, Stuttgart

Blanck G, Blanck R (1980) Ich-Psychologie, Bd 2. Klett-Cotta, Stuttgart

Blankenburg W (1971) Der Verlust der natürlichen Selbstverständlichkeit. Enke, Stuttgart

Blaser A (1977) Der Urteilsprozeß bei der Indikationsstellung zur Psychotherapie. Huber, Stuttgart

Blaser A (1989) Die Wirksamkeit von Wahrnehmungsstereotypen bei der Indikation zur Psychoanalyse. Z Psychosom Med Psychoanal 35: 59-67

Bliesener Th, Köhle K (1986) Die ärztliche Visite - Chance zum Gespräch? Westdeutscher Verlag. Wiesbaden

Bliesener Th, Siegrist J (1981) Greasing the wheels. J Pragmatics 5: 181-204

Blos P (1973) Adoleszenz. Eine psychoanalytische Interpretation. Klett, Stuttgart

Bowlby J (1976) Trennung. Kindler, München

Brähler E, Scheer J (1983) Der Gießener Beschwerdebogen (GBB). Handbuch. Huber, Bern

Bräutigam W (1985) Reaktionen - Neurosen - Abnorme Persönlichkeiten. 5. Aufl. Thieme, Stuttgart

Bräutigam W, Christian P (1981) Psychosomatische Medizin. 3. Aufl. Thieme, Stuttgart

Brand-Jacobi J (1984) Bulimia nervosa. Ein Syndrom süchtigen Eßverhaltens. Psychother Psychosom Med Psychol 34: 151-160

Brisman J, Siegel M (1984) Bulimia and alcoholism: two sides of the same coin? J Sub Abuse Treatment 1: 113-118

Bronisch T (1992) Die depressive Reaktion. Probleme der Klassifikation, Diagnostik und Pathogenese. Springer, Berlin

Bruch H (1973) Eating disorders. Basic Books, New York

Bucci W (1988) Converging evidence for emotional structures: theory and method. In: Dahl H, Kächele H, Thomä H (eds) Psychoanalytic process research strategies. Springer, Berlin, S 29-50

Buchheim P, Cierpka M, Scheibe G (1988) Das Verhältnis von Psychoanalyse und Psychiatrie-dargestellt am Beispiel von Konzepten für das psychiatrisch-psychodynamische Erst-interview. In: Klußmann R, Mertens W, Schwarz F (Hrsg) Aktuelle Themen der Psycho-analyse. Springer, Berlin, S 57-71

Buchholz MB (1994) Therapie als Interaktionsgeschichte. Metaphernanalytische Rekonstruk-tionen der Prozeßphantasie. In: Faller H, Frommer J (Hrsg) Qualitative Psychotherapie-forschung. Asanger, Heidelberg, S 348-372

Cantor MB (1965) The initial interview. In: Kelman H (ed) New perspectives in psycho-analysis. New York

Clauser G (1963) Lehrbuch der biographischen Analyse. Thieme, Stuttgart

Cloninger CR (1987) A systematic method for clinical description and classification of personality variants. Arch Gen Psychiatry 44: 573-588

Cobb S (1944): Technique of interviewing a patient with psychosomatic disorder. Med Clin North Am 28: 1210-1216

Coleman JV (1949) The initial phase of psychotherapy. Bull Menninger Clinic 13: 189-197

Costa PT, Widiger TA (eds) Personality disorders and the five-factor model of personality. American Psychological Association, Washington

Dahlbender R, Kächele H (1994) Qualitativ-quantifizierende Analyse internalisierter Bezie-hungsmuster. In: Faller H, Frommer J (Hrsg) Qualitative Psychotherapieforschung. Asanger, Heidelberg, S 228-245

Dantlgraber J (1982) Bemerkungen zur subjektiven Indikation für Psychoanalyse. Psyche 36: 193-225

Degkwitz R, Helmchen H, Kockott G, Mombour W (Hrsg) (1980) Diagnosenschlüssel und Glossar psychiatrischer Erkrankungen. ICD 9. Springer, Berlin

Denzin N (1970) The research act. Mc Graw Hill, New York

Deutsch F (1939) The associative anamnesis. Psychoanal Q 8: 354-381

Deutsch F, Murphy WF (1955) The clinical interview. International University Press, New York

Diebel-Braune E (1991) Einige kritische Überlegungen zum Stand der psychoanalytischen Bulimie-Diskussion. Z Psychosom Med Psychoanal 392-304

Digman JM (1993) Historical antecedents of the five-factor model. In: Costa PT, Widiger TA (eds) Personality disorders and the five-factor model of personality. American Psychological Association, Washington, pp 13-18

Döbert R, Habermas J, Nunner-Winkler G (Hrsg) (1980) Entwicklung des Ichs. 2. Aufl. Hain, Meisenheim

Dornheim J (1983) Kranksein im dörflichen Alltag. Tübinger Vereinigung für Volkskunde e V, Tübingen

Dreher M, Dreher E (1991) Gruppendiskussionsverfahren. In: Flick U, Kardorff E v, Keupp H, Rosenstiel L v, Wolff S (Hrsg) Handbuch Qualitative Sozialforschung. Psychologie Verlags Union, München, S 186-189

Dreitzel HP (1980) Die gesellschaftlichen Leiden und das Leiden an der Gesellschaft. 3. Aufl. Enke, Stuttgart

Dührssen A (1990) Die biographische Anamnese unter tiefenpsychologischem Aspekt. Vandenhoeck & Ruprecht, Göttingen

Dunbar HF (1947) Mind and body, psychosomatic medicine. Random House, New York

Dunbar HF (1976) Emotions and bodily changes. A survey of literature on psychosomatic interrelationships 1910-1953. 4. Ed. (Reprint) Arno Press, New York

Eckstaedt A (1992) Die Kunst des Anfangs. Psychoanalytische Erstgespräche. Suhrkamp, Frankfurt

Ehlers W, Liedtke R, Wietersheim J v, Hettinger R (1993) Die Klassifikation der Eßstörungen in der ICD 10. In: Schneider W, Freyberger HJ, Muhs A, Schüßler G (Hrsg) Diagnostik und Klassifikation nach ICD 10, Kap V. Vandenhoeck & Ruprecht, Göttingen, S 150-170

Eicke-Spengler M (1977) Zur Entwicklung der psychoanalytischen Theorie der Depression. Psyche 12 1079-1125

Erikson EH (1980) Identität und Lebenszyklus. 6. Aufl. Suhrkamp, Frankfurt

Erikson EH (1982) Kindheit und Gesellschaft. 8. Aufl. Klett-Cotta, Stuttgart

Eysenck HJ (1952) The effects of psychotherapy. An evaluation. J Consult Psychol 16: 319-324

Eysenck HJ, Eysenck MW (1985) Personality and individual differences. Plenum Press, New York

Faller H (1983) Subjektive Krankheitstheorien als Forschungsgegenstand von Volkskunde und Medizinischer Psychologie. Curare 6: 163-180

Faller H (1989) Subjektive Krankheitstheorie des Herzinfarktes. In: Bischoff C, Zenz H (Hrsg) Patientenkonzepte von Körper und Krankheit. Huber, Bern, S 49-59

Faller H (1990) Subjektive Krankheitstheorie und Krankheitsverarbeitung bei Herzinfarktrehabilitanden. Lang, Frankfurt

Faller H (1994) Das Forschungsprogramm „Qualitative Psychotherapieforschung". Versuch einer Standortbestimmung. In: Faller H, Frommer J (Hrsg) (1994) Qualitative Psychotherapieforschung. Asanger, Heidelberg, S 15-37

Faller H, Frommer J (Hrsg) (1994) Qualitative Psychotherapieforschung. Asanger, Heidelberg

Faller H, Schilling S, Lang H (1991) Die Bedeutung subjektiver Krankheitstheorien für die Kankheitsverarbeitung im Spiegel der methodischen Zugänge. In: Flick U (Hrsg) Alltagswissen über Gesundheit und Krankheit. Asanger, Heidelberg, S 28-44

Fehlenberg D, Simons C, Köhle K (1990) Die Krankenvisite - Probleme der traditionellen Stationsarztvisite und Veränderungen im Rahmen eines psychosomatischen Behandlungskonzepts. In: Adler R, Herrmann JM, Köhle K, Schonecke OW, Uexküll Th v, Wesiack W (Hrsg) Uexküll Psychosomatische Medizin. 4. Aufl. Urban & Schwarzenberg, München, S 265-286

Feiereis H (1989) Diagnostik und Therapie der Magersucht und Bulimie. Marseille Verlag, München

Feiereis H (1990) Bulimia nervosa. In: Adler R, Herrmann JM, Köhle K, Schonecke OW, Uexküll Th v, Wesiack W (Hrsg) Uexküll Psychosomatische Medizin. 4. Aufl. Urban & Schwarzenberg, München, S 614-634

Fenichel O (1945) The psychoanalytic theory of neurosis. Norton, New York

Fichter MM (1985) Magersucht und Bulimie. Springer, Berlin

Fichter MM (1991) Ätiologische Faktoren, Diagnostik und Therapie bulimischer Eßstörungen. Z Klin Psychol 20: 1-21

Fichter MM, Nögel R (1990) Concordance for bulimia nervosa in twins. Int J Eating Disorders 9: 255-263

Fiedler P (1994) Persönlichkeitsstörungen. Psychologie Verlags Union, Weinheim

Fischer G (1989) Dialektik der Veränderung in Psychoanalyse und Psychotherapie. Asanger, Heidelberg

Flader D, Giesecke M (1980) Erzählen im psychoanalytischen Erstinterview. In: Ehlich K (Hrsg) Erzählen im Alltag. Suhrkamp, Frankfurt, S 209-262

Flick U (1987) Methodenangemessene Gütekriterien in der qualitativ-interpretativen Forschung. In: Bergold J, Flick U (Hrsg) Einsichten. Zugänge zur Sicht des Subjekts mittels
qualitativer Forschung. DGVT, Tübingen, S 247-262

Flick U (1990) Fallanalysen: Geltungsbegründung durch systematische Perspektiven-
Triangulation. In: Jüttemann G (Hrsg) Komparative Kasuistik. Asanger, Heidelberg, S 184-
203

Flick U (1991) Triangulation. In: In Flick U, Kardorff E v, Keupp H, Rosenstiel L v, Wolff S
(Hrsg) Handbuch Qualitative Sozialforschung. Psychologie Verlags Union, München,
S 432-434

Flick U, Kardorff E v, Keupp H, Rosenstiel L v, Wolff S (Hrsg) (1991) Handbuch Qualitative
Sozialforschung. Psychologie Verlags Union, München

Frances A (1982) Categorical and dimensional systems of personality diagnosis: A comparison.
Compr Psychiatry 23: 516-527

Frank M (1985) Das individuelle Allgemeine. Textstrukturierung und Interpretation nach
Schleiermacher. Suhrkamp, Frankfurt

Freud S (1895a) Studien über Hysterie. G.W.*. Bd 1, S 75-312

Freud S (1895b) Über die Berechtigung, von der Neurasthenie einen bestimmten Symptomen-
komplex als Angstneurose abzutrennen. G.W. Bd 1, S 313-342

Freud S (1905) Bruchstücke einer Hysterie-Analyse. G.W. Bd 5, S 163-286d

Freud S (1913) Zur Einleitung der Behandlung. G.W. Bd 8, S 454-452e

Freud S (1917) Trauer und Melancholie. G.W. Bd 10, S 428-446

Freud S (1923) Das Ich und das Es. G.W. Bd 13, S 234-289

Freud S (1926) Hemmung, Symptom und Angst. G.W. Bd 14, S 111-205

Freud S (1933) Neue Folge der Vorlesungen zur Einführung in die Psychoanalyse. G.W. Bd 15

Friedrich H (1984) Anamnese als Drama - die ersten Sätze Z Psychosom Med Psychoanal
30: 414-322

Fromm-Reichmann F (1950) Principles of intensive psychotherapy. University of Chicago
Press, Chicago

Frommer J (1983) Selbstbewußtsein als Thema philosophischer Untersuchung. Magisterarbeit,
Heidelberg

Frommer J (1989) Möglichkeiten und Grenzen des systemtheoretischen Ansatzes in der
Psychopathologie. Nervenarzt 60: 65-70

Frommer J (1991) Sprachauffälligkeiten Schizophrener: Historische Wurzeln moderner
Forschungsperspektiven. In: Kraus A, Mundt Ch (Hrsg) Schizophrenie und Sprache. Thieme,
Stuttgart, S 117-139

Frommer J (1992) Über den Zusammenhang von Sprachstörungen und Störungen des
Icherlebens Schizophrener. Z Klin Psychol Psychopathol Psychother 40: 47-57

Frommer J (1993a) Schizophrene Inkohärenz als Verständigungsproblem. Vergleichende
patholinguistische Studien zum Sprachverhalten Schizophrener. VAS, Frankfurt

Frommer J (1993b) Wilke S: Die erste Begegnung (Rezension). Z Psychosom Med Psychoanal
39: 391-392

Frommer J (1994) Qualitative Diagnostikforschung in Psychopathologie und Psychotherapie.
In: Hoefert H-W, Klotter Ch (Hrsg) Neue Wege der Psychologie. Asanger, Heidelberg,
S 131-158

Frommer J (1995) Wie sollen wir seelische Krisen diagnostizieren? Z Klin Psychol Psychopathol Psychother 43: 134-148

Frommer J, Faller H (1994) Einleitung. In: Faller H, Frommer J (Hrsg) Qualitative Psychotherapieforschung. Asanger, Heidelberg, S 9-12

Frommer J, Frommer S (1990a) Max Webers Bedeutung für den Verstehensbegriff in der
Psychiatrie. Nervenarzt 61: 397-401

---

* Sigmund Freud, Gesammelte Werke, Bd 1-17 London 1940-52, Bd 18 Frankfurt/M 1968, seit 1960
beim S. Fischer Verlag, Frankfurt

Frommer J, Frommer S (1993) Max Webers Krankheit - Soziologische Aspekte der depressiven Struktur. Fortschr Neurol Psychiatr 61: 161-171

Frommer J, Hempfling F, Tress W (1992) Qualitative Ansätze als Chance für die Psychotherapieforschung. Ein Beitrag zur Kontroverse um H. Legewies „Argumente für eine Erneuerung der Psychologie". Journal f Psychologie 1 (1): 43-47

Frommer J, Hucks-Gil Lopez E (1994) Diagnostik im psychotherapeutischen Erstgespräch am Beispiel von Bulimie-Patientinnen. Qualitativer Vergleich von 12 Einzelfallanalysen. In: Lambrecht F, Johnen R (Hrsg) Salutogenese - Ein neues Konzept in der Psychosomatik? VAS, Frankfurt, S 410-420

Frommer J, Jüttemann-Lembke A, Möllering A, Stratkötter A, Tress W (1994) Narrative neurotisch-depressiver und phobisch-angstneurotischer Patienten im Vergleich. Eine qualitativ-inhaltsanalytische Untersuchung an psychotherapeutischen Erstgesprächen. In: Faller H, Frommer J (Hrsg) Qualitative Psychotherapieforschung. Asanger, Heidelberg, S 94-107

Frommer J, Jüttemann-Lembke A, Stratkötter A, Tress W (1995a) Persönlichkeitsstruktur und subjektive Krankheitsvorstellungen neurotisch Depressiver. Qualitativer Vergleich von 11 Einzelfallanalysen psychotherapeutischer Erstgespräche. Nervenarzt 66: 521-531

Frommer J, Möllering A, Tress W (1995b) Persönlichkeitsstruktur und subjektive Krankheitsvorstellungen phobisch-angstneurotischer Patienten. Qualitativer Vergleich von 12 Einzelfallanalysen psychotherapeutischer Erstgespräche. Z Psychosom Med Psychoanal 41: 38-59

Frommer J, Reißner V, Tress W, Langenbach M: (1996) Subjective theories of illness in patients with personality disorders. Psychotherapy Research 6: 56-69

Frommer J, Tress W (1989) Merkmale schizophrener Rede. Eine vergleichende patholinguistische Untersuchung an Dialogen mit Schizophrenen, Manikern, Depressiven und Hirnorganikern. Fortschr Neurol Psychiatr 57: 85-93

Frommer J, Tress W (1992) The structure of schizophrenic incoherence. In: Spitzer M, Uehlein FA, Schwartz MA, Mundt Ch (eds) Phenomenology, language, and schizophrenia. Springer, New York, pp 211-220

Frommer J, Tress W (1993) Einige erkenntnistheoretische Implikationen der Psychologie der Objektbeziehungen. In: Tress W, Nagel S (Hrsg) Psychoanalyse und Philosophie: eine Begegnung. Asanger, Heidelberg, S 183-199

Frommer J, Tress W (1994) Wie kommt qualitative Psychotherapieforschung zu ihren Ergebnissen? Anmerkungen zum Bericht von I. Kühnlein über das Katamneseprojekt der Münchner Projektgruppe für Sozialforschung. Psychother Psychosom Med Psychol 44: 172-173

Frommer S (1994) Bezüge zu experimenteller Psychologie, Psychiatrie und Psychopathologie in Max Webers methodologischen Schriften. In: Wagner G, Zipprian H (Hrsg) Max Webers Wissenschaftslehre. Suhrkamp, Frankfurt, S 239-258

Frommer S, Frommer J (1988) Handlung und Subjektivität in Psychosomatik und Soziologie. Ein Theorievergleich am Beispiel von V. v. Weizsäcker und G. H. Mead. MMG 13: 131-140

Frommer S, Frommer J (1990b) Der Begriff des psychologischen Verstehens bei Max Weber. Psychologie u Geschichte 2: 37-44

Fürstenau P (1977) Die beiden Dimensionen des psychoanalytischen Umgangs mit strukturell ich-gestörten Patienten. Psyche 31: 197-207

Fürstenau P, Mahler E, Morgenstern H, Müller-Braunschweig H, Richter HE, Staewen R (1964) Untersuchungen über Herzneurose. Psyche 18: 177-190

Gadamer H-G (1977) Die Unfähigkeit zum Gespräch. In: Ders Kleine Schriften IV. Variationen. Mohr (Siebeck), Tübingen, S 109-117

Gaebel W, Maier W (1993) Neurobiologische Determinanten schizophrener Erkrankungen. Nervenarzt 64: 415-426

Garfinkel PE, Kaplan AS, Garner DM, Darby PL (1983) The differentiation of womiting/ weightless as a conversion disorder from anorexia nervosa. Am J Psychiatry 140:1019- 1022

Gaupp R (1903) Über die Grenzen psychiatrischer Erkenntnis. Centralblatt Nervenheilkd Psychiatr 26: 1-14

Gauron EF, Dickinson JK (1966) Diagnostic decision making in psychiatry. Arch Gen Psychiatry 14: 225-237

Gauron EF, Dickinson JK (1969) The influence of seeing the patient first on diagnostic decision making in psychiatry. Am J Psychiatry 126: 199-205

Gerhards J (1989) Affektuelles Handeln. Der Stellenwert von Emotionen in der Soziologie Max Webers. In: Weiß J (Hrsg) Max Weber heute. Suhrkamp, Frankfurt, S 335-357

Gerhardt U (1985) Erzähldaten und Hypothesenkonstruktion (Überlegungen zum Gültigkeits- problem in der biographischen Sozialforschung). KZfSS 37: 230-256

Gerhardt U (1991) Idealtypische Analyse von Statusbiographien bei chronisch Kranken. In: Dies Gesellschaft und Gesundheit. Begründung der Medizinsoziologie. Suhrkamp, Frank- furt, S 9-60

Gill MM, Newman R, Redlich FC (1954) The initial interview in psychiatric practice. International University Press, New York

Glatzel J (1974) Cyclothyme Verstimmung und Entfremdungserlebnis. Nervenarzt 45: 119- 125

Goeppert S, Goeppert H (1973) Sprache und Psychoanalyse. Rowohlt, Reinbek

Goeppert S, Goeppert H (1975) Redeverhalten und Neurose. Rowohlt, Reinbek

Gordon RL (1956) Dimensions of the depth interview. Amer J Sociol 62: 158-164

Graumann CF (1980) Verhalten und Handeln - Probleme einer Unterscheidung. In: Schluchter W (Hrsg) Verhalten, Handeln und System. Suhrkamp, Frankfurt, S 16-31

Grawe K (1988) Zurück zur psychotherapeutischen Einzelfallforschung. Z f Klin Psychol 17: 1-7

Grawe K (1992) Psychotherapieforschung zu Beginn der neunziger Jahre. Psychol Rundschau 43: 132-162

Greenberg L (1991) Research on the process of change. Psychotherapy Research 1: 3-16

Groeben N (1986) Handeln, Tun, Verhalten als Einheiten einer verstehend-erklärenden Psychologie. Francke, Tübingen

Gruhle HW (1953) Verstehen und Einfühlen. Gesammelte Schriften. Springer, Berlin

Gruhle HW (1956) Psychopathie. In: Weygandt, W (Hrsg) Lehrbuch der Nerven- und Geistes- krankheiten. 2. Aufl. Marhold, Halle, S 664-686

Gruhle HW (1956) Verstehende Psychologie. 2. Aufl. Thieme, Stuttgart

Haas E, Knebusch RE (1981) Das Problem Angst. Nervenarzt 52: 1-11

Habermas T (1990) Heißhunger. Historische Bedingungen der Bulimia nervosa. Fischer, Frankfurt/M

Habermas T, Müller M (1986) Das Bulimie-Syndrom: Krankheitsbild, Dynamik und Therapie. Nervenarzt 57: 322-331

Häfner H (1961) Psychopathen. Daseinsanalytische Untersuchungen zur Struktur und Verlaufsgestalt von Psychopathien. Springer, Berlin

Hahn A (1988) Max Weber und die Historische Psychologie. In: Jüttemann G (Hrsg) Wegbereiter der Historischen Psychologie. Psychologie Verlags Union, München, S 115- 124

Hahn P (1972) Herzinfarkt und Herzneurose. Nervenarzt 43: 239-247

Hahn P, Vollrath P, Petzold E (1975) Aus der Arbeit einer klinisch-psychosomatischen Station. Prax Psychother 20: 66-77

Hartmann F (1978) Der erste Satz des Kranken im Gespräch mit dem Arzt. Therapiewoche 28: 8056-8062

Heerlein A, Lauer G, Richter P (1989) Alexithymie und Affektaussprache bei endogener und nicht-endogener Dpression. Nervenarzt 60: 220-225

Hege G (1987) Einfache Bedeutungskategorien. Ein Beitrag zur computergestützten Textanalyse psychotherapeutischer Texte. Springer, Berlin

Heigl F (1987) Indikation und Prognose in Psychoanalyse und Psychotherapie. 3. Aufl. Vandenhoeck & Ruprecht, Göttingen

Heigl-Evers A, Heigl F, Ibenthal M (1987) Zur Strukturdiagnose in der Psychotherapie. Psychother Psychosom Med Psychol 37: 225-232

Heigl-Evers A, Heigl F, Ott J (1993) Lehrbuch der Psychotherapie. Fischer, Stuttgart

Heinrich K, Bogerts B (Hrsg) (1988) Angstsyndrome - Ursachen, Erscheinungsformen, Therapie. Schattauer, Stuttgart

Helmchen H, Linden M (1986) Die Differenzierung von Angst und Depression. Springer, Berlin

Hempel CG (1965) Aspects of scientific explanation and other essays in the philosophy of science. Free Press, New York

Henrich D (1982) Selbstverhältnisse. Reclam, Stuttgart

Hentschel U, Smith G, Ehlers W, Draguns JD (eds)(1993) The concept of defense in contemporary psychology: Theoretical research and clinical perspectives. Springer, New York

Hermanns H (1991) Narratives Interview. In: Flick U, Kardorff E v, Keupp H, Rosenstiel L v, Wolff S (Hrsg) Handbuch Qualitative Sozialforschung. Psychologie Verlags Union, München, S 182-185

Herrmann Th (1984) Lehrbuch der empirischen Persönlichkeitsforschung. Hogrefe, Göttingen

Heuft G, Schüßler G (1993) Die Klassifikation der somatoformen Störungen in der ICD 10. In: Schneider W, Freyberger HJ, Muhs A, Schüßler G (Hrsg) Diagnostik und Klassifikation nach ICD 10, Kap V. Vandenhoeck & Ruprecht, S 171-184

Hirsch M (1989) Körper und Nahrung als Objekte bei Anorexie und Bulimie. In: Ders (Hrsg) Der eigene Körper als Objekt. Springer, Berlin, S 221-228

Hofer G (1954) Phänomen und Symptom. Nervenarzt 25: 342-344

Hoffman IZ, Gill MM (1988) The patient as an interpreter of the analyst's experience. Contemp Psychoanal 19: 389-422

Hoffmann SO (1986a) Psychoneurosen und Charakterneurosen. In: Kisker KP, Lauter H, Meyer J-E, Müller C, Strömgren E (Hrsg) Psychiatrie der Gegenwart. 3. Aufl. Bd 1. Springer, Berlin, S 29-62

Hoffmann SO (1986b) Leserbrief zum Beitrag von H.L. Kröber: Gefährdet Psychopathologie die Psychotherapie? Anmerkungen zur Diskussion um das DSM III. Psychother Psychosom Med Psychol 36: 91-93

Hoffmann SO (1994) Angststörungen. Eine Übersicht mit Anmerkungen zum „Zeitcharakter" von Ängsten und zu ihrer Therapie. Psychotherapeut 39: 25-32

Holenstein E (1980) Prototypische Erfahrung. In: Ders Von der Hintergehbarkeit der Sprache. Suhrkamp, Frankfurt, S 71-84

Horowitz LM, Malle BF (1993) Fuzzy concepts in psychotherapy research. Psychotherapy Research 3: 131-148

Horowitz LM, Post DL, French R de S, Wallis KD, Siegelman EY (1981) The prototype as a construct in abnormal psychology: 2. Claryfying disagreement in psychiatric judgement. J Abnormal Psychology 90: 575-585

Horowitz LM, Wright JC, Lowenstein E, Parad HW (1981) The prototype as a construct in abnormal psychology: 1. A method for deriving prototypes. J Abnormal Psychology 90: 568-574

Horowitz M (1979) States of mind. Analysis of change in psychotherapy. Plenum Med Book Comp, New York

Huber G (Hrsg) (1985) Basisstadien endogener Psychosen und das Borderline-Problem. Schattauer, Stuttgart ·

Hucks-Gil Lopez E (in Vorb) Subjektive Krankheitsvorstellungen von Bulimie-Patientinnen. Dissertation, Düsseldorf

Husserl E (1948) Erfahrung und Urteil. Claassen & Goverts, Hamburg

Hußmann A (1993) Eßstörungen: Anorexia und Bulimia nervosa. In: Rudolf G (Hrsg) Psychotherapeutische Medizin. Enke, Stuttgart, S 199-217.

Jacobson E (1983) Depression. Eine vegleichende Untersuchung normaler, neurotischer und psychotisch-depressiver Zustände. Suhrkamp, Frankfurt

Janssen PL (1994) Zur psychoanalytischen Diagnostik. In: Janssen PL, Schneider W (Hrsg) Diagnostik in Psychotherapie und Psychosomatik. Fischer, Stuttgart, S 77-104

Janssen PL, Schneider W (Hrsg) (1994) Diagnostik in Psychotherapie und Psychosomatik. Fischer, Stuttgart

Janzarik W (1968) Schizophrene Verläufe. Springer, Berlin

Janzarik W (1978) Wandlungen des Schizophreniebegriffes. Nervenarzt 49: 133-139

Janzarik W (1980) Der schizoaffektive Zwischenbereich und die Lehre von den primären und sekundären Seelenstörungen. Nervenarzt 51: 272-279

Janzarik W (1986) Geschichte und Problematik des Schizophreniebegriffes. Nervenarzt 57:681-685

Janzarik W (1987) Strukturdynamische Grundlagen der Psychiatrie. Enke, Stuttgart

Janzarik W (1991) Die depressiven Syndrome zwischen autonomer dynamischer Restriktion und alltäglicher Depressivität. In: Mundt Ch, Fiedler P, Lang H, Kraus A (Hrsg) Depressionskonzepte heute: Psychopathologie oder Pathopsychologie? Springer, Berlin, S 33-41

Janzarik W (1993) Seelische Struktur als Ordnungsprinzip in der forensischen Anwendung. Nervenarzt 64: 427-433

Jaspers K (1913) Kausale und „verständliche" Zusammenhänge zwischen Schicksal und Psychose bei der Dementia praecox (Schizophrenie). Z ges Neurol Psychiatr 14: 158-263

Jaspers K (1913/1973) Allgemeine Psychopathologie. 1./9. Aufl. Springer, Berlin

Jung CG (1921) Psychologische Typen. Rascher, Zürich

Jüttemann G (1985) Induktive Diagnostik als gegenstandsangemessene psychologische Grundlagenforschung. In: Ders (Hrsg) Qualitative Forschung in der Psychologie. Beltz, Weinheim, S 45-70

Jüttemann G (1990) Komparative Kasuistik als Strategie psychologischer Forschung. In: Ders (Hrsg) Komparative Kasuistik. Asanger, Heidelberg, S 21-42

Jüttemann G (1991) Systemimmanenz als Ursache der Dauerkrise „wissenschaftlicher" Psychologie. In: Jüttemann G, Sonntag M, Wulf Ch (Hrsg) Die Seele. Ihre Geschichte im Abendland. Psychologie Verlags Union, Weinheim, S 340-363

Jüttemann G (1992) Psyche und Subjekt. Für eine Psychologie jenseits von Mythos und Dogma. Rowohlt, Reinbek.

Jüttemann-Lembke A (1995) Subjektive Krankheitsvorstellungen neurotisch Depressiver in psychotherapeutischen Erstinterviews. Dissertation, Düsseldorf

Kächele H (1992) Die Persönlichkeit des Psychotherapeuten und ihr Beitrag zum Behandlungsprozeß. Z Psychosom Med Psychoanal 38: 227-239

Kächele H, Mergenthaler E (1983) Auf dem Weg zur computergestützten Textanalyse in der psychotherapeutischen Prozeßforschung. In: Baumann U (Hrsg) Psychotherapie. Makro/ Mikroperspektive. Verlag für Psychologie, Göttingen, S 223-239

Kächele H, Schumacher C (1986) Zur Interviewtechnik in Abhängigkeit von therapeutischer Erfahrung. Z Psychosom Med Psychoanal 32: 66-75

Kant O (1928) Über die Psychologie der Depression. Z Ges Neurol Psychiatr 113: 255-285

Kardorff E v (1991) Qualitative Sozialforschung - Versuch einer Standortbestimmung. In: Flick U, Kardorff E v, Keupp H, Rosenstiel L v, Wolff S (Hrsg) Handbuch Qualitative Sozialforschung. Psychologie Verlags Union, München, S 3-10

Kendell RE (1978) Die Diagnose in der Psychiatrie. Enke, Stuttgart

Kernberg OF (1981) The structural interviewing. Psychiatr Clin North Am 4: 169-195

Kernberg OF (1983) Borderline-Störungen und pathologischer Narzißmus. Suhrkamp, Frankfurt

Kernberg OF (1991) Schwere Persönlichkeitsstörungen. 3. Aufl. Klett-Cotta, Stuttgart

Kety SS, Rosenthal D, Wender PH, Schulsinger F (1968) The types and prevalences of mental illness in the biological and adoptive families of adopted schizophrenics. In: Rosenthal, D, Kety SS (eds) The transmission of schizophrenia, Pergamon New York, pp. 345-362

Kielholz P (1965) Diagnose und Therapie der Depressionen für den Praktiker. Lehmann, München

Kirk J, Miller ML (1987) Reliability and validity in qualitative research. Sage, Beverly Hills

Kitzmann A, Kächele H, Thomä H (1974a) Sprachformale Interaktionsprozesse in psychoanalytischen Erstinterviews. Z Psychosom Med Psychoanal 20: 25-36

Kitzmann A, Kächele H, Thomä H (1974b) Zur quantitativen Erfassung von Exploration und Interpretation in psychoanalytischen Erstinterviews. Z Psychosom Med Psychoanal 20: 101-115

Klein DF (1980) Anxiety reconceptualized. Compr Psychiatry 11: 411-427

Klein M (1960/61) Zur Psychogenese manisch-depressiver Zustände. Psyche 14: 256-283

Klein M (1985) Der Ödipuskomplex unter dem Aspekt früher Angstsituationen. In: Dies Frühstadien des Ödipuskomplexes. Fischer, Frankfurt, S 107-169

Klein MH, Wonderlich S, Shea MT (1993) Models of relationship between personality and depression: toward a framework for theory and research. In: Klein MH, Kupfer OJ, Shea MT (eds) Personality and depression. A current view. Guilford, New York, 1-54

Klerman G, Endicott I, Spitzer R, Hirschfeld M (1979) Neurotic depressions: a systematic analysis of multiple criteria and meanings. Am J Psychiat 136: 57-61

Klotter Ch (1994) Idealtypenbildung nach Max Weber als qualitative Datenauswertungsstrategie - exemplarisch erprobt am Beispiel von Eßstörungen. In: Faller H, Frommer J (1994) Qualitative Psychotherapieforschung. Asanger, Heidelberg, S 297-310

Klotter Ch, Stein B (1990) Die Verschränkung der Komparativen Kasuistik mit epidemiologischen Untersuchungen am Beispiel der Bulimia nervosa. In: Jüttemann G (Hrsg) Komparative Kasuistik. Asanger, Heidelberg, S 239-250

Köhler P (1993) Subjektive Krankheitstheorien von Bulimia nervosa-Patientinnen. Vortrag auf dem 2. Arbeitstreffen Subjektives Erleben und qualitative Forschung in der Psychotherapie, 8.-9.10.1993, Düsseldorf

König K (1991) Angst und Persönlichkeit. 3.Aufl. Vandenhoeck & Ruprecht, Göttingen

König K (1992) Kleine psychoanalytische Charakterkunde. Vandenhoeck & Ruprecht, Göttingen

Kracauer S (1952) The challenge of qualitative content analysis. Public Opinion Q 16: 631-642

Kraus A (1977) Sozialverhalten und Psychose Manisch-Depressiver. Enke, Stuttgart

Kraus A (1982) Rollenkonzepte in der Psychiatrie. In: Janzarik W (Hrsg) Psychopathologische Konzepte der Gegenwart. Enke, Stuttgart, S 107-116

Kraus A (1985) Praktische Konsequenzen des rollentheoretischen Ansatzes am Beispiel der manisch-depressiven Psychosen. In: Janzarik W (Hrsg) Psychopathologie und Praxis. Enke, Stuttgart, S 88-100

Kraus A (1987) Rollendynamische Aspekte bei Manisch-Depressiven. In: Kisker KP, Lauter H, Meyer J-E, Müller C, Strömgren E (Hrsg) Psychiatrie der Gegenwart. 3. Aufl. Bd 5. Springer, Berlin, S 403-423

Kraus A (1991a) Phänomenologische und symptomatologisch-kriteriologische Diagnostik. Fundamenta Psychiatrica 5, 102-109

Kraus A (1991b) Methodological problems with the classification of personality disorders: the significance of existential types. J Personality Disorders 5, 82-92

Kretschmer E (1940) Körperbau und Charakter. 13. u. 14. Aufl. Springer, Berlin

Kriebel R, Paar G, Noack R, Köhl J (1993) Die Klassifikation der Angststörungen in der ICD 10. In: Schneider W, Freyberger HJ, Muhs A, Schüßler G (Hrsg) Diagnostik und Klassifikation nach ICD 10, Kap V. Vandenhoeck & Ruprecht, S 85-103

Kröber HL (1986) Gefährdet Psychopathologie die Psychotherapie? Anmerkungen zur Diskussion um das DSM III. Psychother Psychosom Med Psychol 36: 89-90

Krüger DW (1988) Body self, psychological self, and bulimia. In: Schwartz H (ed.) Bulimia, psychoanalytic treatment and theory. International University Press, Madison, Connecticut, pp 55-72

Küchenhoff J, Mathes L (1994) Die mediale Funktion subjektiver Krankheitstheorien. Eine Studie zur Verbindung qualitativer und quantitativer Methoden. In: Faller H, Frommer J (Hrsg) Qualitative Psychotherapieforschung. Asanger, Heidelberg, S 158-179

Kühnlein I (1993) Langfristige Effekte stationärer Psychotherapie: Erklärungs- und Umsetzungsformen von Psychotherapie im Alltag. Psychother Psychosom Med Psychol 43: 341-347

Kuiper PC (1968) Die seelischen Krankheiten des Menschen. Huber, Bern, Klett, Stuttgart

Künzler E, Zimmermann I (1965) Die Eröffnung des Erstinterviews. Psyche 19: 68-79

Kvale S (1991) Validierung: Von der Beobachtung zu Kommunikation und Handeln. In: Flick U, Kardorff E v, Keupp H, Rosenstiel L v, Wolff S (Hrsg) Handbuch Qualitative Sozialforschung. Psychologie Verlags Union, München, S 427-431

Labisch A (1992a) Homo Hygienicus. Gesundheit und Medizin in der Neuzeit. Campus, Frankfurt

Labisch A (1992b) Max Weber - der Historiker? Max Weber - für Historiker? Medizinhistorisches Journal 27: 156-174

Labov W, Fanshel D (1977) Therapeutic discourse. Academic Press, New York

Lang H (1990) Wirkfaktoren bei der Therapie depressiver Erkrankungen. In: Ders (Hrsg) Wirkfaktoren der Psychotherapie. Springer, Berlin, S 309-325

Langen D (1969) Psychodiagnostik, Psychotherapie. Thieme, Stuttgart

Langenbach M (1993) Conceptual analyses of psychiatric languages: reductionism and integration of different discourses. Curr Opin Psychiat 6: 698-703

Lauer G, Sohns R (1994) Die Strukturlegetechnik zur Rekonstruktion von Rückfällen Abhängiger. In: Faller H, Frommer J (Hrsg) Qualitative Psychotherapieforschung. Asanger, Heidelberg, S 180-192

Lersch Ph (1962) Aufbau der Person. Barth, München

Leuzinger M (1984) Psychotherapeutische Denkprozesse. Kognitive Prozesse bei der Indikation psychotherapeutischer Verfahren. PSZ-Verlag, Ulm

Livesley WJ (1986) Trait and behavioral prototypes of personality disorders. Am J Psychiatry 143: 728-732

Loch W (1972) Psychoanalytische Aspekte zur Pathogenese und Struktur depressiv-psychotischer Zustandsbilder. Psyche 21: 332-354

Lorenzer A (1973) Sprachzerstörung und Rekonstruktion. Suhrkamp, Frankfurt

Luborsky L (1984) Principles of psychoanalytic psychotherapy. A Manual for supportive-expressive (SE) treatment. Basic Books, New York

Luborsky L, Singer B, Luborsky L (1975) Comparative studies of psychotherapies: Is it true that „everyone has won and all must have prizes?", Arch Gen Psychiatry 32: 995-1008

Luhmann N (1971) Sinn als Grundbegriff der Soziologie. In: Habermas J, Luhmann N (Hrsg) Theorie der Gesellschaft oder Sozialtechnologie. Suhrkamp, Frankfurt, S 25-100

Mac Kinnon RA, Michels R (1971) The psychiatric interview in clinical practice. Philadelphia

Mahler MS, Pine F, Bergman A (1980) Die psychische Geburt des Menschen. Fischer, Frankfurt

Malan DH (1972) Psychoanalytische Kurztherapie. Rowohlt, Reinbek

Margraf J, Ehlers W, Roth WT (1986) Biological models of panic disorder and agoraphobia - a review. Behv Res Ther 24: 553-567

Marks I (1987) Fears, phobias, and rituals. Panic, anxiety, and their disorders. Oxford University Press, New York

Matussek P (1982) Clusteranalyse als Methode psychopathologischer Depressionsforschung. Symptomdifferenzen bei endogenen und neurotischen Depressionen. In: Janzarik W (Hrsg) Psychopathologische Konzepte der Gegenwart. Enke, Stuttgart, S 68-74

Mayring PH (1983) Qualitative Inhaltsanalyse. Beltz, Weinheim

Mayring PH (1985) Qualitative Inhaltsanalyse. In: Jüttemann G (Hrsg) Qualitative Forschung in der Psychologie. Beltz, Weinheim, S 187-211

Mayring PH (1990) Einführung in die qualitative Sozialforschung. Psychologie Verlags Union, München

Mc Neilly ChL, Howard K (1991) The effects of psychotherapy. A reevaluation based on dosage. Psychotherapy Research 1: 74-78

Mead GH (1934) Mind, Self, and Society. University of Chicago Press, dt. Geist, Identität und Gesellschaft. Suhrkamp, Frankfurt 1968

Meerwein (1986) Das ärztliche Gespräch. 3. Aufl. Huber, Bern

Menninger K (1968) Das Leben als Balance. Piper, München

Mergenthaler E (1992) Die Transkription von Gesprächen. Eine Zusammenstellung von Regeln mit einem Beispieltext. 3. Aufl. Ulmer Textbank, Ulm

Mergenthaler E, Stinson ChH (1992) Psychotherapy transcription standards. Psychotherapy Research 2: 125-142

Mertens W (1990, 1990, 1991): Einführung in die psychoanalytische Therapie. 3 Bde. Kohlhammer, Stuttgart

Mervis C, Rosch E (1981) Categorization of natural objects. Ann Review Psychology 32: 89-115

Mezzich JE (1989) An empirical prototypical approach to the definition of psychiatric illness. Brit J Psychiatry 154 (Suppl): 42-46

Miller JG (1980) General living systems theory. In: Kaplan HJ, Freedman AM, Sadock BJ (eds) Comprehensive Textbook of Psychiatry. 3rd Ed. Vol 1. Williams & Wilkins, Baltimore, pp 98-114

Möller HJ, v Zerssen D (1987) Prämorbide Persönlichkeit von Patienten mit affektiven Psychosen. In: Kisker KP, Lauter H, Meyer J-E, Müller C, Strömgren E (Hrsg) Psychiatrie der Gegenwart. 3. Aufl. Bd 5. Springer, Berlin, S 165-179

Möllering A (in Vorb) Narrative phobisch-angstneurotischer Patienten. Dissertation, Düsseldorf

Morgan WL, Engel GL (1977) Der klinische Zugang zum Patienten. Anamnese und Körperuntersuchung. Huber, Bern

Müller-Suur H (1958) Die schizophrenen Symptome und der Eindruck des Schizophrenen. Fortschr Neurol Psychiat 26: 140-150

Mundt Ch (1989) Psychopathologie heute. In: Kisker KP, Lauter H, Meyer J-E, Müller C, Strömgren E (Hrsg) Psychiatrie der Gegenwart. 3. Aufl. Bd 9. Springer, Berlin, S 148-184

Nisbett RE, Wilson TD (1977) Telling more than we can know: Verbal reports on mental processes. Psychol Rev 84: 231-259

Nothdurft W (1982) Zur Undurchlässigkeit von Krankenhausvisiten. In: Köhle K, Raspe H-H (Hrsg) Das Gespräch während der ärztlichen Visite. Urban & Schwarzenberg, München, S 23-35

Oevermann U, Allert T, Konau E, Krambeck J (1979) Die Methodologie der objektiven Hermeneutik und ihre allgemeine forschungslogische Bedeutung in den Sozialwissenschaften. In: Soeffner HG (Hrsg) Interpretative Verfahren in den Sozial- und Textwissenschaften. Metzler, Stuttgart, S 352-434

Ogden Th (1986) The matrix of the mind. Aronson, Northvale

Öhman K, Armelius K (1990) Schizophrenic and borderline patients: introjection, relationship to mother and symptoms. Acta Psychiatr Scand 81: 488-496

Öhman K, Armelius K (1993) Interpersonal interactions and psychopathology - five cases. Psychotherapy Research 3: 208-223

Parsons T (1975) Die Entstehung der Theorie des sozialen Systems: Ein Bericht zur Person. In: Parsons T, Shils E, Lazarsfeld PF (Hrsg) Soziologie - autobiographisch. Enke, Stuttgart, S 1-68

Parsons T (1979) Sozialstruktur und Persönlichkeit. Fachbuchhandlung für Psychologie, Frankfurt

Paul Th, Meyer JE, Pudel V (1987) Bulimia nervosa - Das Krankheitsbild und die Frage seiner nosologischen Zuordnung. Nervenarzt 58: 461-470

Payk TR, Langenbach M (1986) Elemente psychopathologischer Diagnostik. Enke, Stuttgart

Peters UH (1984) Wörterbuch der Psychiatrie und Medizinischen Psychologie. 3. Aufl. Urban & Schwarzenberg, München

Peters UH (1991) Der Typus melancholicus in Haus und Familie. Vom Typus melancholicus zur Familia melancholica. In: Mundt Ch, Fiedler P, Lang H, Kraus A (Hrsg) Depressionskonzepte heute: Psychopathologie oder Pathopsychologie? Springer, Berlin, S 55-75

Petrilowitsch N (1960) Abnorme Persönlichkeiten. Karger, Basel

Pflanz M (1962) Sozialer Wandel und Krankheit. Ergebnisse und Probleme der medizinischen Soziologie. Enke, Stuttgart

Pittenger RE, Hockett ChF, Danehy JJ (1960) The first five minutes: A sample of microscopic interview analysis. Martineau, Ithaca New York

Plaum FG (1968) Krankheitstheorien und Behandlungserwartung psychosomatischer Patienten. Dissertation, Gießen

Plessner H (1975) Die Stufen des Organischen und der Mensch. De Gruyter, Berlin

Pope B (1979) The mental health interview. Research and application. Pergamon, New York

Pope HG, Hudson JI, Jonas JM, Yurgelun-Todd D (1983) Bulimia treated with Imipramine. A placebo-controlled, double-blind study. Am J Psychiatry 140: 554-558

Powdermaker F (1948) The technique of the initial interview and methods of teaching them. Am J Psychiatry 104: 642-646

Rad M v, Zepf S (1990) Psychoanalytische Konzepte psychosomatischer Symptom- und Strukturbildung.In: Adler R, Herrmann JM, Köhle K, Schonecke OW, Uexküll Th v, Wesiack W (Hrsg) Uexküll Psychosomatische Medizin. 4. Aufl. Urban & Schwarzenberg, München, S 75-92

Rangell L (1965) Psychoanalytic nosology. In: Schur M (ed) Drives, affects, behavior. International University Press, New York, pp 128-157

Rechenberger I (1980) Der Übergang vom körperlichen zum psychischen Selbstverständnis des psychosomatisch Kranken. Prax Psychother Psychosom 25: 173-178

Redlich FC, Freedman DX (1970) Theorie und Praxis der Psychiatrie. Suhrkamp, Frankfurt

Reich G (1992) Identitätskonflikte bulimischer Patientinnen. Forum Psychoanal 8: 121-133

Reich W (1971) Charakteranalyse (Reprint). Plopp, Bremen

Reichertz J (1988) Verstehende Soziologie ohne Subjekt ? Die objektive Hermeneutik als Metaphysik der Strukturen. KZfSS 40: 207-222

Reimer Ch, Burzig G (1978) Klassifikation psychischer Störungen aus psychoanalytischer Sicht. Nervenarzt 49: 261-267

Reister G, Schepank H (1989) Anxiety and depression in an urban population: results of the Mannheim cohort study. Psychiatr & Psychobiol 4: 299-306

Reißner V (in Vorb) Subjektive Krankheitstheorien, Persönlichkeit und Biographie bei Borderline-Patienten. Dissertation, Düsseldorf

Richter HE, Beckmann D (1969) Herzneurose. Thieme, Stuttgart

Riemann F (1961) Grundformen der Angst. Reinhardt, München

Ritsert J (1972) Inhaltsanalyse und Ideologiekritik. Ein Versuch über kritische Sozialforschung. Athenäum, Frankfurt

Robins LN, Barrett JE (eds) (1989) The validity of psychiatric diagnosis. Raven Press, New York

Rohde-Dachser Ch (1983) Das Borderline-Syndrom. Huber, Bern

Rosin U, Lehmann F, Heigl-Evers A (1984) Der Beziehungsaspekt in psychotherapeutischen und psychiatrischen Krankengeschichten. Prax Psychother Psychosom 29: 139-144

Roth M (1992) The relationship between anxiety and depressive disorders and its implications for the concept of a 'general neurotic syndrome'. In: Burrows GD, Roth M, Noyes R (eds) Handbook of anxiety. Vol 5. Elsevier, Amsterdam, S 1-20

Roth M, Mountjoy CQ (1982) The distinction between anxiety states and depressive disorders. In: Paykel ES (ed) Handbook of affective disorders. Churchill Livingston, Edinburgh, pp 70-92

Rothacker E (1969) Die Schichten der Persönlichkeit. 8. Aufl. Bouvier, Bonn

Rudolf G (1979) Krankheiten im Grenzbereich von Neurose und Psychose. Vandenhoeck & Ruprecht, Göttingen

Rudolf G (1981) Untersuchung und Befund bei Neurosen und psychosomatischen Erkrankungen. Materialien zum „Psychischen und Sozial-Kommunikativen Befund". Beltz, Weinheim

Rudolf G (1991) Die therapeutische Arbeitsbeziehung. Berlin, Springer

Ruffler G (1957) Zur Bedeutung der Anamnese für die psychosomatische Fragestellung, dargestellt an einer Anfallskranken. Psyche 11: 416-458

Rümke HC (1958) Die klinische Differenzierung innerhalb der Gruppe der Schizophrenien. Nervenarzt 29: 49-53

Russel GFM (1979) Bulimia nervosa. An ominous variant of anorexia nervosa. Psychol Med 9: 429-448

Sandifer MG, Hordern A, Green LM (1970) The psychiatric interview: the impact of the first three minutes. Am J Psychiatry 126: 968-973

Saß H (1986) Psychopathie - Soziopathie - Dissozialität. Zur Differentialtypologie der Persönlichkeitsstörungen. Springer, Berlin

Saß H (1987) Die Krise der psychiatrischen Diagnostik. Fortschr Neurol Psychiatr 55: 355-360

Saß H (1988) Persönlichkeit und Persönlichkeitsstörung. In: Janzarik W (Hrsg) Persönlichkeit und Psychose. Enke, Stuttgart, S 3-17

Saß H, Koehler K (1983) Borderline-Syndrome: Grenzgebiet oder Niemandsland? Zur klinisch-psychiatrischen Relevanz von Borderline-Diagnosen. Nervenarzt. 54: 221-230

Saß H, Koehler K (1985) Persönlichkeitsstörungen und Basissymptome. Ein Beitrag zum Borderline-Problem. In: Huber G (Hrsg) Basisstadien endogener Psychosen und das Borderline-Problem. Schattauer, Stuttgart, S 195-205

Saul LJ (1957) The psychoanalytic diagnostic interview. Psychoanal Q 26: 76-90

Scheer JW, Moeller ML (1976) Krankheitskonzepte psychotherapeutischer Patienten. I und II. Med Psychol 1: 13-29, 30-48

Scheibe G (1991) Evaluation des ambulanten psychiatrischen Behandlungsgesprächs. Ulmer Textbank, Ulm

Schepank H (1986) Epidemiologie psychogener Störungen. In: Kisker KP, Lauter H, Meyer J-E, Müller C, Strömgren E (Hrsg) Psychiatrie der Gegenwart. 3. Aufl. Bd 1. Springer, Berlin, S 1-27

Schepank H (1987) Psychogene Erkrankungen der Stadtbevölkerung. Eine epidemiologisch-tiefenpsychologische Untersuchung in Mannheim. Springer, Berlin

Schilling S (1994) Plädoyer für eine pragmatische Form der Inhaltsanalyse angesichts ihrer sprachinhaltlichen Unmöglichkeit. In: Faller H, Frommer J (Hrsg) Qualitative Psychotherapieforschung. Asanger, Heidelberg, S 57-69

Schmidt-Degenhard M (1983) Melancholie und Depression. Kohlhammer, Stuttgart

Schmidt-Degenhard M (1986) Angst - problemgeschichtliche und klinische Aspekte. Fortschr Neurol Psychiatr 54: 321-339

Schneider G (1988) Hermeneutische Strukturanalyse von qualitativen Interviews. KZfSS 40: 223-244

Schneider K (1932) Über Depressionszustände. Z Ges Neurol Psychiatr 138: 584-589

Schneider K (1942) Die psychopathischen Persönlichkeiten. 5. Aufl. Deuticke, Wien

Schneider K (1959) Klinische Psychopathologie. 5. Aufl. Thieme, Stuttgart

Schneider W (1990) Leitlinien der Indikationsforschung zur Psychotherapie - Forschungsstrategien, Begrenzungen und Unterlassungen. In: Ders (Hrsg) Indikationen zur Psychotherapie. Beltz, Weinheim, S 15-62

Schneider W, Freyberger HJ (1990): Diagnostik in der psychoanalytischen Psychotherapie unter besonderer Berücksichtigung deskriptiver Klassifikationsmodelle. Forum Psychoanal 6: 316-330

Schneider W, Freyberger HJ, Muhs A, Schüßler G (Hrsg) (1993) Diagnostik und Klassifikation nach ICD 10, Kap. V. Eine kritische Auseinandersetzung. Vandenhoeck & Ruprecht, Göttingen

Schneider W, Hoffmann SO (1992) Diagnostik und Klassifikation der neurotischen und psychosomatischen Störungen. Fundamenta Psychiatrica 6: 137-142

Schneider W, Schüßler G (1993) Diagnostik in der Psychotherapie / Psychoanalyse und Psychosomatik. In: Schneider W, Freyberger HJ, Muhs A, Schüßler G (Hrsg) Diagnostik und Klassifikation nach ICD 10, Kap. V. Eine kritische Auseinandersetzung. Vandenhoeck & Ruprecht, Göttingen, S 27-42

Schultz JH (1955) Grundformen der Neurosenlehre. Thieme, Stuttgart

Schultz-Hencke H (1951) Lehrbuch der analytischen Psychotherapie. Thieme, Stuttgart

Schumacher W (1985) Psychodynamische versus psychiatrische Diagnose. Z f psychoanal Theorie u Praxis 0: 47-63

Schuster P (1985) Zum Problem der Nosologie bzw. Klassifikation in der Psychiatrie anhand des DSM III unter besonderer Berücksichtigung der Neurosen und Persönlichkeitsstörungen. Psychother Psychosom Med Psychol 35: 75-77

Schuster P (1986) Zum Beitrag von H.L. Kröber: Gefährdet Psychopathologie die Psychotherapie? Anmerkungen zur Diskussion um das DSM III. Psychother Psychosom Med Psychol 36: 91

Schüßler G, Köhl J (1993) Die Klassifikation der depressiven Störungen in der ICD 10. In: Schneider W, Freyberger HJ, Muhs A, Schüßler G (Hrsg) Diagnostik und Klassifikation nach ICD 10, Kap V. Vandenhoeck & Ruprecht, Göttingen, S 119-131

Schüßler G, Leibing E, Rüger U (1990) Multiaxiale Diagnostik in der Psychosomatik und Psychotherapie - ein Erfahrungsbericht. Z Psychosom Med Psychoanal 36: 343-354

Schütz A (1953) Wissenschaftliche Interpretation und Alltagsverständnis menschlichen Handelns. In: Ders Gesammelte Aufsätze. Bd 1. Nijhoff, Den Haag (1971), S 3-54

Schütz A (1959) Typus und Eidos in Husserls Spätphilosophie. In: Ders Gesammelte Aufsätze. Bd 3. Nijhoff, Den Haag (1971), S 127-152

Schütz A, Luckmann T (1979, 1984) Strukturen der Lebenswelt. 2 Bde. Suhrkamp, Frankfurt

Schütze F (1983) Biographische Forschung und narratives Interview. Neue Praxis 3: 283-293

Schütze F (1984) Kognitive Figuren des autobiographischen Stegreiferzählens. In: Kohli M, Robert G (Hrsg) Biographie und soziale Wirklichkeit. Metzler, Stuttgart, S 78-117

Schwartz H (1988) Bulimia, psychoanalytic treatment, and theory. International University Press, Madison, Connecticut

Schwartz MA, Wiggins OP (1986) Logical empiricism and psychiatric classification. Compr Psychiatry 27: 101-114

Schwartz MA, Wiggins OP (1987a) Typifications: The first step for clinical diagnosis in psychiatry. J Nerv Mental Disease 175: 65-77

Schwartz MA, Wiggins OP (1987b) Diagnosis and idealtypes: a contribution to psychiatric classification. Compr Psychiatry 28: 277-291

Schwidder W (1972) Klinik der Neurosen. In: Kisker KP, Meyer J-E, Müller C, Strömgren E (Hrsg) Psychiatrie der Gegenwart. 2. Aufl. Bd 2/Teil 1. Springer, Berlin, S 351-476

Senf W (1989) Psychoanalytische Betrachtungen zur Bulimie. In: Kämmerer A, Klingenspor B (Hrsg) Bulimie. Zum Verständnis einer geschlechtsspezifischen Eßstörung. Kohlhammer, Stuttgart, S 88-103

Senf W, Heuft G (1994): Wirkfaktoren in der Einleitungs- und Entlassungsphase stationärer Psychotherapie - inhaltsanalytische Untersuchung katamnestischer Interviews in der Psychotherapieforschung. In: Faller H, Frommer J (Hrsg) Qualitative Psychotherapieforschung. Asanger, Heidelberg, S 146-157

Shear MK, Cooper AM, Klerman GL, Busch FN, Shapiro Th (1993) A Psychodynamic model of panic disorder. Am J Psychiatry 150: 859-866

Sheehan DV (1982) Panic attacks and phobias. New Engl Med 307: 156-158

Siebeck R (1949) Medizin in Bewegung. Thieme, Stuttgart

Siegrist J (1976) Asymmetrische Kommunikation bei der klinischen Visite. Med Klinik 45: 1962-1966

Simmel G (1908) Über das Wesen der Sozialpsychologie. Archiv f Sozialwiss u Sozialpol 26: 285-291

Spitzer RL, Endicott J, Gibbon M (1979) Crossing the border into borderline personality and borderline schizophrenia. Arch Gen Psychiatry 36: 17-24

Steck P (1988) Sind endogene und neurotische Depressionen psychopathologisch unterscheidbar? Ergebnisse statistischer Analysen. Z Klin Psychol Psychopathol Psychother 36: 337-356

Stekel W (1938) Technik der analytischen Psychotherapie. Bern

Stern A (1938) Psychoanalytic investigation of and therapy in the borderline-group of neurosis. Psychoanal Q 7: 467-489

Stern W (1935) Allgemeine Psychologie auf personalistischer Grundlage. Nijhoff, Den Haag

Stierlin H (1971) Die Funktion innerer Objekte. Psyche 25: 81-99

Stone M (1979) Contemporary shift of the borderline concept from a subschizophrenic disorder to a subaffective disorder. Psychiatr Clin North Am 2: 577-594

Stratkötter A, Frommer J (1993) 1. Arbeitstreffen Subjektives Erleben und qualitative Forschung in der Psychotherapie (Kongreßbericht). Journal f Psychologie 1 (3): 83-85

Stratkötter A, Frommer J (1994) 2. Arbeitstreffen Subjektives Erleben und qualitative Forschung in der Psychotherapie (Kongreßbericht). Journal f Psychologie 2 (2): 86-88

Strauss AL (1991) Grundlagen qualitativer Sozialforschung. Fink, München

Streeck J (1989) Die Fokussierung in Kurzzeittherapien. Westdeutscher Verlag, Opladen

Streeck J (1991) Sprachanalyse als empirische Geisteswissenschaft. Von der „philosophy of mind" zur „kognitiven Linguistik". In: Flick U, Kardorff E v, Keupp H, Rosenstiel L v, Wolff S (Hrsg) Handbuch Qualitative Sozialforschung. Psychologie Verlags Union, München, S 90-100

Streeck U (1983) Abweichungen vom „fiktiven Normal-Ich". Zum Dilemma der Diagnostik struktureller Ich-Störungen. Z Psychosom Med Psychoanal 29: 334-349

Strian F (1983) Angst: Grundlagen und Klinik. Springer, Berlin

Strotzka H (1973) Neurose, Charakter, Soziale Umwelt. Kindler, München

Strupp HH, Binder JL (1984) Psychotherapy in a new Key. Basic Books, New York

Studt HH (1984) Zur Äthiopathogenese der Angstneurose und Phobie. In: Rüger U (Hrsg) Neurotische und reale Angst. Vandenhoeck & Ruprecht, Göttingen, S 124-135

Sugarman A, Kurash C (1981) The body as a transitional object. Int J Eating Disorders 1: 57-67

Sugarman A, Quinlan D, Devenis L (1981) Anorexia nervosa as a defense against anaclitic depression. Int J Eating Disorders 1: 44-61

Sullivan HS (1954) The psychiatric interview. Norton, New York

Sullivan HS (1983) Die interpersonelle Theorie der Psychiatrie. Fischer, Frankfurt

Sydenham Th (1846) Opera omnia (Ed GA Greenhill). Impensis societatis sydenhamianae, London

Szasz TS (1962) The myth of mental illness. Secker & Warburg, London

Tellenbach H (1983) Melancholie. 4. Aufl. Springer, Berlin

Thomä H, Kächele H (1985) Das Erstinterview und die Dritten im Bunde. In: Dies Lehrbuch der psychoanalytischen Therapie. Springer, Berlin, S 172-221

Thomae H (1988) Das Individuum und seine Welt. Verlag für Psychologie. Hogrefe, Göttingen

Titschner E, Strotzka H (1985) Ist der Neurosebegriff sinnvoll und notwendig? Psychother Psychosom Med Psychol 35: 71-74

Tölle R (1986) Persönlichkeitsstörungen. In: Kisker KP, Lauter H, Meyer J-E, Müller C, Strömgren E (Hrsg) Psychiatrie der Gegenwart. 3. Aufl. Bd 1. Springer, Berlin, S 151-189

Tölle R, Peikert A, Rieke A (1987) Persönlichkeitsstörungen bei Melancholiekranken. Nervenarzt 58: 227-236

Tress W (1987) Sprache - Person - Krankheit. Springer, Berlin

Tress W (1989) Ein Blick auf die Konturen des Elefanten. Bericht von der 19. Jahrestagung der Society of Psychotherapie Research (SPR) in Santa Fé vom 14. - 18. Juni 1988. Z Psychosom Med Psychoanal 35: 175-186

Tress W (1990) Psychodynamische Wirkfaktoren psychotherapeutischer Verläufe. In: Tschuschke V, Czogalik D (Hrsg) Psychotherapie - Welche Effekte verändern? Berlin, Springer, S 99-114

Tress W (Hrsg) (1993) SASB - Die Strukturale Analyse Sozialen Verhaltens. Ein Arbeitsbuch für Forschung und Weiterbildung. Asanger, Heidelberg

Tress W (1994) Forschung zu psychogenen Erkrankungen zwischen klinisch-hermeneutischer und gesetzeswissenschaftlicher Empirie: Sozialempirische Marker als Vermittler. In: Faller H, Frommer J (Hrsg) Qualitative Psychotherapieforschung. Asanger, Heidelberg, S 38-52

Tress W, Fischer G (1993) Psychoanalytische Erkenntnis am Einzelfall: Möglichkeiten und Grenzen. In: Tress W, Nagel S (Hrsg) Psychoanalyse und Philosophie: eine Begegnung. Asanger, Heidelberg, S 140-153

Tress W, Frommer J (1995) Beziehungspathologie und therapeutische Dyade. Ein Beitrag zur psychopathologischen Prädiktion von Ergebnissen dynamischer Psychotherapie. In: Rösler M (Hrsg) Psychopathologie. Konzepte - Klinik und Praxis - Beurteilungsfragen. Beltz, Weinheim, S 204-220

Tress W, Junkert-Tress B (1993) Psychosomatische Medizin zwischen Naturwissenschaft und Geisteswissenschaft - tertium non datur? In: Tress W, Nagel S (Hrsg) Psychoanalyse und Philosophie: eine Begegnung. Asanger, Heidelberg, S 154-170

Tress W, Pfaffenberger U, Frommer J (1984) Zur Patholinguistik schizophrener Texte. Eine vergleichende Untersuchung an Schizophrenen, Depressiven, Hirnorganikern und Gesunden. Nervenarzt 55: 488-495

Tugendhat E (1976) Vorlesungen zur Einführung in die sprachanalytische Philosophie. Suhrkamp, Frankfurt

Tugendhat E (1979) Selbstbewußtsein und Selbstbestimmung. Sprachanalytische Interpretationen. Suhrkamp, Frankfurt

Tyrer P (1989) Classification of neurosis. Wiley, Chicester New York

Uexküll Th v, Wesiack W (1990) Wissenschaftstheorie und Psychosomatische Medizin, ein bio-psycho-soziales Modell. In: Adler R, Herrmann JM, Köhle K, Schonecke OW, Uexküll Th v, Wesiack W (Hrsg) Uexküll Psychosomatische Medizin. 4. Aufl. Urban & Schwarzenberg, München, S 5-38

Vaillant G (1984) The disadvantages of DSM-III outweight its advantages. Am J Psychiat 141: 542-545

Verres R (1986) Krebs und Angst. Springer, Berlin

Verres R (1989) Zur Kontextabhängigkeit subjektiver Krankheitstheorien. In: Bischoff C, Zenz H (Hrsg) Patientenkonzepte von Körper und Krankheit. Bern, Huber, S 18-24

Voelkel H (1959) Neurotische Depression. Thieme, Stuttgart

Weber M (1904) Die „Objektivität" sozialwissenschaftlicher und sozialpolitischer Erkenntnis. In: Ders Gesammelte Aufsätze zur Wissenschaftslehre (4. Aufl. 1973). Mohr (Siebeck), Tübingen, S 124-214

Weber M (1908/1909) Zur Psychophysik der industriellen Arbeit. In: Ders Gesammelte Aufsätze zur Soziologie und Sozialpolitik (2. Aufl. 1988). Mohr (Siebeck), Tübingen, S 61-255

Weber M (1913) Über einige Kategorien der verstehenden Soziologie. In: Ders Gesammelte Aufsätze zur Wissenschaftslehre (4. Aufl. 1973). Mohr (Siebeck), Tübingen, S 427-474

Weber M (1920) Gesammelte Aufsätze zur Religionssoziologie I. (7. Aufl. 1978). Mohr (Siebeck), Tübingen

Weber M (1921) Soziologische Grundbegriffe. In: Ders Gesammelte Aufsätze zur Wissenschaftslehre (4. Aufl. 1973). Mohr (Siebeck), Tübingen, S 541-581

Wegner P, Henseler H (1991) Die Anfangsszene des Erstinterviews im Prisma einer Analytikergruppe. Forum Psychoanal 7, 214-224

Weidenhammer B (1987) Störungen des diagnostischen Urteilsprozesses bei präödipalen Pathologien. Z Psychosom Med Psychoanal 33: 353-362

Weiss J, Sampson H, and the Mount Zion Psychotherapy Research Group (1986) The psychoanalytic process. Theory, clinical observations, and empirical research, New York, Guildford

Weitbrecht HJ (1952) Zur Typologie depressiver Psychosen. Fortschr Neurol Psychiatr 20: 247-269

Weizsäcker V v (1941) Klinische Vorstellungen. Hippokrates, Stuttgart

Weizsäcker V v (1956) Pathosophie. Vandenhoeck & Ruprecht, Göttingen

Werthmann U (1975) Die Dimensionen der psychoanalytischen Interpretation und der „unbewußte Begriff". Psyche 29: 118-130

Weygandt W (1901) Hirnanatomie, Psychologie und Erkenntnistheorie. Centralblatt Nervenheilkd Psychiatr 24:1-14

Whitehorn JC (1941) Guide to interviewing and clinical personality structure. Arch Neurol Psychiatry 52: 197-216

Wiegand M, Matussek P (1991) Vorstellungen depressiver Patienten über die Ursachen ihrer Erkrankung. Psychother Psychosom Med Psychol 41: 199-205

Wieland W (1975) Diagnose. Überlegungen zur Medizintheorie. De Gruyter, Berlin

Wilke S (1992) Die erste Begegnung. Eine konversations- und inhaltsanalytische Untersuchung der Interaktion im psychoanalytischen Erstgespräch. Asanger, Heidelberg

Wilke S (1994) Einige Überlegungen zur Angemessenheit Qualitativer Methoden für die Untersuchung psychoanalytischer Dialoge. In: Faller H, Frommer J (Hrsg) Qualitative Psychotherapieforschung. Asanger, Heidelberg, S 73-93

Wilke S, Grande T (1991) Krankheitskonzepte als Verhandlungsgegenstand. In: Flick U (Hrsg) Alltagswissen über Gesundheit und Krankheit. Asanger, Heidelberg, S 177-197

Willenberg H (1989) „Mit Leib und Seel' und Mund und Händen." Der Umgang mit Nahrung, dem Körper und seinen Funktionen bei Patienten mit Anorexia nervosa und Bulimia nervosa. In: Hirsch M (Hrsg) Der eigene Körper als Objekt. Springer, Berlin, S 155-169

Willi J (1972) Die angstneurotische Ehe. Nervenarzt 43: 399-408

Wilson M (1993) DSM-III and the transformation of american psychiatry: a history. Am J Psychiatry 150: 399410

Winnicott DW (1969) Objektverwendung und Identifizierung. In: Ders Vom Spiel zur Kreativität. Klett-Cotta, Stuttgart, S 101-110

Wittgenstein L (1980) Logische Untersuchungen. Suhrkamp, Frankfurt

World Health Organisation (1993) The ICD 10 classification of mental and behavioural disorders. Diagnostic criteria for research. WHO, Geneva, dt: Dilling H, Mombour W, Schmidt MH (Hrsg) Internationale Klassifikation psychischer Störungen. ICD 10, Kapitel V (F). Huber, Bern

Zepf S (1990) Psychosomatische Medizin als eine Sozialwissenschaft. In: Adler R, Herrmann JM, Köhle K, Schonecke OW, Uexküll Th v, Wesiack W (Hrsg) Uexküll Psychosomatische Medizin. 4. Aufl. Urban & Schwarzenberg, München, S 49-62

Zepf S, Weidenhammer B (1988) Die Struktur subjektiver Krankheitstheorien von psychoneurotisch und psychosomatisch Kranken. Forum Psychoanal 4: 40-59

Zerssen D v (1991) Zur prämorbiden Persönlichkeit des Melancholikers. In: Mundt Ch, Fiedler P, Lang H, Kraus A (Hrsg) Depressionskonzepte heute: Psychopathologie oder Pathopsychologie? Springer, Berlin, S 76-94

Zierer B (1993) Formen und Hintergründe gestörten Eßverhaltens. Päd. Diplomarbeit, Düsseldorf

Ziolko H-U (1985) Bulimie. Z Psychosom Med Psychoanal 31: 235-246

Zurhorst G (1985) Die progressiv-regressive Methode. In: Jüttemann G (Hrsg) Qualitative Forschung in der Psychologie. Beltz, Weinheim, S 125-144

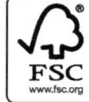

If you have any concerns about our products,
you can contact us on
ProductSafety@springernature.com

In case Publisher is established outside the EU,
the EU authorized representative is:
Springer Nature Customer Service Center GmbH
Europaplatz 3, 69115 Heidelberg, Germany

Printed by Libri Plureos GmbH
in Hamburg, Germany